龙江医派现代中医临床思路与方法丛书

总主编　姜德友　李建民

耳鼻咽喉疾病辨治思路与方法

主　编　周凌

科学出版社
北京

内 容 简 介

本书为"龙江医派现代中医临床思路与方法丛书"之一。共选取龙江地区常见的 27 个耳鼻咽喉疾病，从临床诊断标准与鉴别诊断、中医辨病诊断、审析病因病机、明确辨证要点、确立治疗方略、辨证论治、中成药选用、单方验方、中医特色技术、预防与调护、各家发挥等 11 个方面进行了述要，特别是辨证论治部分，通过抓主症、察次症、审舌脉、择治法、选方用药思路、据兼证化裁等，明确了临床辨治思维规程与方法。

本书适用于从事中医药研究及临床工作者、中医院校学生及广大中医爱好者学习、参考。

图书在版编目（CIP）数据

耳鼻咽喉疾病辨治思路与方法 / 周凌主编. —北京：科学出版社，2018.10
（龙江医派现代中医临床思路与方法丛书/姜德友，李建民总主编）
ISBN 978-7-03-058953-8

Ⅰ. ①耳… Ⅱ. ①周… Ⅲ. ①耳鼻咽喉病–辨证论治 Ⅳ. ①R76

中国版本图书馆 CIP 数据核字(2018)第 220686 号

责任编辑：陈深圣 鲍 燕 / 责任校对：张凤琴
责任印制：张欣秀 / 封面设计：北京图阅盛世文化传媒有限公司

科 学 出 版 社 出版
北京东黄城根北街 16 号
邮政编码：100717
http://www.sciencep.com

北京建宏印刷有限公司 印刷
科学出版社发行 各地新华书店经销
*

2018 年 10 月第 一 版 开本：787×1092 1/16
2018 年 10 月第一次印刷 印张：13 1/4
字数：339 000

定价：**78.00 元**
（如有印装质量问题，我社负责调换）

《龙江医派现代中医临床思路与方法丛书》
总编委会

总 主 编
姜德友　李建民

副总主编
周亚滨　邹　伟　刘松江　张铁林　王丽芹

编　　委
（按姓氏笔画排序）

于学平	马　建	王　军	王　珏	王　珑	王　海
王　颖	王东梅	王建伟	王玲姝	王树人	王桂媛
王宽宇	方东军	尹　艳	艾　民	冯晓玲	宁式颖
刘　莉	刘朝霞	安立文	孙　凤	孙　秋	孙丽华
严　斌	李　妍	李　晶	李竹英	李泽光	李晓南
李晓陵	杨素清	时国臣	吴效科	宋爱英	张　弘
张　伟	张　旭	张　茗	张丹琦	张传方	陈　波
陈英华	武桂娟	苑程鲲	周　凌	赵　军	赵　钢
赵　楠	姜益常	姚　靖	耿乃志	聂　宏	聂浩劫
徐京育	栾金红	梁　群	葛明富	韩凤娟	程为平
程永志	程丽敏	蔡宏波	阚丽君		

学术秘书
谢春郁　孙许涛　田　伟

《耳鼻咽喉疾病辨治思路与方法》
编委会

主 编
周 凌

副 主 编
唐 英 马 莉 李 岩 王殿一 张竞飞

编 委
（按姓氏笔画排序）

丁晓明 马 莉 王岚峰 王殿一 孙 静

李 岩 汪婧怡 张 欢 张 茹 张竞飞

周 凌 柏 杉 郝 蕊 高雪娇 唐 英

总　序

　　龙江医派群贤毕至，少长咸集，探鸿蒙之秘，汇古今之验，受三坟五典，承金匮玉函，利济苍生，疗民之夭厄，独树北疆，引吭而高歌。

　　昔亘古洪荒，有肃慎油脂涂体，至渤海金元，医官设立，汇地产药材朝贡贸易，明清立法纪医馆林立，民国已成汇通、龙沙、松滨、呼兰、宁古塔、三大山六大支系；后高仲山负笈南渡，学成而还，问道于岐黄，沉潜力研，访学于各地，汇名家于一体，广纳龙江才俊，探讨交流，披荆斩棘，开班传学，筚路蓝缕。至于现代，西学东渐，人才辈出，中西汇通，互参互用，承前辈实践经验，融现代诊疗技艺，参地域气候特点，合北疆人群体质，拼搏进取，承前启后，自成一派，独树北疆。

　　《龙江医派丛书》集前辈之经验，付梓出版，用心良苦，《龙江医派现代中医临床思路与方法丛书》承先贤之技艺，汇古通今，蔚为大观。二者相辅相成，互为经纬，一者以名家个人经验为体系，集史实资料，有前辈幼承庭训、兼济苍生之道途，有铁肩担道、开派传学之事迹，又有临证心得、个人经验之荟萃；另者以临床分科为纲领，汇中西之论，有疾病认识源流、历代论述之归纳，有辨证识病、处方用药之思路，又有地产药材、龙江经验之心悟。二者相得益彰，发皇古义，探求新知，集龙江之学，传之于世。

　　丛书收罗宏博，取舍严谨，付梓出版，实为龙江中医之幸事。其间论述，溯本求源，博采众长，述前人之所未逮；提纲挈领，珠玉琳琅，成入室之津梁，临证思考跃然纸上，嘉惠后学功德无量。

　　忆往昔命途多舛，军阀迫害，日伪压迫，国医几近消亡，吾辈仗义执言，上书言志；中华人民共和国成立，国泰民安，大力扶持，蒸蒸日上；时至今朝，民族自豪，欣欣向荣，百花齐放，虽已年近期颐，逢此盛世，亦欢欣鼓舞，然中医之发展任重道远，望中医后学，补苴前贤，推陈出新，承前启后，再接再厉！

　　爱志数语，略表心忱，以为弁言！

张琪

2017 年 9 月

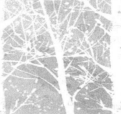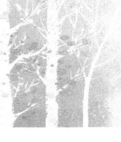

总 前 言

　　中医药学源远流长，中华版图幅员辽阔，南北气候不同，地理环境有别，风俗习性各异，加之先贤探索发挥，观点异彩纷呈，各抒己见、百花齐放，逐渐形成了风格各异的诊疗特色和学术思想，共同开创了流派林立的学术盛况，中医学术流派的形成和发展是中医学的个体化治疗特点、师承学习的结果，是中医学理论和实践完善到一定程度的产物，同时也是中医学世代相传、得以维系的重要手段。

　　龙江医派作为我国北疆独树一帜的中医学术流派，受到北方寒地气候特点、多民族融合、饮食风俗习惯等多种因素的影响，加之北疆地产药材、少数民族医药观念与经验汇聚，结合中医三因制宜、辨证施治等理念，共同酝酿了学术思想鲜明、诊疗风格独特的北疆中医学术流派——龙江医派。针对外因寒燥、内伤痰热、气血不畅等病机，积累了以温润、清化、调畅气血为常法的诊疗经验和独具特色的中医预防养生方式，体现了中医学术流派的地域性、学术性、传承性、辐射性、群体性等诸多特点。

　　回首龙江医派的发展，由荆棘变通途，凝聚了无数人的汗水和努力，在前辈先贤筚路蓝缕、披荆斩棘，皓首穷经，沉潜力研等龙医精神的感召下，当代龙江中医人系统传承前辈学术经验，结合现代医学临床应用，立足黑土文化特色，荟萃龙江中医学术，付梓出版《龙江医派现代中医临床思路与方法丛书》，本集作为《龙江医派丛书》的姊妹篇，从现代医学疾病分科的角度，对龙江中医临床诊治的经验进行系统的总结与荟萃，覆盖内、外、妇、儿等各科常见疾病，并囊括针灸、推拿、护理等专业，共分 24 册。丛书遴选黑龙江省在相关领域具有较高学术影响力的专家担任主编，由临床一线的骨干医生进行编写，丛书广泛搜集并论述黑龙江省对于常见病、疑难病的治疗思路，吸纳国内当代中医名家的学术精华，系统整理中医在各科疾病治疗中的先进理念，承前辈经验，启后学医悟，博采众长，汇古通今。

　　在编撰过程中，丛书注重对学术经验的总结提炼，强调对龙江地域特色学术观点的应用，开阔思路，传递中医临床思维，重视对龙江地区常见病、多发病的诊疗思路，在对患者的辨证处方过程中，在对疾病的分型治疗等方面，着重体现北方人群体质特点与疾病的关系，在养生防病的论述中也突出北疆寒地养生防病特征，在用药经验中更是强调道地药材、独创中成药和中医特色诊疗技术的应用，着力体现龙江人群的体质特点和处方用药的独到之处。

中医药学博大精深，龙江医派前辈先贤拼搏进取的精神鼓舞着一代代龙江中医人前赴后继、砥砺前行，在丛书出版之际，向为龙江中医前辈经验传承和编撰本部丛书付出辛劳、作出贡献的各位同仁致以谢意，同时感谢科学出版社对本丛书出版的大力支持。

由于水平所限，时间仓促，虽几易其稿，然难免有疏漏之处，希望广大读者在阅读过程中多提宝贵意见，以便修订完善。

《龙江医派现代中医临床思路与方法丛书》总编委会

2017 年 9 月

前　言

　　黑龙江省地处祖国北疆，在独特的历史、文化、经济、地理、气候等诸多因素作用下，孕育出龙江医派这一具有鲜明地域和黑土文化特色的中医学术流派。当代龙江中医立足于黑土文化，以挖掘整理、传播发扬黑龙江省中医药诊疗技术为宗旨，致力于整合资源、搭建平台，探索中医药发展新模式，打造黑龙江省中医药学术文化品牌。

　　黑龙江省因为独特的气候环境影响，耳鼻咽喉疾病发病率居高，并严重危害人民健康。在耳鼻咽喉疾病的诊疗方面，龙江医派积累了丰富的临床经验及具有特色的治疗方法。特别是在当代科技发展的大环境下，龙江医派包容并蓄，不断学习现代医学技术，促使自身发展，在耳鼻咽喉疾病的诊疗上，更加凸显其不可替代性。在黑龙江省地域，许多耳鼻咽喉疾病的诊疗上，龙江医派学术思想已经起到了先导作用。

　　有鉴于此，为进一步传承龙江中医的学术思想，本编写团队系统地整理了龙江中医在耳鼻咽喉疾病的临床经验，同时也吸纳国内当代中医名家的学术观点。旨在帮助临床医生，尤其是年轻医生建立中医思维方式，较好地掌握耳鼻咽喉疾病的辨证要点，把握疾病的本质，选择恰当的治法和方药。

　　本书共选取黑龙江省各地区常见的 27 个耳鼻咽喉疾病，从临床诊断标准与鉴别诊断、中医辨病诊断、审析病因病机、明确辨证要点、确立治疗方略、辨证论治、中成药选用、单方验方、中医特色技术、预防与调护、各家发挥等 11 个方面进行述要，使读者熟悉并掌握耳鼻咽喉疾病的辨治思路，帮助耳鼻咽喉科临床工作者及中医院校学生建立起耳鼻咽喉疾病的中医诊疗模式。

　　龙江医派注重传承，如何在传承经典的基础上，包容吸收现代医学技术的优势，从而形成具有时代特性的中医临床思维方式，是我辈从业者面临的挑战。承前启后，希望通过研读本书，使读者能够厘清现代中医临床思维方式，掌握龙江中医学术内涵，进而提高确诊率及治疗效果，使耳鼻咽喉疾病的诊疗有进一步的突破，这是编写本书的初衷所在。

　　由于临床经验和学术水平有限，书中难免有疵漏之处，诚请同道惠正，以期再版时修正提高。

《耳鼻咽喉疾病辨治思路与方法》编委会

2017 年 9 月

目　录

第一章 绪 论

一、中医耳鼻咽喉疾病的概念及命名原则

（一）概念

中医耳鼻咽喉科学是运用中医基本理论和方法研究人体耳、鼻、咽、喉的生理、病理及其疾病防治规律的一门临床学科。它既有中医学的一般共同特点，又具有自己的专科特色，以整体观念为指导思想，以脏腑经络学说为理论基础，吸取了现代先进的诊疗技术与方法，强调辨病与辨证相结合、局部辨证与整体辨证相结合、内治与外治相结合。

（二）命名原则

1. 按发病部位命名

发病在耳部的如耳前瘘、耳门瘘管、耳前瘘管、耳疖、耳疔、耳疮、耳生疮、耳内生疮、旋耳疮、耳胀、耳闭、耳眩晕等；发病在鼻部的如鼻疖、鼻疮、鼻生疮、鼻中生疮、鼻齆、鼻鼽、鼻渊、鼻窒等；发病在咽喉部的如单乳蛾、双乳蛾、喉关痈、咽关痈、单喉痈、双喉痈、骑关痈、外关痈、单关痈、急咽痹、急喉痹、慢咽痹、慢喉痹、会厌痈、下喉痈等。

2. 按疾病症状特点命名

如耳前瘘管因其流脓而被古代医家命名为耳瘘、耳漏；外耳道的疼痛红肿名为耳肿、耳卒肿、耳肿痛；耳道内流黄色水样分泌物且耳痒、皮肤潮红、脱屑名为旋耳疮、黄水疮、浸淫疮；耳内闷胀感名为耳内气满、耳中生风、耳鸣如风声、气奔两耳、气进奔耳、耳胀痛、重听；耳内流脓名为脓耳、聤耳、耳湿、耳沁、耳中有脓、震耳、囊耳、内漏、聤聋、耳聋有脓、湿聋，而耳内流脓臭秽名为耳疳、㫰耳；头晕目眩、天旋地转，甚或恶心呕吐名为耳眩晕、真眩运、冒眩、旋晕、头眩、掉眩、脑转、头晕、昏晕；耳鸣又名颐鸣、脑鸣、蝉鸣；鼻前孔及附近皮肤红肿痛痒、糜烂渗液名为赤鼻、疳鼻、淫沥疮；经常性鼻塞名为鼻窒、鼻塞、鼻塞气息不通、鼻塞不闻香臭、鼻聋、鼻齆；鼻内干燥甚或鼻黏膜萎缩、鼻腔宽大的疾病称之为鼻槁、臭鼻；阵发性和反复发作喷嚏、流清涕、鼻痒的疾病又名鼽、嚏、鼽嚏；鼻出血又名鼻洪、鼻大衄、脑衄、蠯血、衄蠯；鼻流浊涕、量多的疾病名为急鼻渊、脑泻、脑崩；浊涕量多臭秽，病情迁延难愈又名慢鼻渊、脑漏、脑渗、控脑砂；咽部红肿疼痛、张嘴吞咽困难又名肿烂喉痈；咽部异物阻塞感名为梅核气、咽中如有炙脔、咽中如炙肉脔、咽喉不利、咽喉中如有物妨闷、咽喉中如有物噎塞、咽中如梗、喉中介介如梗状；突然间声音嘶哑名为瘖、急喉瘖、喑哑、声喝、声嘶、暴言难、卒失音、暴喑、卒喑、猝哑、失音；声音嘶哑反复迁延不愈名为慢喉瘖、久瘖、久无音、喉破、声散。

3. 按脏腑所属关系命名

如耳疔因病位在耳，而肾主耳，且肾在五行五色中属黑，故又名黑丁、黑疔、肾疔；脓耳又名肾疳；鼻疔因病位在鼻，而鼻属肺，肺在色为白，故又名白疔、白丁、白刃疔。

4. 按疾病形态命名

如旋耳疮又名镟疮、鸦啗疮；乳蛾又名连珠乳蛾、烂乳蛾、烂头乳蛾、活乳蛾、死乳蛾、乳蛾核；慢喉痹又名帘珠喉痹、帘珠喉。

5. 按疾病发生的年龄命名

如小儿旋耳疮又名月食疮、月食、月蚀、月蚀疮、月蚀疳疮。

6. 按疾病发生的病因病机命名

如耳胀又名风聋、气闭耳聋、邪闭；脓耳又名风耳、耳疯毒、毒聋；耳眩晕又名风眩、风头眩；耳聋又名气聋、厥聋、火聋、热聋、虚聋、劳聋、药聋；耳鸣又名耳虚鸣；鼻疳又名疳虫蚀鼻；伤风鼻塞又名中风、感寒、伤风、感冒；鼻出血又名红汗、经行鼻衄、倒经、逆经、伤寒鼻衄、虚劳鼻衄、时气鼻衄、温病衄血、热病鼻衄、折伤衄、酒食衄、五脏衄、惊衄；乳蛾又名风热乳蛾、阴虚乳蛾、虚火乳蛾；急喉痹又名风热喉痹、风热喉、风寒喉痹；慢喉痹又名格阳喉痹、阳虚喉痹、阴虚喉痹、虚火喉痹；慢喉瘖又名虚哑喉、哑劳、金伤声碎、久嗽声哑、久病失音、虚损瘖。

7. 按疾病的发病特点命名

如耳胀又名卒聋、久聋、渐聋；突发性耳聋又名暴聋；耳鸣又名暴鸣、渐鸣；鼻衄又名鼻久衄、鼻衄不止；喉痈又名猛疽。

8. 按疾病发生的经络命名

鼻衄又名太阳衄、阳明衄。

9. 按疾病的阴阳属性命名

耳聋又名阴聋、阳聋；乳蛾又名阴蛾、阳蛾。

10. 按病位的色泽命名

急喉痹因咽部黏膜红肿故又名红喉；喉痈又名大红喉痈。

二、中医耳鼻咽喉疾病的病因病机

《三因极一病证方论·卷二·五科凡例》中记载："凡治病，先须识因，不知其因源无目。"因此，确定病因是诊治疾病的先决条件。

（一）耳鼻咽喉疾病的主要病因

1. 六淫

即风、寒、暑、湿、燥、火六气发生异常变化，成为导致人体疾病发生的一类致病因素。

（1）风邪。

1）风为阳邪，轻扬开泄，易袭阳位。《素问·太阴阳明论》曰："伤于风者，上先受之。"耳鼻咽喉诸窍皆位于头面部，属上属阳，因此最易为风邪所伤。风伤诸窍，开泄腠理，鼓胀肌膜，则可致鼻塞、头痛、耳胀耳痛、咽痛、声嘶等。

2）风性善行而数变。《素问·风论》曰："风者，善行而数变。"风邪具有善动不居、游移不定、变幻无常、致病迅速的特性。若风中咽络，则咽肌麻痹，吞咽困难；若风火、风痰壅闭喉窍，则可致咽喉肿塞、呼吸困难而发急喉风；若风中耳脉，闭塞耳窍，则可致耳聋、耳鸣等。

3）风性主动。《素问·阴阳应象大论》曰："风胜则动。"风邪具有动摇不定的特性。耳主位觉，司平衡，喜静厌动，若风中耳窍，则可致耳主位觉失常，体失平衡，而发眩晕。

4）风为百病之长。《素问·风论》中记载："风者，百病之长也。"《临证指南医案·卷五》曰："盖六气之中，惟风能全兼五气，如兼寒则曰风寒，兼暑则曰暑风，兼湿则曰风湿，兼燥则曰风燥，兼火则曰风火。盖因风能鼓荡此五气而伤人，故曰百病之长。"因此，风邪多夹杂他邪而客于人体，伤及诸窍，从而形成风寒、风湿、风燥等不同的外感证候。若风邪夹寒伤及诸窍，则可致鼻塞、喷嚏、流清涕、耳胀闷、听力减退、咽喉肿痛、声音嘶哑等；若风邪夹热伤及诸窍，则可致鼻塞黄涕、耳痛、咽喉灼痛、声嘶等；若风邪夹湿伤及诸窍，则可致耳闷重听、鼓室积液、耳窍肌肤肿烂湿痒等；若风邪夹燥伤及诸窍，则可致耳窍肌肤干痒、鼻干、咽喉干燥等。

（2）寒邪。

1）寒为阴邪，易伤阳气。耳鼻咽喉诸窍属阳，具有喜温恶寒的特点，而寒为阴邪，最易损伤阳窍。若寒邪伤耳，则可见耳闷重听；若寒邪客鼻，窍失温通，则可见鼻塞清涕；若寒邪伤咽，则可致咽部不适，肌膜淡白肿胀；若寒邪伤喉，则可致喉部不利、声嘶等。

2）寒性凝滞，寒性收引。耳鼻咽喉诸窍为经脉、血脉多聚之处，具有喜温喜通的特性，而寒邪主凝滞收引，易客于血脉而致气血不通，凝涩成瘀。若寒邪客于耳窍，致耳脉凝滞，则可见久聋、眩晕久作等；若寒邪客于鼻窍，致鼻脉不畅，则可见持续鼻塞、鼻甲肥大等；若寒邪客于咽部，凝滞血脉，则可见咽部不利、喉核肥大等；若寒邪客于喉窍致气血不畅，则可见慢喉瘖等。

（3）暑邪。

1）暑为阳邪，其性炎热。《类证治裁·卷一·暑症》曰："暑为阳邪，感之者从口鼻入，先阻上焦气分，则为头胀脘闷。"由此可知，暑热之邪从口鼻而入，伤津耗液，则可致口鼻、咽喉干燥不适等；又因暑热伤津，诸窍失于濡养，则可致慢喉瘖、慢喉瘰等病。

2）暑为阳邪，其性升散。《医述·卷五·杂证汇参·暑》曰："暑证则口鼻必流血。"暑为阳邪，其性升散，鼻属阳窍，血脉旺盛，若暑热过盛，伤及鼻窍，迫血妄行，则可致鼻衄。

3）暑多挟湿。夏季气候炎热，且多雨而潮湿，因此暑邪致病多挟湿邪为患，若暑湿之邪滞留耳窍，蒸腐肌膜气血，则可致脓耳、耳疖、耳疮等病。

（4）湿邪。

1）湿为阴邪，易损伤阳气，阻遏气机。耳鼻咽喉诸窍皆属清阳之窍，喜清恶浊，若气机运行正常，清阳上升，浊阴下降，则诸窍清灵。若湿邪侵袭，阻遏气机，不能升清降浊，则诸窍病变。若湿邪伤及耳窍，则可见耳部溃烂流水、耳闷重听、中耳积液、眩晕等；若湿邪伤及鼻窍，则可见鼻塞声重、流涕白黏；若湿邪伤及咽部，则可见咽部不利、喉核肥大等；若湿邪伤及喉部，则可见喉部不适、声带水肿或生长结节等。

2）湿性黏滞。湿性黏滞，致病易滞留不去，故湿邪所致疾病一般都具有病程较长、反复发作或缠绵难愈的特点，如湿邪滞留耳窍所致的耳疮、旋耳疮、耳闭、慢脓耳等，滞留鼻窍所致的鼻窒、鼻鼽、慢鼻渊、鼻息肉等，滞留咽部所致的慢喉瘖、慢乳蛾等，滞留喉部所致

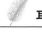

的慢喉瘖、声带结节等病皆有此特点。

（5）燥邪。

1）燥性干涩，易伤津液。《素问·阴阳应象大论》曰："燥胜则干。"燥邪为干涩之病邪，侵袭人体，最易损伤津液，从而出现各种干燥、涩滞的症状。若燥邪伤耳，耳窍肌肤失于濡养，则可见耳窍肌肤干燥、瘙痒、脱屑、甚或皲裂等；若燥邪伤鼻，鼻失滋养，则可见鼻干少涕、鼻内肌膜干燥甚或萎缩等；若燥邪伤咽，咽失濡养，则可见咽干、咽部肌膜干燥甚或萎缩等；若燥邪伤喉，则可见喉干声嘶、干咳等。

2）燥易伤肺。肺开窍于鼻，燥邪侵袭人体多从口鼻入，故最易伤及肺津，从而影响肺气宣降，致肺津无以散布，诸窍失养而发病。

（6）火邪。

1）火为阳邪，其性趋上。火性趋上，火热之邪最易侵害人体上部，而耳鼻咽喉诸窍居上属阳，故最易受损。《灵枢·痈疽》中记载："热盛则肉腐，肉腐则为脓。"因此，火热之邪侵袭耳鼻咽喉诸窍可见咽喉肿痛、耳内肿痛或流脓、鼻流浊涕等症。此外，火热之邪上扰清窍，亦可导致耳鸣、耳聋、眩晕等病。

2）火热易炼液为痰。火热炽盛，最易生痰，火与痰结，易生痰火、痰热之患，而痰火、痰热之邪最易上犯诸窍而发为急喉痹、急喉风、暴聋等病。

3）火热易生风动血。火热之邪侵袭，燔灼肝经，耗伤阴血，筋脉失养，筋急阳旺则易生风，风火相煽，致热极生风而发耳鼻咽喉之急危重症，如黄耳伤寒、鼻疔走黄等。

火热之邪侵犯血脉，易灼伤脉络，迫血妄行，引起各种出血，如火热之邪客于鼻窍，可致鼻衄；若火热之邪客于耳窍，则可致耳衄；若火热之邪客于咽喉脉络，则可致咯血、咽喉出血等。

2. 时邪疫疠

时邪疫疠是一类具有强烈传染性的致病邪气，具有发病急、传播快、毒性强、病情重的致病特点。其侵入途径多从口鼻而入，因此疾病早期多有不同程度的鼻及咽喉症状，如鼻塞、喷嚏、流涕、咽痛、声嘶等。若疫疠之气滞留于咽喉，则可致咽喉部红肿，甚或阻塞咽喉部而出现吞咽、呼吸困难等危重症候，如白喉、疫喉痧等。

3. 异气

异气指污浊的气体，如汽车废气、工业废气、各种有毒的化学气体等，随呼吸经口鼻而入，损伤诸窍而导致多种疾病出现。

4. 外伤致病

耳鼻咽喉诸窍均位于头面部突出位置，易受跌扑、撞击、金刃所伤。此外，手术、噪声、激光、微波等理化因素亦可导致耳鼻咽喉疾病。

5. 异物所伤

各类异物误入外耳道、鼻腔，或鱼刺、骨类等梗于咽喉部均可致病，若有较大异物窒塞于咽喉部亦可导致吞咽、呼吸困难等严重病症。

6. 饮食所伤

（1）过食辛辣。辛辣刺激类食物可直接刺激咽喉肌膜，使其抗病能力下降，易受外邪侵袭；此外，辛辣刺激类食物属大辛大热之品，过食则使脏腑内生火热之邪，上蒸诸窍而为病。若火热蕴积于肺胃，上蒸鼻窍，则可致鼻疔、鼻流浊涕、鼻衄等；若火热蕴积肺脾胃，上蒸咽喉，则可致咽喉肿痛，喉核肿大等。

（2）过食生冷、肥甘厚味。过食生冷之品，易损伤脾胃，致使脾胃虚寒，气血生化不足，诸窍失养而发病。此外，过食生冷、肥甘厚味，易滋生痰湿，若痰湿之邪上泛耳窍，则可发为耳鸣、耳聋、眩晕等病；若上泛鼻窍，则可发为鼻窒等病；若上泛于咽喉，则可发为喉痹等。

7. 劳倦内伤

劳逸失节、房劳过度、久病劳损均可耗伤气血津液，导致脏腑功能失调而发生耳鼻咽喉疾病。喉为发声之官，若发声过度或用嗓不节，则可直接劳伤嗓喉，致使嗓喉失养而出现声音不扬、声嘶甚或日久聚生痰包等疾病。

8. 情志不调

《三因极一病证方论·卷二·三因论》中曰："七情，人之常性，动之则先自脏腑郁发。"七情致病，多先伤及脏腑，致其功能失调，气机紊乱，阴阳失调，气血失常，而后进一步影响耳鼻咽喉诸窍。若情志不调，郁怒伤肝，肝失疏泄，气郁化火，上犯诸窍，可致耳鸣、耳聋、耳痛等；若思虑过度，伤及脾脏，致脾失健运，不能升清降浊，则易引发多种耳鼻咽喉疾病。

9. 官窍间疾病相传

耳鼻咽喉诸窍相互连通，一窍有病，若不及时治疗，或邪气势猛，病情进一步加重，也可传与他窍。如伤风鼻塞，若治疗不彻底，邪毒窜耳，可致耳胀耳闭。

（二）耳鼻咽喉疾病的主要病机

1. 实证

（1）外邪侵袭。外感六淫或时行疫疠，可致多种耳鼻咽喉疾病。若风寒或风热之邪，侵犯肺卫，致肺失宣降，邪毒上犯诸窍，可致耳胀、伤风鼻塞、喉痹、喉痛等；若风热之邪夹湿上犯于耳窍，则可发为旋耳疮；若燥邪犯肺，耗伤阴液，鼻窍失于滋养，则可发为鼻槁；若时行疫疠侵袭咽喉，则可致白喉、疫喉痧等病。

（2）脏腑火热。各种原因所导致的脏腑火热之邪上蒸于清窍，可致多种耳鼻咽喉疾病。如肺经蕴热，上犯鼻窍，可致鼻衄、鼻疔等；胃热炽盛，上攻咽喉，可致喉痹、乳蛾、喉痛等；肝胆火热上犯耳窍，可致耳疖、耳疮、耳胀、脓耳、耳鸣、耳聋等；胆腑郁热上犯鼻窍，可致鼻渊；心火上炎，损伤鼻窍脉络，则可致鼻衄。

（3）痰湿困结。肺、脾、肾三脏功能失调，痰湿内生，可致多种耳鼻咽喉疾病。若痰湿困聚于耳，则可致耳郭痰包；若困聚于鼻，则可致鼻痰包；若困聚于咽喉，则可致梅核气等。

（4）气滞血瘀。外伤可致血瘀，如耳损伤、鼻损伤、咽喉损伤等；久病入络亦可导致气滞血瘀，阻滞清窍脉络，而发为耳闭、耳鸣、耳聋、鼻窒、喉瘖等。

2. 虚证

（1）肺脏虚损。

1）肺气虚：肺气虚，卫外不固，则可发为鼻鼽等病；肺气虚，无力鼓动声门，则可发为喉瘖。

2）肺阴虚：肺阴虚，鼻及咽喉失于濡养，则可发为鼻槁、喉痹、乳蛾等。

（2）脾气虚弱。

脾为后天之本，气血生化之源，若脾气虚，则生化不足，诸窍失于濡养而发为多种耳鼻咽喉疾病。如脾气虚，清阳不升，无以濡养耳窍，则发为耳鸣、耳聋、耳眩晕；脾气虚，宗气生成不足，无力鼓动声门，则发为喉瘖；脾气虚，气不摄血，则发为鼻衄；脾虚生化不足，鼻窍失养，则发为鼻鼽。

（3）肾脏亏虚。

1）肾阴虚：肾精亏虚，耳窍失养，发为耳鸣、耳聋、耳眩晕；肾阴虚，鼻窍失养，发为鼻槁；肾阴虚，虚火上炎，灼伤鼻窍脉络，则可致鼻衄。

2）肾阳虚：肾阳亏虚，寒水上泛，可致耳眩晕；肾阳不足，鼻失温煦，可发为鼻鼽。

3. 虚实夹杂证

虚实夹杂证即为正虚邪滞之证，多见于耳鼻咽喉慢性疾病。如肺脾气虚，邪滞鼻窍，可发为鼻窒；脾气虚弱，湿浊内困，可发为鼻渊、耳闭、脓耳等。

三、中医耳鼻咽喉疾病的辨证思路

辨证论治是中医学的特色与精华，是诊治疾病过程中应当遵循的原则，主要包括八纲辨证、脏腑辨证、气血津液辨证、六经辨证、卫气营血辨证、三焦辨证、病性辨证、经络辨证等，这些辨证方法从不同方面对疾病进行了分析，为诊治提供了依据。耳鼻咽喉科疾病的辨证同样应遵循上述方法，但由于自身的发病规律与特点，故对上述方法的运用有所偏重，常用的主要有八纲辨证、脏腑辨证和卫气营血辨证。

（一）八纲辨证

八纲，即表、里、寒、热、虚、实、阴、阳八个纲领。它能把错综复杂的临床表现，分别概括为表证、里证、寒证、热证、虚证、实证，再进一步归纳为阴证、阳证两大类。从疾病的病位来说，总离不开表或里；从疾病的基本性质来说，一般不外乎寒与热；从疾病的邪正斗争关系来说，不外虚与实；从疾病的类别来说，都可归属阴与阳。在古代，八纲辨证就已受到各医家的重视，如王执中《伤寒正脉》中曰："治病八字，虚实阴阳表里寒热，八字不分，杀人反掌。"张景岳《景岳全书·传忠录》中曰："阴阳既明，则表与里对，虚与实对，寒与热对，明此六变，明此阴阳，则天下之病，固不能出此八者。"因此，八纲辨证是中医辨证的纲领，亦是耳鼻咽喉科所运用的辨证方法的总纲。

1. 表里辨证

（1）表证。指邪气经皮毛、口鼻侵入机体的初期阶段，在耳鼻咽喉科较为常见，一般多见于病位位于外耳、外鼻等表浅部位的疾病，以及一些急性的耳鼻咽喉疾病的初期。此类疾病起病急、病位浅、病程短、病情轻、易治愈。多因六淫邪气侵袭耳鼻咽喉诸窍，营卫失调，可出现恶寒发热、诸窍不适感觉。

（2）里证。指病变部位在内，脏腑、气血、骨髓等受病所反映的证候，在耳鼻咽喉疾病中表现复杂，内容广泛，病位不定，多发生于内耳、鼻窦等深在部位，以及一些外感疾病的中后期。此类疾病发病缓，病位深，病程长，病情重，易迁延不愈。多因邪毒炽盛，直接入里，侵犯脏腑，伤及诸窍之气血，燔灼肌膜，蒸腐壅遏气血，阻闭诸窍而致；或因情志内伤、饮食劳倦、痰饮、瘀血等因素，直接损伤脏腑气血，或脏腑气血功能紊乱，伤及诸窍而出现的症状，凡非表证即为里证。

（3）表里同病。此种证候在耳鼻咽喉疾病中较为多见，多因表证未解，邪气入里化热，或脏腑诸窍素有蕴热，复感外邪，致使表里同病。六淫侵袭人体，邪毒炽盛，正不胜邪，则表证未解，邪气已入里化热，或素有蕴热，复感寒邪，寒热相互搏结。

2. 寒热

（1）寒证。指感受寒邪，或阳虚阴盛，导致机体功能活动衰退所表现的具有冷、凉特点的证候。阳气不足，诸窍肌膜失于温煦；温则助阳，寒则伤阳，也因此出现分泌物清稀，疼痛，遇热得解等症状。

（2）热证。指感受热邪，或脏腑阳气亢盛，或阴虚阳亢，导致机体机能活动亢进所表现的具有温、热特点的证候。火热客窍，或阴虚内热，热盛伤津，诸窍失于濡润则能表现出黏膜干燥不润、患处红肿光亮等火热之证。

3. 虚实

（1）虚证。指人体阴阳、气血、津液、精髓等正气亏虚，而邪气不著，表现为不足、松弛、衰退特征的各种症候。阴精、气血虚衰则上气不足，髓海空虚，诸窍无以充养；气虚则诸窍失养，正气不足，无力抗邪，则诸症迁延日久不愈，因此临床的一系列虚证即可出现。

（2）实证。指人体感受外邪，或疾病过程中阴阳气血失调，体内病理产物蓄积，以邪气盛、正气不虚为基本病理，表现为有余、亢盛、停聚特征的各种证候。邪客诸窍，邪气壅遏气血，蒸灼肌膜，邪实气盛，即可出现红肿疼痛、脓腐等症状。

4. 阴阳

阴阳是八纲中的总纲，是辨别疾病属性的两个纲领，可以统括其余六纲。凡见抑制、沉静、衰退、晦暗等表现的里证、寒证、虚证，以及症状表现于内的、向下的、不易发现的，或病邪性质为阴邪致病、病情变化较慢者，均属阴证范畴；凡见兴奋、躁动、亢进、明亮等表现的表证、热证、实证，以及症状表现于外的、向上的、容易发现的，或病邪性质为阳邪致病、病情变化较快者，均属阳证范畴。

（二）脏腑辨证

脏腑辨证是中医辨证中很重要的部分，是各种辨证的归属。在临床上的辨证中不仅要知道它的表里寒热虚实阴阳，也要知道归属到脏腑的寒热虚实，这样才能体现出辨证的最基本的意义。脏腑辨证包括脏病辨证、腑病辨证以及脏腑兼病辨证。而在耳鼻咽喉科疾病中，诸窍与脏的关系更为密切，因此脏病辨证应用更多。此处着重介绍脏病辨证。

1. 肝（胆）病辨证

肝藏血，主疏泄，调畅气机。胆脉可循耳周而入耳中；肝脉经喉而循至鼻咽部；其支脉环唇内，其筋脉络舌本；肝主动，助耳位觉；咽为肝之使，胆气通脑贯鼻；肝气调畅声音，助耳鼻咽喉通畅。肝胆功能失调而致气郁，风、火、湿热内生，侵犯诸窍，则可致耳鼻咽喉失畅失用而为病。肝胆病变对耳鼻咽喉诸窍的影响主要表现为肝气郁结、肝火上炎、肝胆湿热等方面。

2. 心病辨证

心藏神，主血脉、开窍于耳，助听，主嗅觉，为声音之主，心主舌。心功能失调所致的耳鼻咽喉科病证候主要表现为心火亢盛、心经郁热、心脉瘀阻、心血亏虚等方面。

3. 脾（胃）病辨证

脾胃同属中焦，为气血生化之源，主升清降浊，纳化饮食。脾胃生化气血，升清对于维持耳鼻咽喉诸窍的清阳之性有着重要作用。脾胃病变对耳鼻咽喉诸窍的影响主要表现为脾胃

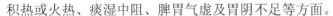

积热或火热、痰湿中阻、脾胃气虚及胃阴不足等方面。

4. 肺病辨证

肺主气，司呼吸，主宣发肃降；肺气通行于耳鼻咽喉诸窍，主鼻助嗅，助耳清灵，助咽通畅，主司发声等功能。肺病对耳鼻咽喉诸窍的影响主要表现为肺经风寒、风热、燥热及肺经蕴热、痰热、肺气虚、肺阴虚等方面。

5. 肾病辨证

肾藏精，滋养耳鼻咽喉诸窍，主司诸窍的生成与发育；且肾主耳，为听觉之本；肾助嗅觉与助鼻通利；肾为声音之根；主牙齿。故肾精充盛、阴阳和调，则耳聪、鼻通、咽利、声洪、齿坚。肾病对耳鼻咽喉口齿的影响主要表现在肾精不足、阴阳虚衰等方面。

（三）卫气营血辨证

1. 卫分证

指温热病邪侵袭肌表，卫气功能失调，肺失宣降，出现发热、微恶风寒、脉浮数。局部以疼痛、痞塞不通等为主要表现的证候。

2. 气分证

指温热病邪内传脏腑，正盛邪炽，阳热亢盛所表现的里实热证候。邪入气分，正邪相争，阳热亢盛壅遏气血，肉腐成脓。局部以红肿热痛，分泌物秽浊等为主要症状。

3. 营分证

指温热病邪内陷，营阴受损，心神被扰，以身热夜甚、心烦不寐、斑疹隐隐、舌绛等为主要表现的证候。邪热入营，营阴被劫，真阴受损；热毒腐灼营血，正气受损，脓毒走窜。局部以皮肤紫暗、疼痛剧烈、分泌物脓腐臭秽等为主要症状。

4. 血分证

指温热病邪深入血分，耗血、伤阴、动血、动风，以发热、谵语神昏、抽搐或手足蠕动、斑疹、吐衄、舌质深绛等为主要表现的症候。热入血分，燔灼阴血，血热沸腾，迫血妄行；血热灼肝，热极生风。局部以出血、黏膜充血干燥、血色深红、舌质红绛、肢体不自主颤动为主要表现。

四、中医耳鼻咽喉疾病的治疗方法

（一）内治法

内治法即通过内服药物以达到扶正祛邪，调理阴阳，平和气血，调节脏腑，使疾病得以治愈的一种方法。由于耳鼻咽喉是人有机整体的一部分，其病变多与脏腑功能失调有关。因此，内治法是治疗耳鼻咽喉病的主要治疗方法之一。但在运用内治法时，必须从整体观念出发，以四诊八纲为基础，进行局部与全身辨证，抓住疾病的本质，结合病情轻、重、缓、急变化，在审证求因，审因论治的原则指导下，拟定治则，选择各种不同的治法。现将耳鼻咽喉科常用的内治法归纳介绍如下。

1. 通窍法

通窍法即用具有轻清、辛散、芳香、走窜的药物治疗耳鼻咽喉疾病引起的清窍闭塞而产生的鼻塞、耳鸣、耳聋、耳胀闷感等症状，使透邪外出，疏畅气机，清除壅滞，从而达到耳鼻咽喉诸窍通利的目的。此法属治标之法，临床上应根据导致耳鼻咽喉病不同的病因病机，在治本的同时按通窍药的特长分别选择配用。常用的通窍法如下。

（1）芳香通窍。本法选用轻清而芳香通窍的药物，以祛邪散壅，宣通闭塞之孔窍。由于邪毒壅滞清窍，出现耳堵塞感，耳听不聪，或鼻塞，嗅觉不灵等，多配合本法使用。常用药如苍耳子、辛夷花、白芷、石菖蒲、川芎、细辛、薄荷等。

（2）化浊通窍。本法选用气味芳香，具有化湿浊作用的药物，以宣化湿浊，疏畅气机。由于湿浊内阻中焦，运化失职，升清无权，湿浊之邪上犯清窍而致脓耳流脓缠绵不愈，鼻流浊涕不止，眩晕呕恶等，可配合本法使用。常用药物如藿香、佩兰、厚朴、砂仁、陈皮、白豆蔻、草豆蔻等。

（3）升阳通窍。本法选用具有升清阳之气、透邪通窍作用的药物以协助补气药升举阳气，托邪宣窍。因肺脾气虚，清阳不升，外邪滞留，浊阴上扰清窍，症见耳内胀闷堵塞日久不愈，耳聋渐重，鼻窍窒塞日久，或鼻渊流涕难止，鼻鼽喷嚏频作等，常用本法配合人参、黄芪、白术等补气药同用，常用药物如柴胡、升麻、葛根。

（4）利湿通窍。本法选用健脾利水渗湿的药物组方，用于治疗水湿停聚官窍的病证，症见耳道渗液、鼓室积液、脓耳流脓、鼻渊涕流难止及耳眩晕等，常选用药物如茯苓、泽泻、薏苡仁、车前子、猪苓等，本法多配合补气理气药同用，代表方如五苓散。

2. 利咽法

本法选用具有利咽作用的药物为主组方，用于治疗各类病因所导致的咽喉肿痛。若为风热外袭所致，常选用疏风散邪、清热利咽之品，如荆芥、薄荷、牛蒡子、蝉衣等；若为肺胃热盛所致，常选用清热解毒、消肿利咽之品，如板蓝根、山豆根、穿心莲、蒲公英等；若为痰热壅盛所致，常选用清热化痰利咽之品，如射干、桔梗、浙贝母、瓜蒌仁等；若为阴虚火旺所致，常选用养阴清热利咽之品，如玄参、麦冬、天冬、沙参等。

3. 化痰法

本法适用于痰邪上犯耳鼻咽喉诸窍而致的病证，如耳眩晕、耳胀耳闭、喉痹、乳蛾、喉瘤、痰包及肿瘤等。因痰邪致病有寒痰、热痰、痰湿之异，故在治疗时分别选用温化寒痰、清热化痰、燥湿化痰之法。

（1）温化寒痰：常用药有半夏、天南星、白附子、白芥子等，临床应用时常与健脾温燥的药物配伍，代表方如小半夏汤。

（2）清热化痰：适用于痰热上蒸诸窍所致耳鸣、耳聋、急喉痹及肿瘤等病，常用药有贝母、瓜蒌仁、前胡、竹茹、天竺黄、猫爪草等，代表方如清气化痰丸、加味二陈汤、雄黄解毒丸等。

（3）燥湿化痰：适用于湿痰上泛所致的耳郭痰包、耳眩晕、鼻息肉、慢喉痹、慢喉瘖等病，代表方如二陈汤、导痰汤、涤痰汤等。

4. 祛瘀法

本法适用于气血瘀阻所致之耳鼻咽喉疾病，如耳鼻咽喉外伤、耳鼻咽喉肿瘤、耳鸣、耳聋、鼻窒、乳蛾、喉痹、喉瘤等，多选用通血脉、祛瘀滞为主要作用的药物为主组方，或配合主方使用。瘀血致病亦有寒热虚实之别，若热瘀致病，多表现为局部红肿、疼痛剧烈，治宜清热活血、化瘀止痛，常用方药如仙方活命饮等；若寒瘀、虚瘀、气滞血瘀致病，则治宜活血散寒、化瘀通络，或益气活血，或活血化瘀、行气通窍，常用方剂有血府逐瘀汤、会厌逐瘀汤、补阳还五汤等；若因跌打损伤，或病久入络，瘀血内停，则治宜活血祛瘀，通经活络，代表方如桃仁承气汤等。

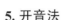

5. 开音法

本法适用于邪滞喉窍，致声门开合不利所导致的以声音不扬或声音嘶哑为主症的喉部疾病，属治标之法。声嘶之证大体可分为虚、实两类，实证宜用散邪、清热、化痰、活血等法，虚证宜用益气、养阴等法。临床上除了辨证治疗外，还应配合利喉开音，以增强主方通闭开音的作用，常用药如薄荷、蝉衣、桔梗、射干、马勃、胖大海、木蝴蝶、郁金、诃子等。

6. 消痈排脓法

本法用于治疗耳鼻咽喉的痈疮疖肿。

（1）清热解毒消痈。本法以清解里热的药物为主组方，用于治疗火热邪毒壅盛，上蒸官窍之耳道肌肤红肿、鼓膜充血、鼻窍红肿疼痛、咽喉红肿疼痛甚或化脓等。常用方如五味消毒饮、黄连解毒汤。

（2）散瘀排脓。本法以清热解毒、活血祛瘀、透脓溃坚的药物为主组方，用于治疗热毒壅聚，气滞血瘀而致的痈疮疖肿，如鼻疔、耳疖、咽喉痈等。对痈肿未成脓者，可使之消散，脓已成者有散瘀排脓作用。常用方如仙方活命饮、四妙勇安汤等。

（3）托毒排脓。本法以祛邪解毒、养血补气的药物为主组方，用于治疗气血不足、邪毒滞留所致的流脓经久不止的病证。常用方如托里消毒散。

7. 疏肝解郁法

本法选用行气、化痰、疏肝解郁的药物组成，用于治疗七情所伤，肝气不疏，气滞痰凝所致的咽喉病，症见喉中梗梗不利，如有炙脔，吐之不出，吞之不下，胸中痞闷等，常用药物如半夏、厚朴、郁金、素馨花等，代表方如半夏厚朴汤。

（二）外治法

外治法是直接作用于患处的一种治疗方法，属治标之法，临床多配合内治法应用，但由于外治法可使药物直达病所，临床起效快、疗效佳，故也是不可忽视的疗法之一。

1. 耳病常用外治法

（1）清洁法。本法选用生理盐水、过氧化氢或清热解毒、排脓除腐、收敛生肌类的药物制成的液体制剂，洗涤患处，以除去外耳或外耳道的脓液、痂块、耵聍，以达到清洁局部的作用，同时亦为进行其他疗法的基础疗法之一。多用于脓耳、耳疮、旋耳疮、耳瘘等。常用药物如板蓝根、鱼腥草、苦参、黄柏、蛇床子等，可单味煎水取液应用。

（2）滴耳法。本法是将药液直接滴入外耳道或中耳内以发挥其治疗作用的一种方法，亦是耳科最常用的一种外治法。适用于耳疖、耳疮、脓耳等病，常用药物如抗生素类滴耳液、黄连滴耳液等。

（3）吹药法。本法是将药物研制成极细粉末，用纸筒或吹粉器将其吹至外耳患处或耳内，以发挥治疗作用的一种方法。适用于耳疮、旋耳疮、慢脓耳等病。药物粉剂必须制成极细粉末，且药物应选用易溶解者。耳内吹药前必须预先将脓液清除干净，或每次用药前均需除净上次吹入的剩留药物，以免积留结块而妨碍引流。每次用量不宜多，吹入药粉薄薄一层即可。穿孔小、脓液多者忌用本法，因为粉剂可堵塞穿孔，妨碍引流。

（4）涂敷法。本法是将药物涂抹或贴敷于患处以发挥治疗作用的一种方法。适用于外耳及耳周病变，如耳疖、耳疮、旋耳疮、耳后疽等，故药物选用以清热解毒、消肿止痛之品为主，如黄连解毒膏、青黛散、紫金锭等。

2. 鼻病常用外治法

（1）滴鼻法。本法是将药物制成滴鼻药液，滴入鼻腔，以发挥其治疗作用的一种外治法，是鼻病外治法中最常用的方法之一。滴鼻药有各种不同的治疗作用，如消肿通鼻窍、除涕清洁鼻腔、滋润鼻腔黏膜及止血等，用于治疗各种鼻腔疾病，可根据病情选用。

（2）吹药法。本法是将药物研至极细药末，吹入鼻腔，以达到治疗目的的一种方法。吹鼻药粉有不同治疗作用，如消肿通鼻窍、滋润鼻腔黏膜、止血等，可用于治疗各类鼻腔疾患。吹药时嘱患者屏住呼吸，以免将药粉喷出或者吸入肺部，引起呛咳。

（3）雾化吸入法。本法是将药物加工制成溶液，通过超声雾化器的作用变成微小雾滴吸入鼻腔内，起到清热解毒、消肿通鼻窍的作用。常用药如苍耳子散煎剂、小柴胡注射液、香丹注射液等。

（4）塞鼻法。本法是将药物塞放于鼻腔内以达到治疗目的的一种方法，可用于各种鼻病，如鼻塞、嗅觉不灵、鼻衄等。常用浸有药液的药纱条或凡士林纱条进行塞鼻。

（5）涂敷法。本法是将药物直接涂敷于患处以达到治疗局部病变的一种方法，主要适用于外鼻病变及部分鼻腔疾病。常用药物有四黄散、紫金锭、黄连膏、玉露膏、明矾散、硇砂散等。

（6）洗鼻法。本法是用微温的生理盐水，或温开水，或具有清热解毒排脓功效的中药液冲洗鼻腔，以清除鼻腔内的脓涕痂皮的一种方法。适用于鼻槁、鼻渊等病。

（7）鼻腔负压置换法。本法是用间歇吸引法抽出鼻窦内空气，在窦腔内形成负压，停止吸引时，在大气压的作用下，滴入鼻腔的药液可以经窦口流入窦腔，从而达到治疗目的的方法，适用于鼻渊。常用的药物有双黄连注射液、糜蛋白酶、盐酸氨溴索等化解分泌物的药物。此法在临床上针对鼻渊运用广泛，是局部治疗效果明显的方法之一。

3. 咽喉病常用外治法

（1）吹药法。本法是将药物制成极细粉末，吹布于咽喉患处，以达到治疗目的的一种方法。可用于治疗各种急慢性咽喉疾病。常用的药物有喉风散、西瓜霜等。咽喉部吹药时应避免吸气，以免将粉末吸入气管内而发生呛咳。吹药时用力要轻，要求药粉均匀撒布于患处周围。

（2）含漱法。选用适宜的药物煎水取液或配制溶液，以漱洗咽喉口腔局部，达到清热解毒、祛腐止痛、清洁局部的作用。常用的药物多为清热解毒、消肿化腐之品，如漱口方、爽喉液、金银花甘草液、稀白醋漱口液等。

（3）噙化法。本法是将药物含于口内或口咽部，使其在口内慢慢溶化咽下，使药液较长时间作用于患处，从而达到治疗咽喉疾病的目的。本法应用方便，是治疗咽喉疾病较常用的外治法之一。常用药如六神丸、草珊瑚含片、健民咽喉片、铁笛丸、咽喉丸、银黄含片等。

（4）雾化吸入法。将选用的药物加工制成溶液，通过超声雾化器的作用变成微小雾滴吸入咽喉内，起到清热解毒、消肿止痛、滋润咽喉的作用。常用药如金银花甘草汤、甘桔汤等。

（5）敷贴法。本法是用药物敷贴于患处或循经所取部位，以治疗咽喉疾病导致的面部或颈部红肿疼痛的一种治疗方法，多用清热解毒、消肿止痛类药物，如四黄散、如意金黄散等。如因阳虚所致的咽喉疾病，可用吴茱萸末或用附子捣烂敷足心，以引火归原达到治疗目的。

（6）烙治法。本法是用特制的烙铁烧烙患处，以达到祛除病邪、化瘀散结、消除病变组织目的的一种方法，适用于虚火乳蛾、石蛾等。本法是中医的特色疗法。

（7）放血疗法。放血疗法是用小刀或梅花针在患者的特定地方，如耳尖、扁桃体、大椎穴、舌下等部位点刺放血治疗。适用于乳蛾、暴痦、急喉痹等病。需要注意的是，凝血功能低下的患者尽量不选择此法，以避免出现出血不止等并发症。另外，医生也需密切关注患者的出血量。

（三）针灸

1. 体针

选用与耳鼻咽喉疾病相关经络的穴位，常采用辨证循经取穴或近端与远端相结合的取穴方法。常用穴位如下。

（1）耳病常用穴位。手少阳三焦经的中渚、外关、翳风、天牖、耳门；足少阳胆经的听会、正营、侠溪、上关；手太阳小肠经的听宫；手太阴肺经的少商；手少阴心经的神门；手阳明大肠经的曲池、迎香、合谷；督脉的百会、神庭。

（2）鼻病常用的穴位。手太阴肺经的天府、少商；手阳明大肠经的二间、偏历、迎香；足阳明胃经的上巨虚；足太阳膀胱经的眉冲、玉枕、天柱；足少阳胆经的目窗、承灵、风池；督脉的囟会、上星、素髎、印堂；经外奇穴的鼻通。

（3）咽喉病常用穴位。手太阴肺经的列缺、鱼际、少商；手阳明大肠经的商阳、合谷、曲池、扶突；足阳明胃经的人迎、气舍、内庭；手太阳小肠经的少泽、天窗、天容；足少阴肾经的涌泉、照海；手少阳三焦经的关冲、中渚、支沟、四渎；督脉的哑门；任脉的天突。

2. 穴位注射

此法是在穴位中进行药物注射，通过针刺与药液对穴位的刺激及药理作用，从而调整机体的功能，改善病理状态的一种治疗方法。

耳病穴位注射多用于治疗耳鸣、耳聋，选用上述耳区邻近的穴位 1～2 穴，根据病情，注入调补气血、通经活络、行气祛瘀的药物，如黄芪、当归、川芎、红花、丹参等注射液，每穴注入 0.5～1ml，每日或隔日 1 次，一般 5～10 次为 1 个疗程。

鼻病穴位注射多用于治疗鼻窒、鼻渊、鼻鼽、嗅觉不灵等。从上述针刺穴位选择 1～2 穴，按疾病虚实不同，辨实证热证，可选用鱼腥草注射液、柴胡注射液、红花注射液、丹参注射液等，以清热解毒、凉血活血、消肿通窍；虚证可选用当归注射液、川芎注射液、黄芪注射液或维生素 B_1、维生素 B_{12} 等，以补血养血，温经通窍。每次每穴注入 0.5ml，每日或隔日 1 次，一般以 5～10 次为 1 个疗程。

咽喉病穴位注射多用于治疗乳蛾、喉痹、喉痛等病所致咽喉红肿疼痛、声嘶等。药物选用有虚实之不同，实证可选用丹参、红花、柴胡、鱼腥草、板蓝根等注射液，虚证可选用当归、川芎、黄芪及维生素 B_1、维生素 B_{12} 等注射液。

3. 揿针

揿针即微型针灸针，其外形如极小的图钉，针体直径仅为 0.25mm，针长仅为 2mm。通过浅表组织穴位埋针，即时改善临床症状并达到 24 小时持续"针灸治疗"的效果。其运用现代电化学效应理论，揿针刺入体内就会产生微电流，从而改变局部的电位差；同时刺入体内的揿针会释放出微量元素，从而改变局部的浓度差，继而影响相应的神经以及组织从而产生疗效，是传统医学和现代电化学效应的完美结合。同传统针灸相比，揿针使用方便，无痛感，随时随地可操作，临床效果也能让患者满意，因此在临床上更能让人接受，应用也越来越多。揿针取穴与穴位注射相似。

4. 耳针

由于人体的经脉直接或间接会聚于耳，人体各器官组织与耳有着广泛的联系。因此，人体各器官组织在耳上均有其相应的分区与穴位，换言之，就是耳各部分分别隶属于不同人体脏腑器官，称之为耳穴。耳针疗法是指针刺耳穴以防治疾病的一种方法，具有奏效迅速，操作简便等优点。

耳科疾病常用耳穴：内耳、肾、内分泌、枕、神门、肾上腺、口、颊等。常用于治疗耳鸣、耳聋、耳胀、耳闭、耳眩晕、脓耳等病。

鼻科疾病常用耳穴：外鼻、内鼻、下屏尖、额、内分泌、肺、脾等。常用于治疗鼻塞、流涕、鼻鼽、鼻渊、鼻槁、鼻衄、头痛等。

咽喉科疾病常用的耳穴：咽喉、耳轮1～6、扁桃体、下耳根、内分泌、肾上腺、肺、脾、肝等。常用于治疗喉痹、乳蛾、喉痈等咽喉急慢性炎症疾病。

5. 穴位埋线

此法是将铬制样羊肠线埋植在穴位内，利用羊肠线对穴位的持续性刺激作用达到治疗疾病目的的一种方法。迎香穴位埋线常用于治疗鼻槁、鼻鼽、嗅觉失灵等；喉结旁或天突穴位埋线常用于治疗声门闭合不全、声带麻痹的声嘶。

6. 针刺放血

此法是指用三棱针点刺放血。针刺放血有活血通经、泻热开窍、消肿止痛的作用。咽喉红肿疼痛、高热，常取少商、商阳、耳背、耳尖、耳垂等。此外，咽喉局部红肿较甚，病情重、吞咽、呼吸不利者，也可运用此法出血泻热。

（四）推拿、按摩、导引法

1. 耳部的按摩方法

（1）咽鼓管自行吹张法。用于治疗耳胀、耳闭之耳鸣、重听、耳膜内陷、咽鼓管不通者。其方法是调整好呼吸，闭唇合齿，用拇、食二指捏紧双前鼻孔，然后用力鼓气，使气体经咽鼓管咽口进入中耳内。此时可感觉到鼓膜突然向外鼓出，并有轰然之声。

（2）鼓膜按摩法。用于治疗耳闭之耳鸣、耳聋、耳膜内陷者。其法是用中指尖插入外耳道口，轻轻按压，一按一放，或中指尖在外耳道轻轻摇动十余次，待外耳道的空气排出后突然拔出，如此重复多次。也可用两手中指分别按压耳屏，使其掩盖住外耳道口，一按一放，有节奏地重复数十次。

（3）鸣天鼓。用于防治耳聋、耳鸣。其方法是调整好呼吸，先用两手掌按摩耳郭，再用两手掌心紧贴两外耳道，两手食、中、无名、小指对称地横按在枕部，两中指相接触，再将两食指翘起放在中指上，然后把食指从中指上用力滑下，重重地叩击脑后枕部。此时可闻洪亮清晰之声，响如击鼓。先左手24次，再右手24次，最后双手同时叩击48次。

2. 鼻部按摩法

用于鼻塞、流涕。鼻背按摩方法是用两手鱼际部搓热，然后由鼻根向迎香穴往返按摩，至有热感为度，然后再分别由攒竹向太阳穴推拿，使局部有热感，每日3次。迎香穴按摩用食指于迎香穴上点、压、揉、按，每日3次，以自觉鼻内舒适为度。

3. 咽喉部按摩法

（1）声嘶失音的按摩法。取穴部位重点在人迎穴、水突穴、局部敏感压痛点，及咽喉部三条侧线：第一侧线，喉结旁开1分处直下；第三侧线，喉结旁开1.5寸直下；第二侧线，在第一、第三侧线中间。操作时，患者取坐位或仰卧位，医者先于患者咽喉部三条侧线使用一指推法或拿法，往返数次，也可配合揉法。然后在人迎穴、水突穴及敏感压痛点处采用揉法。手法宜轻快柔和，不可粗暴用力。

（2）咽喉疼痛的按摩。取穴风池、风府、天突、曲池、合谷、肩井。操作时患者取仰卧位，先于喉结两旁及天突穴处用推拿或一指推揉手法，上下往返数次。再取坐位，按揉风池、风府、肩井等穴，配合拿风池、肩井、曲池、合谷等。

（五）其他疗法

1. 超短波治疗

超短波治疗属于高频电疗法范畴，是指用波长为 1～10m，频率为 30～300MHz 的高频振荡电流在人体所产生的电场作用下进行治疗的方法。耳鼻咽喉科用于治疗急性咽炎、急性扁桃体炎、急性喉炎、急性外耳道炎、中耳炎等疾病时效果较好。

2. 冷冻治疗

冷冻治疗是利用制冷剂产生 0℃以下低温，冷冻局部活体组织使之破坏来治疗某些疾病的一种方法。冷冻治疗在耳鼻咽喉科的适应证有耳部疾病如耳郭假性囊肿、耳郭疣、耳部血管瘤、乳头状瘤等；鼻部疾病如慢性单纯性鼻炎、慢性肥厚性鼻炎、变应性鼻炎等；咽喉部疾病如慢性咽炎、慢性扁桃体炎、舌咽神经痛、咽部血管瘤、乳头状瘤、囊肿等。

3. 激光治疗

激光手术治疗常用方式有两种，即 CO_2 激光治疗与 YAG 激光治疗，常用于治疗慢性肥厚性鼻炎、滤泡性咽炎、咽部及喉部良性肿瘤等。

4. 射频治疗

射频治疗是利用电磁波作用于人体组织，产生内生热效应，使组织蛋白凝固、萎缩、脱落或消失，从而达到使增生性病变组织相应缩小或消除的治疗目的。应用射频技术治疗的耳鼻咽喉科疾病有：鼻部疾病如慢性肥厚性鼻炎、鼻息肉、变应性鼻炎、血管运动性鼻炎、鼻出血、鼻腔血管瘤、鼻前庭赘生物等；咽喉部疾病如鼻咽良性肿瘤、腺样体残留、扁桃体良性肿瘤、慢性扁桃体炎、慢性肥厚性咽炎、会厌囊肿、声带息肉及小结、喉乳头状瘤等；耳部疾病如外耳道新生物或息肉、肉芽、副耳、耳前瘘管、耳郭假性囊肿等。

5. 微波治疗

微波是一种高频电磁波，医疗应用的电磁波其频率范围一般在 500～2500kHz。耳鼻咽喉科微波治疗常用于治疗的疾病如鼻出血、下鼻甲黏膜肥厚及中鼻甲息肉样变、变应性鼻炎、血管运动性鼻炎、肥厚性咽炎、舌扁桃体肥大、鼻咽喉息肉、小血管瘤及乳头状瘤等。

6. 等离子治疗

等离子射频消融技术的作用机制是定向射频能量对特定的靶组织进行破坏以及影响其成形。其工作原理是通过 100kHz 的强射频电场使刀头电极周围的电解液转变为等离子状态，形成 50～100μm 的等离子体薄层，这些在强大磁场下获得足够动能的自由带电粒子，能打断组织中的有机分子键，这种分解作用可造成组织气化消融，生成氧气、氮气等低分子量气体，在 40～50℃低温下对靶组织形成切割和消融效果。因此该技术又称为等离子消融或低温消融，当电场能量较低时，组织对射频的阻抗上升，导致热效应在60～70℃的温度下达到组织收缩或止血效果，同时不破坏细胞活性。本法适用于耳鼻咽喉科的慢性鼻炎、腺样体肥大、慢性扁桃体炎、喉癌等疾病。

（张竞飞）

第二章 耳科疾病

第一节 外耳道炎及疖

外耳道炎是外耳道皮肤的弥漫性炎症，是耳鼻咽喉科的常见病、多发病。根据病程可将外耳道炎分为急性弥漫性外耳道炎和慢性外耳道炎。

外耳道疖是外耳道皮肤的局限性化脓性炎症。

外耳道炎属于中医学"耳疮"范畴，外耳道疖属于中医学"耳疖"范畴。

一、临床诊断标准与鉴别诊断

（一）诊断标准

1. 病史

挖耳史；游泳、洗头、洗澡时不洁的水长期刺激外耳道皮肤；化脓性中耳炎长期流脓浸泡外耳道皮肤。

2. 临床表现

（1）弥漫性外耳道炎。急性者发病初期耳内有灼热感，随病情发展，耳内胀痛，疼痛逐渐加剧，甚至坐卧不宁，咀嚼或说话时加重。检查见外耳道有分泌物流出，并逐渐增多，初期是稀薄的分泌物，逐渐变稠成脓性。慢性者常感耳痒不适，不时有少量分泌物流出。如由于游泳、洗澡水进入外耳道，或挖耳损伤外耳道可转为急性感染，可有急性弥漫性外耳道炎的症状。

（2）外耳道疖。早期耳部疼痛剧烈，如疖在外耳道前壁，咀嚼或说话时，疼痛加重。疖破溃，有稠脓流出，可混有血液，脓液污染刺激附近皮肤，可发生多发脓肿。根据耳疖发生部位可引起耳前或耳后淋巴结肿胀疼痛。疖如在外耳道后壁，皮肤肿胀水肿可蔓延到耳后，使耳后沟消失，耳郭耸立。严重者可体温升高，全身不适。

3. 检查

（1）弥漫性外耳道炎。急性者有耳屏压痛和耳郭牵引痛。外耳道弥漫性充血，肿胀，潮湿，有时可见小脓疱。外耳道内有分泌物，早期是稀薄的浆液性分泌物，晚期变稠或脓性。如外耳道肿胀不重，可用小耳镜看到鼓膜，鼓膜可呈粉红色，也可大致正常。如肿胀严重，则看不到鼓膜，或不能窥其全貌。如病情严重，耳郭周围可肿胀，耳周淋巴结肿胀或压痛。

慢性者外耳道皮肤多增厚，有痂皮附着，撕脱后外耳道皮肤呈渗血状。外耳道内可有少量稠厚的分泌物，或外耳道潮湿，有白色豆渣状分泌物堆积在外耳道深部。将分泌物作细菌培养和药物敏感试验有助于了解感染的微生物种类和对其敏感的药物。

（2）外耳道疖。有明显的耳屏压痛和耳郭牵引痛。外耳道软骨部有局限性红肿隆起，或在肿胀的中央有白色脓栓。疖形成后探针触之有波动感。如已流脓，脓液很稠。血液白细胞检查可有白细胞数值升高。

（二）鉴别诊断

1. 急性乳突炎和慢性化脓性中耳炎耳后骨膜下脓肿

（1）一般没有耳屏压痛和耳郭牵引痛。

（2）由于外耳道没有黏液腺，因此外耳道疖的脓液中不含黏液，脓液稠，有时含脓栓；而中耳乳突炎的脓液较稀，含有黏液。

（3）外耳道疖可有耳前淋巴结的肿大和压痛，而急性乳突炎和慢性化脓性中耳炎耳后骨膜下脓肿不会引起耳前淋巴结肿大。

（4）如疖不大或已破溃，可擦干外耳道脓液，用耳镜观察鼓膜，如鼓膜完整，多提示中耳无感染。

（5）听力检查时，外耳道疖的听力损失不如中耳乳突炎重。

（6）乳突 X 线显示乳突气房模糊。

2. 化脓性中耳炎

急性化脓性中耳炎听力减退明显，可有全身症状；早期有剧烈耳痛，流脓后耳痛缓解；检查可见鼓膜红肿或穿孔；脓液呈黏脓性。慢性化脓性中耳炎鼓膜穿孔，听力明显下降，流黏脓性脓液。当急、慢性化脓性中耳炎的脓液刺激引起急、慢性外耳道炎，慢性化脓性中耳炎松弛部穿孔被干痂覆盖，或各自症状不典型时，需将脓液或干痂清除干净，根据上述特点仔细检查，必要时暂给局部用药，并嘱患者随诊。

3. 急、慢性外耳道湿疹或急性药物性皮炎

大量水样分泌物和外耳道奇痒是急性湿疹和急性药物过敏的主要特征，一般无耳痛，检查时可见外耳道肿胀，有丘疹或水疱。慢性外耳道湿疹局部奇痒并有脱屑，可有外耳道潮湿，清理后可见鼓膜完整。

二、中医辨病诊断

（一）诊断依据

1. 病史

多有挖耳、污水入耳或耳流脓史。

2. 症状

（1）主症。

耳疮：耳内灼热疼痛，少许流脓，或耳内发痒不适。

耳疖：耳痛剧烈，张口、咀嚼时加重，严重者牵引同侧头痛，全身可有发热、恶寒等症。

（2）次症。风热湿邪上犯耳窍者可伴有头痛、发热、恶寒、舌质红、苔薄黄、脉浮数。肝胆湿热上攻耳窍者可伴有发热、同侧头痛、口苦、咽干、舌红、苔黄腻、脉弦数。血虚化燥耳窍失养者病程较长，常反复发作，全身症状不明显，舌质淡，苔白，脉细数。

3. 检查

耳疮：耳屏压痛，耳郭牵拉痛，外耳道弥漫性红肿，可有少许分泌物。反复发作者，可见外耳道皮肤增厚、皲裂、脱屑，甚至外耳道狭窄。

耳疖：耳屏压痛，耳郭牵拉痛，外耳道壁局限性红肿，隆起如椒目状，肿甚者可堵塞外耳道。脓肿破溃后外耳道可见脓血。

（二）类证鉴别

1. 耳疮与耳疖

耳疖与耳疮的病因病理大致相同，均为风热邪毒乘虚侵袭，与气血相搏而致病。或者肝胆湿热上蒸耳道而成病。临床上，耳疖多偏于风热，耳疮多偏于湿热。耳疖与耳疮的鉴别点为耳疖红肿局限，有疖肿脓头，疼痛较剧；耳疮红肿弥漫，以渗出为主，疼痛较轻。

2. 耳疮与旋耳疮

耳疮偏于疼痛，旋耳疮偏于瘙痒。旋耳疮急性期外耳及耳道奇痒难忍，可见外耳道口、耳甲腔、耳后沟甚至整个耳郭皮肤潮红、糜烂、渗黄色脂水，干后结痂。耳疮主要表现为耳屏压痛，耳郭牵拉痛，外耳道皮肤弥漫性充血。

3. 耳疮与脓耳

脓耳检查见鼓膜充血明显，外耳道皮肤轻度充血；鼓膜穿孔后从中耳鼓室流出脓性或黏脓性分泌物，愈后伴有不同程度听力下降。耳疮及耳疖外耳道皮肤弥漫性充血，鼓膜无充血或轻度充血，脓液从外耳道流出，鼓膜完整，愈后听力正常。

三、审析病因病机

（一）风热邪毒侵袭

多因挖耳损伤耳道肌肤，或因污水入耳，或因脓耳之脓液浸渍，以致风热湿邪乘机侵袭，与气血相搏，结聚于耳道肌肤以致局部红、肿、疼痛、出脓、渗液，形成耳疖、耳疮之症。

（二）肝胆湿热上蒸

肝喜条达，胆性刚强，肝胆失调多由情志不舒、气机郁结而致。肝胆的病变多为火热上灼或兼夹湿邪。肝胆火热或湿热循经上犯，蒸灼耳道，壅遏经脉，逆于肌肤而致耳道弥漫红肿、疼痛。

（三）血虚耳窍失养

久病则血虚，耳窍失于濡养，易出现耳道皮肤增厚、皲裂、结痂。

四、明确辨证要点

（一）辨风热与湿热

风热湿邪上犯型耳疮与耳疖需辨风热与湿热。风热盛则耳痒、灼热、疼痛；湿热盛则耳痛、渗液；头痛、发热、恶寒、舌质红、苔薄黄、脉浮数为风热外袭之症。

（二）辨湿重与热重

肝胆湿热型耳疮与耳疖需辨湿重与热重。湿重则肌肤糜烂，耳道渗液；热重则口苦、咽干、发热；舌质红、苔黄腻、脉弦数为肝胆湿热之症。

五、确立治疗方略

风热邪毒侵袭者，外感风热湿邪与素体积热相搏结易生疖疮，所以治疗耳疮与耳疖应重疏风清热、解毒祛湿。肝胆湿热上蒸引起的耳疮与耳疖为肝胆湿热上蒸耳窍引发，治疗宜清泻肝胆实火，利湿清热消肿；而由血虚阴虚生风引起的耳疮应滋阴养血，息风润燥。

六、辨证论治

（一）风热湿邪，上犯耳窍

（1）抓主症。

耳疮：耳痛、耳痒、耳道灼热感，检查见耳屏压痛，耳郭牵拉痛，外耳道弥漫性红肿，或耳道潮湿，有少量渗液。

耳疖：耳痛，张口及咀嚼时加重，伴患侧头痛，检查见患侧耳屏压痛，耳郭牵拉痛，外耳道壁局限性红肿，隆起如椒目状。

（2）察次症：伴头痛、发热、恶寒。

（3）审舌脉：舌质红，苔薄黄，脉浮数。

（4）择治法：疏风清热，解毒祛湿。

（5）选方用药思路：风热湿邪乘机侵袭，与气血相搏，结聚于耳道肌肤以致局部红、肿、疼痛、出脓、渗液，形成耳疖、耳疮。耳疮选用金银花解毒汤加减。方中金银花、连翘疏风清热；紫花地丁、黄连、夏枯草清热解毒消肿；牡丹皮、水牛角清热凉血；赤茯苓利水祛湿。耳疖选用五味消毒饮合银翘散加减。方中金银花清热解毒，且有轻宣疏散之效；紫花地丁清热解毒，消痈散结；蒲公英作用与紫花地丁相似；野菊花清热解毒，疏风清热；紫背天葵子清热解毒，消肿散结；连翘、薄荷、淡豆豉、荆芥用以增益其发汗解表的作用。

（6）据兼症化裁：若耳疖脓已成而未溃，可酌加皂角刺、穿山甲、鱼腥草、瓜蒌、桔梗、乳香、没药等；若溃后疮口久散不敛，可酌加当归、炙黄芪。

（二）肝胆湿热，上攻耳窍

（1）抓主症。

耳疮：耳痛，牵引同侧头痛。检查见耳屏压痛，耳郭牵拉痛，外耳道弥漫性红肿、糜烂，渗出黄色脂水。

耳疖：耳痛剧烈，痛引腮脑，或有听力减退。检查见外耳道局限性红肿，肿甚者可堵塞外耳道；若耳疖成脓则顶部可见脓点，若破溃则外耳道可见黄稠脓液。

（2）察次症：可伴有口苦，咽干，发热等症。

（3）审舌脉：舌红，苔黄腻，脉弦数。

（4）择治法：清泻肝胆，利湿消肿。

（5）选方用药思路：肝胆火热或湿热循经上犯，蒸灼耳道，壅遏经脉，逆于肌肤而致耳道弥漫性红肿、疼痛，引发耳疖、耳疮。本证选用龙胆泻肝汤加减。全方具有泻肝胆实火、清热利湿的作用。方中龙胆草苦寒泻肝胆实火；黄芩、栀子清泻热毒；泽泻、木通、车前子泻浊利湿；生地黄、当归养阴以制约肝火；柴胡引诸药入肝胆经；甘草调和诸药，诸药合用共奏清利肝胆湿热、泻火解毒之功。

（6）据兼症化裁：若红肿痛甚者，去白芷、陈皮，酌加蒲公英、连翘以加强清热解毒作用；疖肿已出脓，疼痛不甚者，去乳香、没药；便秘者酌加大黄、芒硝以泻热通便。

（三）血虚化燥，耳窍失养

（1）抓主症：病程较长，耳痒、耳痛反复发作。检查见外耳道皮肤潮红、增厚、皲裂，表面或见痂皮。

（2）察次症：全身症状不明显。

（3）审舌脉：舌质淡，苔白，脉细数。

（4）择治法：养血润燥。

（5）选方用药思路：本证由血虚阴虚生风引起，治宜滋阴养血，息风润燥。选用地黄饮加减治疗。方中以熟地黄、当归、何首乌养血生血；生地黄、牡丹皮、玄参、红花滋阴凉血、养血润燥；白蒺藜、僵蚕息风镇静止痒；甘草调和诸药。全方共奏养血润燥、滋阴祛风止痒之功效。

（6）据兼症化裁：若伴脾虚乏力，食少纳呆，可酌加炒麦芽、鸡内金、焦六神曲等；若伴有皲裂肿痛明显者，可酌加当归、鸡血藤、茜草、仙鹤草等。

七、中成药选用

（1）全蝎软膏（黑龙江中医药大学附属第一医院院内制剂）：用于外感风热湿邪型和肝胆湿热型耳疮或耳疖。

（2）清热化毒丸、犀角化毒丸、梅花点舌丹：适用于风热邪毒外侵型耳疮或耳疖。

（3）龙胆泻肝丸：适用于肝胆湿热上蒸型耳疮或耳疖。

（4）黄连膏、紫金锭、金黄膏：适用于风热邪毒外侵型耳疮或耳疖。

八、单方验方

（1）黄连解毒汤：黄连9g，黄芩6g，黄柏6g，栀子9g。每日1～2次，水煎服。适用于风热邪毒外侵型耳疮或耳疖。

（2）仙方活命饮：白芷6g，贝母、防风、赤芍、当归、甘草、炒皂角刺、炙穿山甲、天花粉、乳香、没药各9g，金银花、陈皮各15g。每日1～2次，水煎服。适用于风热邪毒外侵型耳疮或耳疖。

九、中医特色技术

（一）外治法

1. 外敷

用中药渣再煎，取汁热敷患侧耳部，或用全蝎软膏等药膏调敷，以清热解毒、活血消肿止痛。

2. 排脓

耳疖已成脓，未自行破溃者，可用无菌针头挑破脓头，取出脓栓，排出脓血；或切开排脓，要注意切口必须与外耳道纵轴平行，以防形成外耳道狭窄。排出脓血后局部敷全蝎软膏、紫金锭或黄连膏、如意金黄散等。

3. 换药

耳疮或耳疖溃破后，脓液排尽，可用大小适当的全蝎软膏纱条填压外耳道，1～2 日换 1次，直至彻底痊愈。

4. 滴耳

耳疮及耳疖初期可用清热解毒的中药制成滴耳液滴耳。

（二）针灸治法

肿胀疼痛时，可针刺合谷、内关、少商等穴以消肿止痛。合谷穴为手阳明经的原穴，阳明经多气多血，针刺合谷穴可以泄阳明之火毒，头面部疔疮尤为适宜，配合手太阴肺经的少商和手厥阴心包经的内关，用以疏风清热。

十、预防与调护

（1）要注意耳部卫生，戒除挖耳习惯，以免损伤耳道而染毒。

（2）及时治疗脓耳，以免脓液长期浸渍耳道引发本病。

（3）避免污水入耳。游泳前可用涂有凡士林的棉球堵塞于外耳道口，以防耳道入水；如有水灌入，应外耳道口朝下，单足跳跃，使耳内积水流出，以免污水浸渍耳道。

（4）保持外耳道的清洁。如疔肿已溃，应经常清除脓液。睡眠时患耳朝下，以利脓液排出，应避免局部受压，以免增加病人痛苦，甚至引起疔疮走黄。

十一、各家发挥

（一）从风热邪毒论治

中医认为本病多因挖耳等损伤耳道，风热之邪乘机侵袭；或因污水入耳，脓耳之脓液浸渍染毒而发；或为肝经湿热上结耳道，蒸灼肌肤而发。《诸病源候论·卷二十九》曰："耳疮候，风热乘之，随入于耳，与血气相搏，故耳生疮。"生于外耳道的疔肿，具有疔的特点，故谓之耳疔。

（二）从肝胆湿热论治

发病机理多因热毒壅盛传里，兼夹湿邪，引动肝胆火热，随经上犯耳窍，蒸灼耳道，壅遏经脉，逆于肌肤而成。《疡科选粹》曰："厥阴肝经，血虚风热，或肝经燥火风热，皆能致耳生疮。"总属"热""毒"范畴。指出耳疮耳疔是少阳相火所致，重新提出了脏腑经络功能失调而致耳疔的观点，即内因致病为主。

（丁晓明）

第二节　外 耳 湿 疹

湿疹是指由多种内外因素引起的变态反应性多形性皮炎。发生在外耳道内称外耳道湿疹。若不仅发生在外耳道，还包括耳郭和耳周皮肤则为外耳湿疹。

外耳道湿疹有不同的分类，有根据病程进行的分类，分急性湿疹、亚急性湿疹和慢性湿疹。也有按有无外因分类，有外因者叫湿疹样皮炎，无外因者叫湿疹；前者又分为传染性和非传染性湿疹。后者则分为异位性皮炎（异位性湿疹）和脂溢性皮炎。

外耳湿疹的病因和发病机制尚不清楚，多认为与变态反应有关，还可能和精神因素、神经功能障碍、内分泌功能失调、代谢障碍、消化不良等因素有关。引起变态反应的因素可为食物（如牛奶、鱼虾、海鲜等）、吸入物（如花粉、动物的皮毛、油漆、化学气体等）、接触物（如药物、化妆品、织物、肥皂、助听器外壳的化学物质等）及其他内在因素等。潮湿和高温常是诱因。

外耳湿疹属于中医学"旋耳疮"范畴。

一、临床诊断标准与鉴别诊断

（一）诊断标准

1. 病史

传染性湿疹：有化脓性中耳炎并有脓液流出，或有头颈和面部皮炎。非传染性湿疹：有某种物质接触史，发病的部位一般在该物质接触的部位；病变的轻重与机体变态反应的强度以及刺激性物质的性质、浓度、接触的时间有关。

2. 临床表现

不同阶段的湿疹表现不同。

（1）急性湿疹：患处奇痒，多伴烧灼感，挖耳后流出黄色水样分泌物，凝固后形成黄痂。有时分泌物浸渍处亦可引起病变。

（2）亚急性湿疹：多由急性湿疹未经治疗、治疗不当或久治不愈迁延所致。局部仍瘙痒，渗液比急性湿疹少，但有结痂和脱屑。

（3）慢性湿疹：急性和亚急性湿疹反复发作或久治不愈，转变为慢性湿疹，外耳道内剧痒，皮肤增厚，有脱屑。

外耳湿疹可反复发作。急性外耳湿疹和慢性外耳湿疹之间可相互转化。

3. 检查

（1）急性湿疹：患处红肿，散在红斑、粟粒状丘疹、小水泡。这些丘疹水泡破裂后，有淡黄色分泌物流出，皮肤为红色糜烂面，或有黄色结痂。

（2）亚急性湿疹：患处皮肤红肿较轻，渗液少而较稠，有鳞屑和结痂。

（3）慢性湿疹：患处皮肤增厚、粗糙、皲裂、苔藓样变，有脱屑和色素沉着。

（二）鉴别诊断

1. 急、慢性外耳道炎

急性外耳道炎：疼痛剧烈，有耳屏压痛和耳郭牵引痛，检查见外耳道弥漫性充血，肿胀，潮湿，外耳道内有分泌物。慢性外耳道炎：外耳道皮肤多增厚，有痂皮附着，撕脱后外耳道皮肤呈渗血状。外耳道内可有少量稠厚的分泌物，或外耳道潮湿，有白色豆渣状分泌物堆积在外耳道深部。

急性外耳道湿疹：大量水样分泌物和外耳道奇痒是急性湿疹和急性药物过敏的主要特征，一般无耳痛，检查时可见外耳道肿胀，有丘疹或水疱。慢性外耳道湿疹：局部奇痒，并有脱屑，可有外耳道潮湿，清理后见鼓膜完整。

2. 急、慢性化脓性中耳炎

急性化脓性中耳炎听力减退明显，可有全身症状；早期有剧烈耳痛，流脓后耳痛缓解；检查可见鼓膜红肿或穿孔；脓液呈黏脓性。慢性化脓性中耳炎鼓膜穿孔，听力明显下降，流黏脓性脓液。

二、中医辨病诊断

（一）诊断依据

1. 病史

可有耳道流脓或污水入耳史，或药物及其他过敏物质刺激史。

2. 症状

外耳道、耳郭及其周围皮肤瘙痒、灼热感、渗液。

3. 检查

外耳道口、耳甲腔、耳后沟甚至整个耳郭皮肤潮红、糜烂、渗黄色脂水，干后结痂。或见外耳皮肤增厚、粗糙、脱屑、皲裂、结痂，表面粗糙不平，甚则外耳道狭窄。

（二）类证鉴别

旋耳疮与断耳疮

旋耳疮与断耳疮均有外耳及耳郭红肿特点，但旋耳疮以外耳道、耳郭及其周围皮肤瘙痒、渗液为主要特征，而断耳疮是以耳郭红肿疼痛、溃烂流脓甚至软骨坏死、耳郭变形为特征。

断耳疮多有耳部外伤、冻伤、烫伤、烧伤或耳郭的针刺、手术等病史。初起耳郭灼热感及肿痛感，继则红肿加重，范围增大，疼痛剧烈，坐立不安。全身症状可见发热、头痛等。检查时见耳郭红肿，触痛明显，可有波动感，继则破溃流脓，软骨坏死，最后耳郭变形。旋耳疮疼痛并不剧烈，一般无全身症状。

三、审析病因病机

（一）风热湿邪浸渍

从脏腑辨证：湿热邪毒积聚耳窍，引动肝经之火，循经上犯，蒸灼耳郭而为病。从经络学原理：胆附于肝，互为表里，外耳道属肝，足少阳胆经之脉循耳后，其支者从耳后入耳中，出走耳前。肝胆互为表里，胆经循耳，肝之络脉亦络于耳。当脓耳之脓液浸渍耳部，或邻近部位之黄水疮漫延至耳部，或因某些刺激物而诱发，以致湿热邪毒传里引动肝胆风热，内外邪毒交蒸循经熏灼耳部肌肤而为病。此外，脾有运化水湿之功，当脾气虚弱，运化失职，若再内食甘肥厚味之品，则湿邪积滞胃腑，郁久化热，热极生风，蒸熏于耳部肌肤，流黄水而为病。

（二）血虚生风化燥

脾为后天之本，为气血生化之源。脾气虚弱，因循日久，则津血亏虚，耳窍失养；更以渗液淋漓不干，津愈枯而血更虚。血虚生风，风胜化燥，则耳部肌肤失于滋养，兼之余邪滞留，故出现耳部瘙痒，皮肤粗糙、皲裂、覆盖鳞屑，缠绵难愈。

本病急性期由湿热邪毒积聚耳窍，引动肝经之火，循经上犯，蒸灼耳郭而为病；本病慢性期因津血亏虚，耳窍失养兼之余邪滞留，故反复发作，缠绵难愈。

四、明确辨证要点

（一）辨虚实

本病的辨证主要根据病史的长短、局部的形态改变及全身症状，一般来说，病之初起，多为实证，属风热湿邪侵袭而致；久病不愈，多属虚证，余邪滞留而致。从局部形态改变来说，局部湿烂者多为湿热而致，局部干燥、粗糙、皲裂者多为燥热而致。

实证者，风热夹湿邪上犯，蒸灼耳窍，故耳部皮肤灼热、潮红；风盛则痒，湿热盛则起水疱、破溃、黄色脂水浸淫；舌质红、苔黄腻、脉弦数为湿热内盛之象。

虚证者，由于外耳湿疹反复发作，耗伤阴血，气血亏虚，耳窍失养，故皮肤增厚、粗糙；久则血虚生风化燥，故皮肤瘙痒、皲裂；脾气虚，失于健运，故纳差，身倦乏力；面色萎黄、舌质淡、苔白、脉细缓为血虚之象。

（二）辨病程

本病之急性期多为风热湿邪侵袭，肝胆湿热或脾虚湿困上蒸而致；慢性期多为脾虚血虚，生风化燥而致。

五、确立治疗方略

风热湿邪浸渍型以糜烂、黄水淋漓为症状特征，内治以清热祛湿、疏风止痒为主，外治主要是燥湿止痒，促进患处干燥；血虚生风化燥型以皮肤粗糙增厚、皲裂、有鳞屑为症状特征，内治以养血润燥、祛风止痒为主，外治主要是滋养皮肤。

六、辨证论治

（一）风热湿邪犯耳

（1）抓主症：耳部皮肤瘙痒、灼热感，数日后出现小水泡，破溃渗出黄色脂水，皮肤糜烂，甚则波及整个耳郭及其周围皮肤。

（2）察次症：若风胜者，以奇痒为主，常以夜间为甚，影响睡眠；若湿热盛者，则以糜烂、灼痛、黄水淋漓为重。

（3）审舌脉：舌质红，苔黄腻，脉弦数。

（4）择治法：清热祛湿，疏风止痒。

（5）选方用药思路：本证由风湿热邪毒积聚耳窍，引动肝经之火，循经上犯，蒸灼耳郭而为病。故选用消风散加减治疗，方中重用荆芥、防风、牛蒡子、蝉衣以疏风止痒；苍术、苦参、木通以祛湿；石膏、知母清热泻火；生地黄、当归凉血散血。全方合用，可清热祛湿，疏风止痒。

（6）据兼症化裁：若伴有口苦、咽干可加柴胡、黄芩；若伴有食少纳呆、舌苔黄厚腻可加豆蔻、薏苡仁、砂仁；若头晕目眩，可加半夏、厚朴、天麻等。

（二）血虚生风化燥

（1）抓主症：耳部瘙痒，缠绵难愈。检查见外耳道、耳郭及其周围皮肤增厚、粗糙、皲裂，上覆痂皮或鳞屑。

（2）察次症：全身可见面色萎黄、纳差、身倦乏力等症。

（3）审舌脉：舌质淡，苔白，脉细缓。

（4）择治法：养血润燥，祛风止痒。

（5）选方用药思路：本证多由血虚生风，风胜化燥，耳部肌肤失于滋养所致，故选用地黄饮加减治疗。方中以熟地黄、当归、何首乌养血；生地黄、牡丹皮、玄参、红花凉血活血；白蒺藜、僵蚕祛风；甘草调和诸药。全方以治血为主，而达到治风的目的，正所谓"治风先治血，血行风自灭"。

（6）据兼症化裁：痒甚者加蝉衣、地肤子、防风、荆芥等以加强祛风、止痒作用。若皮肤增厚、皲裂明显可加麦冬、天花粉、石斛等。

七、中成药选用

（1）消风散（黑龙江中医药大学附属第一医院院内制剂）：适用于风盛者。

（2）苦参祛风丸（黑龙江中医药大学附属第一医院院内制剂）、龙胆泻肝丸：适用于湿热重者。

（3）疏风软膏、全蝎软膏（黑龙江中医药大学附属第一医院院内制剂）：适用于风盛者，血虚生风化燥者也可选用。

（4）三黄止痒散（黑龙江中医药大学附属第一医院院内制剂）：适用于湿热重者。

八、单方验方

（1）加减消风散：由荆芥 15g、防风 15g、牛蒡子 10g、蝉衣 10g、白蒺藜 15g、苍术 10g、苦参 10g、生石膏 20g、知母 10g、生地黄 10g、当归 10g、牡丹皮 15g、甘草 10g 组成，每日 1 剂，水煎服，此方为周凌教授经验方，用于外感风热湿型旋耳疮。

（2）乌蛇驱风汤：乌蛇 10g、蝉衣 10g、荆芥 15g、防风 15g、白芷 10g、地肤子 10g、黄芩 15g、黄连 10g、金银花 15g、连翘 10g、甘草 10g，每日 1 剂，水煎服，用于外感风热湿型旋耳疮。

（3）清热除湿汤：生石膏 20g、龙胆草 10g、黄芩 10g、生山栀 10g、马齿苋 10g、车前草 15g、冬瓜皮 15g、生地黄 10g，每日 1 剂，水煎服，用于外感风热湿型旋耳疮。

（4）四物消风饮：当归 10g、生熟地各 15g、小胡麻 10g、萆薢 15g、赤白芍各 15g、苍耳子 10g、地肤子 10g、夜交藤 10g、珍珠母 20g，每日 1 剂，水煎服，适用于血虚生风化燥型旋耳疮。

九、中医特色技术

（一）涂敷法

可根据证型选择不同药物：

（1）湿热盛而见红肿、疼痛、瘙痒、出脂水者，可选用疏风软膏以清热燥湿止痒。
（2）湿盛而见黄水淋漓者，可选用三黄止痒散，以麻油调擦，以清热除湿，收敛止痒。
（3）热盛而见有脓痂者，可选用全蝎软膏外涂患处，以清热解毒。
（4）患病日久而皮肤粗糙、增厚、皲裂者，可选用滋润肌肤、解毒祛湿的药物外涂，如生肌软膏。

（二）针灸治疗

风热湿邪犯耳者，取督脉、手阳明、足太阴经穴为主，如曲池、肺俞、神门、阴陵泉等，针用泻法或三棱针点刺出血；血虚生风化燥者，取足阳明、足太阴经穴为主，如足三里、三阴交、大都、郄门等，针用补法。

十、预防与调护

（1）应避免接触可能诱发本病的物质；及早治疗脓耳及邻近部位黄水疮，以免引起本病。
（2）避免在污水中游泳。游泳、洗头、洗澡时避免水进入外耳道内。
（3）注意耳部清洁卫生。凡因湿重致患处脓水浸淫者，宜采取各种方法使之干燥；凡因血虚而致患处枯槁者，宜用油膏类药使之滋润。避免不良的局部刺激，忌用肥皂水洗涤患处。改掉不良的挖耳习惯。
（4）患病期间，忌食辛辣、煎炒食物及鱼虾等食品。因辛辣、煎炒食物性辛香燥，鱼虾食品性腥重浊，易致风热湿邪积聚，不利于此病的痊愈。

十一、各家发挥

（一）从湿热论治

《洞天奥旨·卷十二》曰："月蚀疮者，多生于耳边或耳之下也。此疮小儿生俱多，然是阳明胃经无湿热与足少阳胆经无郁气则不生此疮也，然此乃小疮耳，不必内治，倘其疮大而蚀不止者，必宜内治为佳。"古文献中记载治疗湿热型湿疹最常用的经方为龙胆泻肝汤。现代医家多运用此方进行加减治疗。赵炳南认为，湿疹为病起于湿热，热重于湿，心肝火盛是其重要原因。王素梅运用利湿清热方治疗湿热证急性湿疹起效快，可明显缩短病程，此方（生地黄、黄芩、栀子、滑石、甘草、车前子、冬瓜皮、马齿苋）由名老中医朱仁康化裁而成。现代研究认为，马齿苋全草中含有大量去甲肾上腺素和大量钾盐，有良好的利水消肿作用。

（二）从脾虚湿蕴论治

邢建军等治疗脾虚湿蕴型湿疹方用除湿胃苓汤加减。若有不同程度苔藓样变时加当归、鸡血藤养血活血，荣润肌肤。王会丽等运用甘草泻心汤化裁治疗脾虚湿盛型湿疹 90 例取得较好的临床疗效，其认为此证候既有脾胃虚寒、无以运化水湿属正虚的一方面，又有湿热蕴结肌肤，属邪实的一方面，其病机为虚实夹杂、寒热互结，治宜健脾温中、清热祛湿。甘草泻心汤去大枣之壅滞，加苦参、白鲜皮祛湿清热止痒，炒白术、薏苡仁健脾祛湿，诸药熔健脾清热、祛湿止痒于一炉，疗效可靠。

（三）从血虚风燥论治

本证型的病机特点为血虚受风、津枯液乏，治以养血疏风、除湿润燥。张红霞运用加减滋燥养荣汤治疗此证型湿疹取得理想疗效。张力用养血祛风汤（生地黄、当归、川芎、白芍、荆芥、防风、苍术、黄柏、甘草）治疗血虚风燥型慢性湿疹，疗效较好。

（四）从寒湿论治

湿疹的病因虽多与风湿热相关，但不能拘泥于此，亦有寒湿为患者。王玉玺认为寒湿型湿疹系由湿热日久伤阴耗血，由热转寒；或素体阳虚，温煦失职，气化无力寒湿内生；或脾阳受损、运化失调、水湿内生，治宜散寒除湿，治以升阳除湿之防风汤（防风、乌药、小茴香、当归、川芎、苍术、焦白术、青皮、赤芍、半夏、白鲜皮、茯苓、地肤子、吴茱萸、甘草）加减。加入的青皮、乌药、小茴香、吴茱萸、川芎、半夏皆有辛温之性，辛能散能行，温可散寒，共奏行气散寒之效，使郁滞之寒邪散去。

（丁晓明）

第三节　分泌性中耳炎

分泌性中耳炎是以中耳积液及听力下降为主要特征的中耳非化脓性炎性疾病。小儿的发病率比成人高，是引起小儿听力下降的重要原因之一。按病程的长短不同，可将本病分为急性和慢性两种。一般认为，分泌性中耳炎病程长达 8 周以上者即为慢性。慢性分泌性中耳炎是因急性期未得到及时与恰当的治疗，或由急性分泌性中耳炎反复发作、迁延，转化而来。分泌性中耳炎属于中医学"耳胀""耳闭"范畴，古代医籍又有"风聋""气闭耳聋"之称。

一、临床诊断标准与鉴别诊断

（一）诊断标准

1. 病史

急性分泌性中耳炎患病前大多有感冒史，慢性分泌性中耳炎大多有急性分泌性中耳炎反复发作史。

2. 临床表现

（1）听力下降：听力逐渐下降，伴自听增强。当头位变动，听力可暂时改善。

（2）耳痛：起病时可有耳痛，慢性者耳痛不明显。

（3）耳内闭塞感：按捺耳屏后该症状可暂时减轻。

（4）耳鸣：部分病人有耳鸣，多为间歇性，如噼啪声，或低音调轰轰声，或气过水声。

3. 检查

（1）鼓膜：急性期，鼓膜充血，或全鼓膜轻度弥漫性充血。鼓膜内陷，鼓室积液时呈淡黄色、橙红色或琥珀色，慢性者可呈灰蓝色或乳白色，若液体不黏稠，且未充满鼓室，可透过鼓膜见到液平面或气泡影，积液甚多时，鼓膜向外隆凸，活动受限。

（2）听力测试。

纯音听阈测试：呈传导性听力损失，少数患者可合并感音神经性听力损失。

声导抗测试：声导抗图对诊断有重要价值。平坦型（B型）是分泌性中耳炎的典型曲线，负压型（C型）示鼓室负压，咽鼓管功能不良，其中部分中耳有积液。

（3）小儿可做X线头部侧位拍片：了解腺样体是否增生。

（4）成人做详细的鼻咽部检查：了解鼻咽部病变，特别注意排除鼻咽癌。

（二）鉴别诊断

1. 鼻咽癌

因为本病可为鼻咽癌患者的首诊症状。故对成年患者，特别是一侧分泌性中耳炎者，应警惕有鼻咽癌的可能。后鼻孔镜或纤维鼻咽镜检查，血清中 EBV-VCA-IgA 的测定等应列为常规检查项目之一，必要时做鼻咽部CT扫描或MRI。

2. 脑脊液耳漏

颞骨骨折并脑脊液漏而鼓膜完整者，脑脊液聚集于鼓室内，可产生类似分泌性中耳炎的临床表现。根据头部外伤史，鼓室液体的实验室检查结果及颞骨 CT 或 X 线拍片可资鉴别。

3. 外淋巴瘘（漏）

不多见。多继发于镫骨手术后，或有气压损伤史。瘘孔好发于蜗窗及前庭窗，耳聋为感音神经性或混合性。

4. 胆固醇肉芽肿亦称特发性血鼓室

病因不明，可为分泌性中耳炎晚期的并发症。中耳内有棕褐色液体，鼓室及乳突腔内有暗红色或棕褐色肉芽，内有含铁血黄素与胆固醇结晶溶解后形成的裂隙，伴有异物巨细胞反应。鼓膜呈蓝色或蓝黑色。颞骨CT片示鼓室及乳突内有软组织影，少数有骨质破坏。

5. 粘连性中耳炎

粘连性中耳炎是慢性分泌性中耳炎的后遗症或终末期。两病症状相似，但粘连性中耳炎的病程一般较长，咽鼓管吹张治疗无效；鼓膜紧张部位与鼓室内壁或听骨链粘连，听力损失较重，声导抗图为B型、C型或As型。

二、中医辨病诊断

（一）诊断依据

1. 病史

耳胀者，多有感冒病史。

2. 症状

以耳内胀闷堵塞感、耳鸣、听力下降、自听增强为主要症状。病变有新久不同，耳胀者，患耳胀闷堵塞感，或有微痛不适，耳鸣时如机器声、风声，在打哈欠、喷嚏或擤鼻时稍觉好转；耳闭者，耳聋逐渐加重，耳鸣声低，耳内闭塞感。

3. 检查

早期可见鼓膜轻度充血、内陷，若中耳有积液，则可在鼓膜上见到液平面，或见鼓膜外凸。若反复发作，可见鼓膜增厚凹陷，或见灰白色斑块，或萎缩、疤痕粘连。听力检查呈传导性聋，反复发作者可呈混合性聋。鼓室导抗图呈 B 型或 C 型。

（二）类证鉴别

1. 分泌性中耳炎与外耳道异物

均有耳闷堵症状。外耳道异物有明确的异物入耳史，多见于儿童，因无知将异物塞入耳内；成人多为挖耳或外伤遗留物体于耳内，或野营露宿，昆虫入耳。耳镜检查外耳道可窥见异物，即可明确诊断。

2. 分泌性中耳炎与耵耳

耵耳是指耵聍堵塞外耳道引起的疾病。耵聍俗称耳垢、耳屎，乃耳道的正常分泌物，多可自行排出，不发生堵塞和引起症状。若耵聍分泌过多或排出受阻，耵聍凝结成核，阻塞耳道，致耳道不通，则成耵聍，即耵聍栓塞（耵耳）。当外耳道耵聍堆积过多，被污水或药液浸泡后则可出现与耳胀病相类似的耳胀闷堵塞、听力下降症状。耳镜检查可发现耵聍，即可明确诊断。

3. 分泌性中耳炎与鼻咽部肿物

鼻咽部肿物（如鼻咽癌）与耳胀均可出现耳闷堵、耳鸣及听力下降症状，由于鼻咽肿物可堵塞同侧咽鼓管咽口，因此可继发分泌性中耳炎，若成人单侧分泌性中耳炎反复发作，一定要排查鼻咽部占位的可能性。

三、审析病因病机

（一）风邪袭肺，痞塞耳窍

若生活起居失慎，寒温不调，或过度疲劳，风邪乘虚而袭。风邪外袭，首先犯肺，耳窍经气痞塞不通而为病。风邪外袭多有兼夹，其属性不外寒热两类。风寒外袭，肺失宣降，津液不布，聚而为痰湿，积于耳窍而为病；若风热外袭或风寒化热，循经上犯，结于耳窍，以致耳窍痞塞不宣而为病。

（二）肝胆蕴热，上蒸耳窍

肝胆之气上通于耳，耳的正常生理功能有赖于肝胆之气通达及肝血的奉养。若外感邪热，内传肝胆，内生湿热；或七情所伤，肝气郁结，肝胆气机不调，则上犯耳窍而为病。

（三）脾虚失运，湿浊困耳

脾为后天之本，主输布水谷精微，运化水湿，升举清阳，为气血生化之源。耳为清窍，得清气濡养方能维持正常功能。若久病伤脾，脾失健运，湿浊不化，内困于耳窍，则发为本病。

（四）邪毒滞留，气血瘀阻

耳胀反复发作，或病情迁延日久不愈，邪毒滞留于耳窍，阻于脉络，气血瘀阻以致耳窍闭塞失用，终成耳闭。

耳胀多为病之初起，多由风邪侵袭，经气痞塞于耳窍而致；耳闭多为耳胀反复发作，迁延日久，由邪毒滞留耳窍而致，与肺肝脾功能失调有关，因此多为虚实夹杂之证。

四、明确辨证要点

（一）辨寒热

风邪外侵，肺经受邪，耳内经气痞塞不宣，故耳内胀痛，风邪袭肺，肺失清肃，风邪循经上犯，结聚鼻窍，故鼻塞不通。若风寒偏重者，全身可见恶寒重、发热轻、头痛、肢体酸痛、鼻塞、流清涕、舌淡、脉浮紧等。若因风热外袭，正邪抗争，则有恶寒发热、鼻塞流涕、咽痛、脉浮数等。

（二）辨脏腑

若肝胆湿热上蒸耳窍，则可见耳内胀闷堵塞而微痛、耳内鸣响如机器声、听力下降；若肝胆火热夹湿上聚耳窍，则可见积液黏黄；烦躁易怒、口苦口干、胸闷、舌红、苔黄腻、脉弦均为肝胆湿热之证。若脾气虚弱，运化失职，湿浊滞留耳窍，则可见中耳积液，耳窍闭塞不通，耳鸣；若湿浊中阻，气机升降失常，则胸闷、纳呆、腹胀便溏、肢倦乏力、面色不华、舌质淡红或舌体胖、舌边齿痕、脉细滑或细缓均为脾虚之证。

（三）辨虚实

若病久入络可导致气滞血瘀，此为实证；若瘀滞兼有脾虚或肝肾阴虚则为虚实夹杂。由于病久入络，邪毒滞留，脉络阻滞，气血阻滞，故耳内胀闷堵塞感明显，日久不愈甚至如物阻隔，听力减退，逐渐加重，气血瘀阻耳窍，鼓膜失去正常光泽，增厚或粘连凹陷，或灰白色沉积斑。舌质淡暗或边有瘀点，脉细涩为血瘀之象；若兼脾虚，表现为少气纳呆，耳鸣昼夜不断，舌质淡，脉细缓；若兼肝肾阴虚，表现为耳鸣如蝉，入夜为甚，口干，听力下降明显。

五、确立治疗方略

耳胀耳闭的基本病机是升清降浊失调，由于肺失宣肃，肝（胆）失疏泄，脾（胃）失健运，肾气失化，而致痰浊瘀血留滞耳窍而发本病。因此治疗应从肺肝脾肾治疗，即辨证应用疏风散邪、宣肺通窍；清泻肝胆、利湿通窍；健脾利湿、化浊通窍；行气活血、通窍开闭的治疗方法来治疗此类疾病。同时在辨证用药的基础上要注意通窍法的运用。

六、辨证论治

（一）风邪外袭证

（1）抓主症：耳内作胀、不适或微痛，耳鸣如闻风声，自听增强，听力减退。患者常以手指轻按耳门以求减轻耳部之不适。检查见鼓膜微红、内陷或有液平面，鼓膜穿刺可抽出清稀积液，鼻黏膜红肿。

（2）察次症：可伴有鼻塞、流涕、头痛、发热恶寒等症。

（3）审舌脉：舌质淡红，苔白，脉浮。

（4）择治法：疏风散邪，宣肺通窍。

（5）选方用药思路：风邪外袭，首先犯肺，耳窍经气痞塞不通而为病；风寒外袭，肺失宣降，津液不布，聚而为痰湿，积于耳窍而为病；若风热外袭或风寒化热，循经上犯，结于耳窍，以致耳窍痞塞不宣而为病。故风寒外袭者，宜疏散风寒，宣肺通窍，方用荆防败毒散加减。方中荆芥、防风、生姜、川芎辛温发散；前胡、柴胡宣肺解热；桔梗、枳壳、茯苓理气化痰利水；羌活、独活祛风寒，除湿邪。方中有人参，对体虚者有扶正祛邪之意，体实者可减去。风热外袭者，宜疏风清热，散邪通窍，方用银翘散加减。方中金银花、连翘清热解毒；薄荷、牛蒡子疏散风热，解毒利咽；荆芥穗、豆豉解表散邪；芦根、淡竹叶清热生津；桔梗清利咽喉；甘草调和诸药。

（6）据兼症化裁：外感风寒证一般时间比较短暂，2～3日后便会入里化热，因此治疗风寒外袭的汤剂不宜久服。若头痛甚者加蔓荆子、川芎；若分泌物黏稠可加桔梗、桑白皮、浙贝母、瓜蒌以化湿开窍。风热外袭，头痛甚者加桑叶、菊花；咳嗽咽痛加前胡、杏仁、板蓝根之类；耳胀堵塞甚者加石菖蒲以加强散邪通窍之功，中耳积液多者加车前子、木通以清热利湿。

（二）肝胆湿热证

（1）抓主症：耳内胀闷堵塞感，耳内微痛，耳鸣如机器声，自听增强，重听。检查见鼓膜内陷，周边轻度充血，或见液平面，鼓膜穿刺可抽出黄色较黏稠的积液。

（2）察次症：烦躁易怒，口苦口干，胸胁苦闷。

（3）审舌脉：舌红，苔黄腻，脉弦数。

（4）择治法：清泻肝胆，利湿通窍。

（5）选方用药思路：外感邪热，内传肝胆，内生湿热；或七情所伤，肝气郁结，肝胆气机不调，则上犯耳窍而为病。故选用龙胆泻肝汤加减治疗。方中龙胆草苦寒泻肝胆实火；黄芩、栀子清热解毒泻火；泽泻、木通、车前子清热利湿通窍；生地黄、当归为养血滋阴之品，以使标本兼顾，若体质壮实者，可去当归；柴胡引诸药入肝胆经；甘草调和诸药。本方药物多为苦寒之性，多服、久服皆非所宜，药到病除即止。

（6）据兼症化裁：耳堵塞闭闷明显者可酌加苍耳子、石菖蒲；自听增强明显者可酌加柴胡、黄芩、赤芍。

（三）脾虚湿困证

（1）抓主症：耳内胀闷堵塞感，日久不愈，听力渐差，耳鸣声嘈杂。检查见鼓膜内陷、混浊、增厚，鼓膜穿刺可抽出积液。

（2）察次症：胸闷纳呆，腹胀便溏，肢倦乏力，面色不华。

（3）审舌脉：舌质淡红，舌体胖，边有齿印，脉细滑或细缓。

（4）择治法：健脾利湿，化浊通窍。

（5）选方用药思路：本证多久病伤脾，脾失健运，湿浊不化，内困于耳窍，则发为本病。

故选用参苓白术散加减治疗。方中以四君子平补脾胃；配以白扁豆、薏苡仁、山药、白术健脾渗湿；砂仁芳香醒脾通耳窍；桔梗为引经药，载诸药上行。

（6）据兼症化裁：耳窍积液黏稠量多者，可加藿香、佩兰以芳香化浊；积液清稀而量多者，宜加泽泻、桂枝以温化水湿；若肝气不疏，心烦胸闷者，可选加柴胡、白芍、香附以疏肝理气通耳窍；脾虚甚者，加黄芪以补气健脾。

（四）气血瘀阻证

（1）抓主症：耳内胀闷阻塞感，日久不愈，甚则如物阻隔，听力明显减退，逐渐加重，耳鸣如蝉，或嘈杂声。检查见鼓膜内陷明显，甚则粘连，或鼓膜增厚，有灰白色沉积斑；听力检查呈传导性聋或混合性聋，鼓室导抗图呈平坦型。

（2）察次症：全身症状不明显。

（3）审舌脉：舌质淡暗，或边有瘀点，脉细涩。

（4）择治法：行气活血，通窍开闭。

（5）选方用药思路：本证多见于耳胀反复发作，或病情迁延日久不愈，邪毒滞留于耳窍，阻于脉络，气血瘀阻以致耳窍闭塞失用，终成耳闭。故选用通窍活血汤加减治疗。方中以赤芍、桃仁、红花活血化瘀；川芎行气活血；老葱、生姜温散余邪并助通窍；麝香芳香走窜以通窍开闭；红枣补益气血以扶正。合用有行气活血、通窍开闭之功效。临床应用时可加柴胡、升麻以助调理气机而散上部之邪。

（6）据兼症化裁：若鼓膜白斑，耳鸣耳聋明显，可加龙骨、牡蛎、远志、石菖蒲以化痰开窍，定志安神。

七、中成药选用

（1）感冒清热颗粒、银翘散冲剂：适用于风邪外感型耳胀耳闭。

（2）龙胆泻肝胶囊：适用于肝胆湿热型耳胀耳闭。

（3）参苓白术散冲剂：适用于脾虚湿困型耳胀耳闭。

（4）血府逐瘀口服液：适用于气血瘀阻型耳胀耳闭。

八、单方验方

（1）中耳炎 1 号（黑龙江中医药大学附属第一医院耳鼻咽喉科经验方）：由蔓荆子 10g、菊花 15g、连翘 10g、蜜桑白皮 15g、柴胡 10g、黄芩 10g、赤芍 10g、牡丹皮 10g、桔梗 10g、蒲公英 15g 等药物组成，每日 1 剂，水煎服。适用于风邪外袭型耳胀耳闭。

（2）清肺通窍汤：白芷 10g、辛夷 10g、桑白皮 10g、葶苈子 6g、车前草 6g、茯苓 15g、路路通 10g、柴胡 10g、甘草 6g，每日 1 剂，水煎服，适用于肺热湿困型耳胀耳闭。

（3）通窍消痰汤：陈皮 10g、半夏 10g、僵蚕 10g、浙贝母 10g、白芥子 10g、路路通 10g、石菖蒲 10g、泽泻 30g、甘草 6g，每日 1 剂，水煎服，适用于脾虚痰湿互阻型耳胀耳闭。

（4）活血通窍汤：柴胡 6g、香附 6g、川芎 15g、石菖蒲 6g、水蛭 10g、穿山甲 10g、黄芪 15g、茯苓 10g、白术 10g、泽泻 20g、当归 10g、黄芩 12g、金银花 15g，每日 1 剂，水煎服，适用于气血瘀阻型耳胀耳闭。

九、中医特色技术

（一）针灸疗法

1. 针刺

取穴原则也是以局部取穴与远端取穴相结合。局部的穴位如听宫、听会、耳门、翳风等，主要为疏通耳部经气，远端可取合谷、内关。用泻法，留针 10～20 分钟，每日 1 次。脾虚者宜取有健脾益气作用的穴位，如足三里、中脘、脾俞、伏兔等，用针刺补法或艾灸法。

2. 耳针

取内耳、神门、肺、肝、胆、肾等穴位埋针，每次选 2～3 穴；也可用王不留行籽或磁珠贴压 3～5 日，经常用手轻按贴穴，以维持刺激。

3. 穴位注射

取耳周穴耳门、听宫、听会、翳风等做穴位注射，药物可选用丹参注射液、当归注射液、柴胡注射液、毛冬青注射液等。每次选用 2 穴，每穴注射 0.5～1ml 药液，可隔日 1 次，5～7 次为 1 个疗程。

（二）其他疗法

宜常行鼓气吹张法，即患者自己捏鼻、闭唇、鼓气，使气由咽鼓管进入鼓室，此时耳膜可有向外膨胀的感觉，患者可有舒适感觉，耳鸣及耳内堵塞感症状可暂时消失或减轻。每天可多次施行。若有鼻塞流涕者，不宜采用此法治疗，以防将鼻涕推入耳窍内，引起脓耳。

十、预防与调护

（1）因本病初起每与伤风鼻塞流涕有关，故保持鼻腔的清洁，适当使用滴鼻药物使鼻窍通利、咽鼓管通畅，对本病的治疗十分重要。

（2）要清除鼻腔内的涕液，但要有适当的方法，宜两侧鼻腔分别擤涕，忌两侧鼻腔同时擤涕，并忌粗暴用力，也可先将涕液向后吸入口咽，将其吐出。这样，可以避免将鼻涕推入耳窍，加重耳胀症状，或引起染毒，演变成脓耳。

（3）由于患者耳内有胀塞感，每误认为外耳道有耵聍或异物阻塞，常自行盲目挖耳，要嘱患者戒除此习惯。

（4）本病的预防，关键是加强身体锻炼，增强体质，积极防治伤风感冒及鼻部疾病。

十一、各家发挥

（一）从风论治

周凌教授运用中耳炎 1 号（蔓荆子、菊花、连翘、蜜桑白皮、柴胡、黄芩、赤芍、牡丹皮、桔梗、蒲公英等）治疗耳胀耳闭取得较好疗效。周凌教授认为本病病机关键在于肺郁窍闭，故治疗上主要从肺及肝胆两方面治疗，指出本病的治疗应以疏风散邪、解郁通窍为主，在疏风宣肺的基础上灵活应用开窍、解毒、散瘀的中药效果会更佳。

（二）从湿（痰）论治

现代著名中医耳鼻喉科专家干祖望认为本病有风邪之痰、湿浊之痰、脾虚之痰和肾虚之痰之分。风邪之痰有风热与风寒之分，偏于风热者，疏风清热消痰，用银翘散合二陈汤。偏于风寒者，疏风祛寒消痰，用荆防败毒散合二陈汤；湿浊之痰应清热利湿化痰，用五神汤合二陈汤；脾虚之痰则健脾化痰，用参苓白术散合二陈汤；肾虚之痰则应温阳补肾，用附桂八味汤。根据中耳内液体质地稀稠的不同，稀者用王氏二陈汤，稠者用温胆汤，极稠者用控涎丹。

（三）从瘀论治

李官鸿等认为分泌性中耳炎病因为经气痞塞、肺气不宣致水道不通、湿浊停聚耳窍，故以行气活血、利湿通窍为治法。宋翠叶认为脾虚湿盛、气血瘀滞、脉络受阻、耳窍失聪为本病病因，治以补脾除湿，化瘀通窍。

（丁晓明）

第四节　急性化脓性中耳炎

急性化脓性中耳炎是发生在中耳黏膜的急性化脓性炎症，好发于儿童，冬春季节多见。主要致病菌为肺炎链球菌、流感嗜血杆菌、乙型溶血性链球菌及葡萄球菌、绿脓杆菌等，肺炎链球菌及流感嗜血杆菌较常见于小儿，急性化脓性中耳炎是儿童期较常见的感染性疾病，发病率高，极易复发，并发症和后遗症多且有自己的临床特点，以耳痛、耳部流脓、耳鸣、听力减退伴随全身症状等为主要特点。急性化脓性中耳炎进一步加重发展可引起急性化脓性中耳乳突炎，如未被控制，炎症继续发展，可穿破乳突骨壁，向颅内、外发展，引起颅内、外并发症，因此，急性化脓性中耳炎的早期诊断及治疗显得尤为重要。

急性化脓性中耳炎属于中医学"脓耳"范畴，又有"耳痛""聤耳""耳疳""耳湿毒"等名称。

一、临床诊断标准与鉴别诊断

（一）诊断标准

1. 病史

多有急性上呼吸道感染病史、不当的捏鼻鼓气病史、在污水中游泳或跳水的病史，有外感或鼓膜外伤等病史。

2. 临床表现

本病全身及局部症状较重，多数患者鼓膜穿孔前耳部疼痛剧烈，且呈搏动性跳痛或刺痛，可伴有听力减退及耳鸣，全身症状轻重不一，小儿全身症状常伴呕吐、腹泻等类似消化道中毒症状。

3. 检查

耳镜检查耳道可见脓性分泌物，彻底清洁耳道后见穿孔处有搏动亮点，坏死性中耳炎可发生多个穿孔，并迅速融合形成较大穿孔。乳突部触诊可有轻度压痛。早期鼓膜穿孔前，白细胞总数偏高，鼓膜穿孔后，血象正常。颞骨 X 线或 CT 检查有助于鉴别脓耳的类型。听力检查以传导性耳聋为主，亦可见混合性耳聋。

（二）鉴别诊断

1. 弥漫性外耳道炎

本病耳痛、耳道流脓症状与急性化脓性中耳炎相同，但弥漫性外耳道炎是外耳道皮肤及皮下组织的广泛性感染性炎症，初期轻微疼痛，随着病情发展，疼痛逐渐加重，咀嚼或说话时加重，分泌物呈浆液性，鼓膜无穿孔，耳郭周围也可发生水肿；急性化脓性中耳炎疼痛在鼓膜穿孔前疼痛剧烈，为搏动性跳痛或刺痛，鼓膜穿孔后疼痛减轻，分泌物初为脓血样，以后变为脓性分泌物。

2. 鼓膜炎

本病是指发生于鼓膜的急、慢性炎症，既可从外耳道和中耳的急性炎症蔓延而来，也可发生于鼓膜本身，波及其邻近的外耳道深部皮肤。其耳痛临床症状与急性化脓性中耳炎相似，但急性鼓膜炎大多并发于流感及耳带状疱疹，耳痛剧烈，听力下降表现不明显，耳内镜检查见鼓膜充血形成大疱。一般无鼓膜穿孔。

3. 分泌性中耳炎

两者发病前均可有上呼吸道感染史，局部都有耳痛或耳堵闷感，听力下降。但急性化脓性中耳炎耳痛剧烈，鼓膜充血明显，本病仅有轻微耳痛，以耳内胀闷感为主，鼓膜充血较轻，可有鼓室积液。

二、中医辨病诊断

（一）诊断依据

1. 病史

有急性上呼吸道感染病史、不当的捏鼻鼓气病史。

2. 症状

（1）主症：耳痛、听力减退及耳鸣、耳部流脓。

（2）次症：风热证多表现热毒壅盛，全身可见周身不适，发热，恶风寒或鼻塞流涕，舌质偏红，苔薄白或薄黄，脉弦数等；肝胆火盛证表现为发热，口苦咽干，小便黄赤，大便干结，舌质红，苔黄，脉弦数有力。小儿症状较成人重，可有高热、烦躁不安、惊厥等症。

3. 检查

起病初期，鼓膜松弛部充血，锤骨柄及紧张部周边可见放射状扩张的血管。继之鼓膜弥漫性充血、肿胀、向外膨出，正常标志难以辨识，局部可见小黄点，如炎症不能得到及时控制，即发展为鼓膜穿孔，穿孔一般较小，不易看清，彻底清除外耳道后，方见搏动处有搏动亮点，实为脓液从该处涌出。坏死型鼓膜迅速融溃，形成大穿孔。

（二）类证鉴别

脓耳与耳疖

脓耳与耳疖皆有耳痛、耳道流脓性分泌物等为主要症状的耳病。耳疖古代医籍中尚有"耳疗""黑疗"等别称，耳疔的特点为发病前多有挖耳史，多因挖耳损伤外耳道皮肤，风热邪毒乘机侵袭，阻滞耳窍经脉而为病。耳疔分为风热邪毒外侵、肝胆湿热上蒸两型，日常预防需注意耳部卫生，戒除挖耳习惯，避免污水入耳，保持耳部清洁，经过早期积极治疗，一般恢复较快，预后良好。

三、审析病因病机

（一）外感风热

风热之邪外侵，肺卫受邪，壅滞耳窍，气血搏结，火热壅盛，风热湿邪侵袭，引动风热邪毒结聚耳窍，而致脓耳。

（二）肝胆火热上扰

风热湿邪侵袭传里，引动肝胆之火，肝胆经火热上蒸，热毒内盛，脓毒内聚，热灼肌膜，化腐生脓而为病。

风邪为百病之长，善行数变，常夹湿夹热，多从火化，风热湿邪侵袭，肝胆火热上扰，循经上蒸耳窍所致，或胆经火热郁积，复感邪毒，两邪相合，循足少阳胆经上行，结聚耳窍蚀腐鼓膜，化腐成脓而致脓耳。本病的发生与不良的挖耳习惯、外力所致的鼓膜外伤、外感后过度擤鼻均密切相关。

四、明确辨证要点

（一）辨寒热

急性脓耳多起病急，发病快，病因多见于风热湿邪，风邪善行数变，常夹寒夹热，多从火化，故发病急；风热外侵，肺卫受邪，风热壅滞耳窍，与气血搏结，则耳内疼痛、耳鸣耳聋；风热壅盛，灼伤鼓膜，腐蚀血肉，故见鼓膜红赤、正常标志不清甚至穿孔流脓；发热、恶风寒、鼻塞、流涕、舌红、苔薄白或薄黄、脉弦数皆为肺卫风热壅盛之证。耳部检查见鼓膜红赤或饱满，正常标志消失，或见鼓膜穿孔及溢脓，听力检查呈传导性聋。

病源于热者，内外邪热困结耳窍，引动肝胆火热，故耳内疼痛、耳鸣耳聋；热毒炽盛，伤腐血肉，化腐成脓，热盛则脓稠黄，热伤血分，则脓中带血而红；口苦咽干、小便黄赤、大便秘结，舌红、苔黄、脉弦而数。耳部检查见鼓膜红赤饱满，或鼓膜穿孔，耳道有黄稠或带红色脓液，量较多。听力检查为传导性耳聋。

（二）辨脏腑

肝胆火盛见耳痛甚剧，痛引腮脑，耳鸣耳聋，耳脓多而黄稠或带红色。全身可见发热，口苦咽干，小便黄赤，大便干结，舌质红，苔黄，脉弦数有力。风热外侵，肺卫受邪，耳痛呈进行性加重，听力下降，或有耳内流脓、耳鸣。全身可见发热，恶风寒或鼻塞流涕，舌质偏红，苔薄白或薄黄，脉弦数等症状。

（三）辨虚实

耳部流脓为本病的主要特征。但病情有虚实、急缓之分，病程有长短之别。一般来说，急者流脓初起，多属实证；缓者流脓日久，多属虚证，或虚中夹实。按其脓色，又有黄脓、红脓、白脓、青脓、黑臭脓等不同。黄脓者多为湿热；红脓者多为肝经火热，热伤血分；白脓或青脓者多为脾虚；流脓臭秽黑腐者，多为肾虚，又受湿浊困结之虚实兼杂证候，病情多较危重。脓量的多少及脓质的稀稠亦可作为辨证参考，如脓水清稀量多，多为脾虚水湿停聚耳窍；若脓液稠黏者，多为火热偏盛，热聚化生脓汁。因此，在临证时要注意全身及局部辨证相结合以辨别虚实。

五、确立治疗方略

少阳胆气不疏，而风邪乘之，火不得散，而为脓耳，另有提到脓耳的病因病机为肝胆火盛、邪热外侵，风热湿邪侵袭，引动肝胆之火，内外邪热结聚耳窍，蒸灼耳膜，血肉腐败，则生脓汁而成脓耳，故肝胆火盛致病的脓耳应以清肝泻火、解毒排脓为治则。

风热犯耳，闭阻脉络，耳窍不通，气血郁滞，故突感耳内胀痛，重听，热毒壅盛，烙灼气血而致脓耳。脓成欲破而不能，则见跳痛连头，故风热外侵致病的脓耳应以疏风清热、解毒消肿为治则。

六、辨证论治

（一）风热外侵证

（1）抓主症：耳痛呈进行性加重，听力下降，或有耳内流脓、耳鸣。检查见鼓膜红赤或饱满，正常标志消失，或见鼓膜穿孔及溢脓。

（2）察次症：可见周身不适，发热，恶风寒或鼻塞流涕。

（3）审舌脉：舌质偏红，苔薄白或薄黄，脉弦数。

（4）择治法：疏风清热，解毒消肿。

（5）选方用药思路：耳痛进行性加重，伴有外感风热周身不适等全身症状，故本证方选蔓荆子散为基础方，全方旨在疏风清热，兼以利水祛湿而排脓。方中蔓荆子、甘菊花、升麻体轻气清上浮，擅于疏散风热，清利头目；木通、赤茯苓、桑白皮清热利水祛湿；前胡助蔓荆子宣散，助桑白皮化痰；生地黄、赤芍、麦冬养阴凉血。全方以疏风清热为主，兼以利水祛湿而排脓，凉血清热去火邪。

（6）据兼证化裁：此病初起风热偏盛者，可去生地、麦冬，加柴胡、薄荷；若鼓膜红赤肿胀明显、耳痛较甚者，为火热壅盛，可配合五味消毒饮、银翘散，以加强清热解毒、消肿止痛之功，若穿孔较小，可酌情应用仙方活命饮加减。

（二）肝胆火盛证

（1）抓主症：耳痛甚剧，痛引腮脑，耳鸣耳聋，耳脓多而黄稠或带红色。检查见患儿鼓膜红赤饱满，或鼓膜穿孔，耳道有黄稠或带红色脓液，量较多，听力检查为传导性聋。

（2）察次症：可见发热，口苦咽干，小便黄赤，大便干结。小儿症状较成人为重，可有高热、烦躁不安、惊厥等症。

（3）审舌脉：舌质红，苔黄，脉弦数有力。

（4）择治法：清肝泻火，解毒排脓。

（5）选方用药思路：本证多由内外邪热困结耳窍，故耳内疼痛、耳鸣耳聋；热毒炽盛，引动肝胆之火，上行结聚耳窍，蒸灼耳膜，血肉腐败而成脓耳。故选用龙胆泻肝汤，此方为清肝胆之火，泻湿热的代表方。方中龙胆草乃足厥阴、足少阳经之药，大苦大寒泻肝胆实火，清下焦湿热；黄芩、栀子协助龙胆草加强泻火利湿之功；佐木通、车前子清热利湿，生地黄、当归滋阴养血，以制诸药苦寒燥湿耗阴之弊；使以柴胡疏肝利胆调气机而和寒热，生甘草清热解毒而和诸药。诸药相配，结构严谨，组方合理。

（6）据兼症化裁：若火热炽盛，流脓不畅者，重在清热解毒、消肿排脓，可选用仙方活命饮加减。小儿脓耳，热毒内陷，高热烦躁者，可在以上方剂中酌加钩藤、蝉衣。

七、中成药选用

（1）黄连上清片、银翘散：疏散风热，用于风热外侵型脓耳。
（2）龙胆泻肝丸、紫血丹：清泻肝胆之火，用于肝胆火盛型脓耳。

八、单方验方

（1）中耳炎 2 号（黑龙江中医药大学附属第一医院耳鼻咽喉科经验方）：由鱼腥草、蒲公英、白芷、赤芍、金银花、当归、桔梗、皂角刺、败酱草、天花粉、制乳香、菊花等中药组成。用于治疗肝胆火盛型脓耳。

（2）黄连滴耳液（甘油 500g、黄连 100g、生大黄 100g、冰片 15g、枯矾 10g，加入 10ml 95%乙醇溶液中，并加入适量蒸馏水稀释）滴耳治疗，每次 2～3 滴，每日 3 次。

（3）复方黄柏滴耳液（主要成分为黄连、黄柏、冰片、硼砂等），滴入 2～3 滴于外耳道内，并对耳屏加压按摩数次，以利药物进入中耳腔。

九、中医特色技术

1. 针灸疗法
体针取听宫、听会、耳门、翳风、中渚、太白、阴陵泉、足三里、合谷。耳针取穴神门。

2. 外用中药滴耳液
滴耳一般选用具有清热解毒、消肿止痛的药液。复方黄连滴耳液的主要中药成分为黄连、生大黄、冰片和枯矾。其中，黄连主要具有清热燥湿、泻火消毒的作用，能有效抑制致病菌的生长和繁殖。生大黄的主要功效是对炎性反应进行控制，与药性寒凉的枯矾联用能增强其自身及黄连的药效。除此之外，枯矾还能促进脓性分泌物的吸收，从而提高鼓膜穿孔的愈合能力、缩短其愈合时间，从而达到改善听力受损程度的目的。复方滴耳液中的冰片药性辛香，有开窍、清热消肿止痛的作用。

3. 外用中药涂敷
脓耳引发耳前后红肿热痛，可采用紫金锭磨水涂敷外用，或如意金黄散调敷，以清热解毒、消肿止痛。

4. 外用中药滴鼻
脓耳患者常因鼻塞流涕导致病情加重，或迁延不愈，可选用芳香通窍的滴鼻剂滴鼻。

5. 吹耳

一般用可溶性药粉吹布患处。吹耳前应先清除耳道内的积脓及残留的药粉。吹药时用喷粉器将药粉轻轻吹入，均匀散布于患处，一日1~2次，严禁吹入过多造成药粉堆积，妨碍引流，鼓膜穿孔较小或引流不畅时，应慎用药粉吹耳。

但无论采用哪种方法治疗脓耳，首先要清理脓液，使引流通畅，才有利于局部药物的使用和吸收。

十、预防与调护

（1）增强体质是预防本病发生的关键，尤其是小儿患麻疹、疫喉痧等传染病后，抵抗力下降，更容易罹患本病。

（2）要注意擤鼻涕方法，防止擤鼻用力过度。

（3）婴幼儿哺乳时，应保持正确体位，防止哺乳姿势和方法不当，乳汁误入咽鼓管诱发脓耳。

（4）戒除不良挖耳习惯，防止刺伤鼓膜导致脓耳。

（5）防止污水进入耳道。

（6）保持脓液的引流通畅，注意滴耳药、吹耳药等的合理使用。

十一、各家发挥

（一）从风热论治

《仁斋直指方·卷二十一》提出："热气乘虚，随脉入耳，聚热不散，脓汁出焉，谓之脓耳。"而后《外科大成·卷三》详细阐述："耳疳者，为耳内流出脓水臭秽也。"《杂病源流犀烛·卷二十三》具体的描述了小儿脓耳的病因病机以及病程发展及治疗，文中提出"耳脓者……小儿则有胎热胎风之别。……胎热若何？或洗沐水误入耳，作痛生脓。初起月内不必治，项内生肿后，毒尽自愈。月外不瘥，治之，宜红棉散敷之。胎风若何？初生风吹入耳，以致生肿出脓，宜鱼牙散吹之"。《圣济总录·卷一一四》指出："其经为风邪所乘，毒气蕴结于耳中"，《证治准绳·疡医·卷三》又指出："足少阴手少阳二经风热壅而成。"更加具体地指明脓耳与风邪、风热有关。《丹溪心法·卷四》提出了"耳聋皆属于热"。《诸病源候论》曰："风邪乘之，风入于耳之脉，使经气痞塞不宣，故为风聋。"唐容川对耳病的治法具有新意，如《血证论·卷六·耳》曰："风火交煽，宜防风通圣散，肝火炽盛，宜当归芦荟丸，尺脉弱者，宜桂附地黄丸，尺脉数者，宜大补阴丸，俱加磁石、菖蒲、肉苁蓉。"《丹溪心法》对本病的治疗，引用李东垣的蔓荆子散，疏风清热，解毒利湿，适合脓耳的初级治疗，为治疗风热外侵型脓耳的主要方剂。

（二）从肝胆火热论治

《素问·脏气法时论》首先提出肝气上逆致耳聋："肝病者，……气逆则头痛，耳聋不聪"。《辨证录》曰："少阳胆气不舒，而风邪乘之，火不得散，故生此病（脓耳）。"《中藏经·论肝脏虚实寒热生死逆顺脉证之法》所谓："其（肝）气逆则头痛、耳聋。"《外科正宗·卷四》载："耳病乃肝风妄动而成。"这些观点成为后世医家认识脏气厥逆致耳病的基础。《临证指南·耳·丁案》提出："肝阳独亢，令胆火上炎。"所以情志抑郁，邪胜侵肝，终使木失条达，肝失疏泄，郁而化火，循少阳经而上犯耳窍，以使空窍清道阻而不通而致病。

（张　茹）

第五节　慢性化脓性中耳炎

慢性化脓性中耳炎是指急性中耳化脓性炎症病程超过 6 周时，病变侵及中耳黏膜、骨膜或深达骨质，造成不可逆损伤，常合并存在慢性中耳乳突炎，此病在临床较为常见，以反反复复的耳道流脓、鼓膜穿孔、听力下降为其主要的临床特点。病情严重者可引起颅内、颅外的并发症。此病的病因多为急性化脓性中耳炎未及时治疗或用药不当，身体抵抗力差，或急性化脓性中耳炎失治、误治反复迁延所致。鼻腔、鼻窦、咽部的炎症易波及耳部，使慢性化脓性中耳炎反复发作，症状加重。根据病理及临床表现，本病可分为三型，即单纯型、肉芽骨疡型和胆脂瘤型。单纯型最常见，骨疡型和胆脂瘤型可合并存在。

慢性化脓性中耳炎属于中医学"脓耳"范畴。若脓耳邪毒炽盛，或治疗不当，邪毒扩散继续进展可发展为脓耳变症，常见的脓耳变症有耳后附骨痈、脓耳面瘫、脓耳眩晕及黄耳伤寒。

一、临床诊断标准与鉴别诊断

（一）诊断标准

1. 病史

可有耳内反复流脓病史，上呼吸道感染病史，游泳或耳道进入脏水等病史。

2. 临床表现

单纯型最为多见，多表现为间歇性耳流脓，量多少不等。上呼吸道感染时，流脓发作或脓量增加；骨疡型表现为耳持续性流黏稠脓，常有臭味；胆脂瘤型表现为长期耳内流脓，脓量多少不等，有时带血丝，有特殊恶臭，但后天性原发性胆脂瘤的早期可无耳流脓史。

3. 检查

单纯型外耳道可见黏液性或黏脓性脓液，一般不臭，鼓膜穿孔位于紧张部，多呈中央型穿孔，大小不一；骨疡型见耳道有脓液，脓内混有血丝或耳内出血，鼓膜边缘性穿孔、紧张部大穿孔或完全缺失，通过穿孔可见鼓室内有肉芽或息肉，有蒂的息肉从穿孔脱出，可阻塞外耳道，妨碍引流，患者常有较重的传导性耳聋；胆脂瘤型见耳内有脓，鼓膜松弛部穿孔或紧张部后上方边缘性穿孔，穿孔处可见豆渣样物或灰白色鳞屑状物，伴恶臭。少数可见外耳道后上骨壁缺损或塌陷，上鼓室外侧壁向外膨隆。单纯型乳突 X 线片或颞骨 CT 一般无骨质破坏；骨疡型乳突 X 线片或颞骨 CT 中耳有软组织密度影；胆脂瘤型乳突 X 线片或颞骨 CT 检查可见骨质破坏，边缘浓密，锐利。单纯型听力检查为轻度传导性聋；骨疡型听力检查可见明显听力下降，有时可见头痛眩晕，小儿乳突发育严重受影响，呈硬化型；胆脂瘤型听力检查一般均有不同程度的传导性聋。

（二）鉴别诊断

1. 中耳癌

中耳癌为发生于中耳的恶性癌肿，多数患者的中耳腔或骨性外耳道后壁可见肉芽或息肉样组织生长，阻塞耳道，较易出血，早期可出现面瘫、眩晕，晚期出现张口困难等症状，颈部淋巴结转移可发生于患侧或双侧，亦有转移至内脏或骨骼者。颅底或颞骨的 X 线检查或 CT 检查可示癌瘤侵蚀范围，经病理检查可确诊。此外，取外耳道分泌物做脱落细胞检查，有利于诊断。慢性化脓性中耳炎是中耳黏膜的炎症性疾病，而中耳癌大多是中耳鼓室黏膜的肿瘤病变，早期症状相似，但随着病情发展，中耳癌可见明显新生物，肿瘤生长较迅速，通过耳内镜检查和中耳 CT 有助于鉴别。

2. 结核性中耳乳突炎

结核性中耳乳突炎表现为耳内流稀薄脓，鼓膜可为紧张部中央性穿孔或边缘性穿孔，部分可见苍白样肉芽组织，听力损失较重，通过病理学检查、分泌物涂片、乳突 X 线片或 CT 检查大部分可确诊。明确诊断困难者，可行中耳部的探查术检查。结核性中耳乳突炎主要继发于肺结核，亦可由骨关节结核及颈淋巴结结核等播散而来，病菌可循咽鼓管侵入中耳，亦可经血液循环或淋巴系统传入中耳和乳突。

二、中医辨病诊断

（一）诊断依据

1. 病史

可有急性化脓性中耳炎病史，在污水中游泳或跳水的病史，上呼吸道感染病史。

2. 症状

（1）主症：反复耳部流脓，缠绵日久，呈间歇性发作，听力下降或有耳鸣。

（2）次症：脾虚证多表现为头晕、头重或周身乏力，面色少华，饮食差，大便溏薄，舌质淡，苔白腻，脉缓弱；肾元虚损证可见神疲、头晕，腰膝酸软，舌质淡红，苔薄白或少苔，脉细弱。

3. 体征

鼓膜混浊增厚，大多有中央性穿孔，通过穿孔部可见鼓室，部分患者可伴有肉芽和息肉；较重者表现为鼓膜边缘或松弛部穿孔，可见豆渣样或灰白色脓苔，脓性分泌物多有异味。

（二）类证鉴别

脓耳与耳疖

脓耳与耳疖皆为具有耳道流脓、耳部疼痛等主要症状的耳病。耳疖在古医籍中别称包括"耳疔""黑疔"等。以耳屏压痛、耳郭牵拉痛、外耳道局限性红肿为特点，常见于葡萄球菌感染，易感人群为糖尿病患者、便秘患者，常有长期挖耳病史。疖肿一般形成要 5～7 日，耳前后可触及肿大淋巴结，耳道可见脓性分泌物，化脓性中耳炎的分泌物为黏脓性的，脓液自中耳腔流出。耳疖病因多为风热邪毒外侵或肝胆湿热上蒸引起，一般预后良好。

三、审析病因病机

（一）脾虚湿困

脾虚失运，致湿浊内生、停滞，困结耳窍，痰浊蒙蔽清窍，脓毒停滞耳窍而为脓耳。

（二）肾元亏损

肾元亏损，耳窍失其濡养，湿热邪毒熏蒸日久，蒙蔽清窍，化腐成脓，蚀腐耳窍而为脓耳。

脾虚运化失健，失其输布水谷精微、运化水湿、升举清阳之功能，造成气血生化之源不足、后天之本亏虚，不能上荣濡养耳窍，故湿浊内生、停滞，困结耳窍，痰浊蒙蔽清窍而为脓耳；肾元亏损，肾精不足，脑髓失充，耳窍失其濡养，髓海不足，不能荣于耳，邪毒充斥中耳，耳失清灵，虚阳上浮，虚火上炎，与邪毒互结，邪毒滞耳，溃腐成脓，蚀损肌骨，甚或邪毒内陷发为本病。因此，本病的发病与脾肾脏腑亏损密切相关。本病多在急性脓耳的基础上迁延而来，多有患耳反复流脓、久治不愈病史。

四、明确辨证要点

（一）辨脏腑

本病脾虚型者外耳道内可见清稀脓液，量较多，反复发作，缠绵不愈，可伴有头重，眩晕，周身无力，饮食差，面色少华，大便稀溏，舌质淡，苔白厚腻，脉缓弱。本病肾元虚损型可见耳内流脓，量多少不等，排出不畅，脓性分泌物呈秽浊状或豆腐渣状，或白色层状痂皮，恶臭味较大，病情缠绵，日久不愈，反复发作，听力减退明显。可伴有头晕，神疲，腰膝酸痛，舌质淡红，苔薄白，脉细弱。

（二）辨虚实

慢性化脓性中耳炎多为虚证脓耳，古代医学文献中也有论述，如《医贯·卷五》曰："又有耳痛、耳鸣、耳痒、耳脓、耳疮，亦当从少阴正窍，分寒热虚实而治者多，不可专作火与外邪治。"古人指出的虚证脓耳大致有三方面：一是"劳伤气血"。二是肾经真阴亏损，相火亢甚而发。"真先天不足，水不养木，肝阳上逆而结。"（见《疡医心得集·卷上》）。三是脾胃中气之虚弱。

五、确立治疗方略

肾元不足，耳窍失养，故肾元亏损型脓耳用药宜选用滋补开窍、温补之剂，采用补肾培元、荣养耳窍、祛腐化湿排脓的治疗方法。阴虚者宜配伍祛湿化浊之剂，阳虚者可酌情配合温补之剂，流脓臭秽者可加活血祛腐之剂。

脾虚运化失其健运，湿浊内聚，不能输布水谷精微，水湿停滞，聚而成痰，蒙蔽清窍，故而发生脓耳。针对脓耳病因病机采用补脾益气、益气升阳、健脾利湿之剂。

六、辨证论治

（一）脾虚湿困证

（1）抓主症：耳内流脓缠绵日久，脓液清稀，量较多，无臭味，多呈间歇性发作，听力下降或有耳鸣。检查见鼓膜混浊或增厚，有白斑，多见中央性大穿孔，通过穿孔可窥及鼓室，或可见肉芽、息肉。听力检查多呈传导性聋。

（2）察次症：全身可有头晕、头重或周身乏力，面色少华，纳差，大便溏薄。

（3）审舌脉：舌质淡，苔白腻，脉缓弱。

（4）择治法：健脾渗湿，补托排脓。

（5）选方用药思路：耳内流脓缠绵难愈，伴有头重、周身乏力，面色少华等脾虚湿困症状，故本证方选托里消毒散为基础方，全方旨在健脾渗湿，补托排脓。方中黄芪、党参、白术、茯苓、炙甘草益气健脾祛湿排脓；当归、川芎、白芍活血养血；桔梗、金银花、皂刺、白芷排脓解毒。诸药配用则气血足，正气盛，邪祛毒除，疾病自愈。

（6）据兼症化裁：若脓液黏稠或颜色黄白相间，鼓膜红肿，为湿邪郁久化热，可酌加鱼腥草、金银花、蒲公英、野菊花等清热解毒排脓之药。若脓液量多质稠可加地肤子、生薏苡仁、车前子渗利水湿。若周身倦怠乏力、不适，头晕沉重，为中气不足，宜选用补中益气汤或八珍汤。若脓液清稀量多，饮食差，大便溏泄为脾气虚，湿气重，失其健运的功能，故给予参苓白术散健脾渗湿。

（二）肾元亏损证

（1）抓主症：耳内脓液流出不畅，脓量不多，耳脓秽浊或呈豆腐渣状，伴有恶臭气味，迁延日久，反复发作，听力明显减退。

（2）察次症：全身可见头晕，头重，神疲，腰膝酸软。

（3）审舌脉：舌质淡红，苔薄白或少苔，脉细弱。

（4）择治法：补肾培元，祛腐化湿。

（5）选方用药思路：本证多由肾元亏虚，耳窍失养，邪毒湿热滞留日久，故耳道流脓，日久不愈。伴腰酸膝软、口干、烦躁、手心发热等肾阴虚症状者，可用知柏地黄丸加减。常结合祛湿化浊排脓之药，如金银花、桔梗、夏枯草、鱼腥草、木通等。若伴怕冷、手脚冰冷、精神萎靡等肾阳虚症状者，可选用肾气丸加减。

（6）据兼症化裁：若湿热久困，邪毒蚀骨化腐成脓，故耳脓秽浊，并有臭味者，宜配合活血祛腐之法，可在选方基础上加桃仁、乳香、红花、没药、泽兰、皂角刺、鱼腥草、菊花、蒲公英、板蓝根等。

七、中成药选用

（1）参苓白术散：健脾渗湿，补托排脓，用于脾虚湿困型脓耳。

（2）知柏地黄丸：补肾培元，祛腐化湿，用于肾元亏损型脓耳。

八、单方验方

（1）人参 25g、白术 20g、茯苓 20g、当归 15g、川芎 20g、白芍 15g、熟地黄 20g、炙甘草 20g。用于治疗脾虚湿困型脓耳。

（2）山药 20g、黄芪 15g、白术 15g、藿香 15g、金银花 20g、牡丹皮 15g、石菖蒲 15g、蒲公英 20g、黄芩 15g、鸡血藤 20g、白芍 15g、皂角刺 20g、甘草 20g。

（3）升麻 3g、太子参 10g、苍术 6g、黄柏 3g、茯苓 10g、陈皮 6g、甘草 15g、滑石 15g。5 剂水煎服。

（4）取猪胆汁 50ml，枯矾 35g，将枯矾研细末和胆汁混合均匀。晾干研成极细末，用之前先用 3%过氧化氢彻底清洗外耳道，取适量药粉用吹管吹入外耳道及鼓膜处。

（5）蒲公英、车前子、紫花地丁各 30g，每日 1 剂，分 3 次服，连续服用 3～4 日。

九、中医特色技术

（一）针灸疗法

《针灸大成》有"聤耳生疮出脓水，取翳风、耳门、合谷、听会、足三里"等记载。体针取穴听宫、听会、翳风、足三里、阴陵泉、中渚、液门、太白、合谷。耳针取穴神门、肝、脾、肾、肺、中耳、内耳。

（二）按摩疗法

用手指揉摩乳突后和耳周围、后颈部 20～30 次，按压耳门、听宫、翳风及耳部痛区 1 分钟。

十、预防与调护

（1）注意鼻咽部疾患，以免疾病进入中耳，引发炎症。

（2）不宜强力擤鼻和不科学地冲洗鼻腔。

（3）游泳时应戴耳塞，以免污水入耳引发感染，急性期禁止游泳。

（4）加强体育锻炼，增强体质，减少上呼吸道感染的发生。

（5）脓耳病程中，应及时清洗耳道，清除脓液脓痂，保持耳内引流通畅。

（6）忌食辛辣、刺激食物，如辣椒、烟酒等。

十一、各家发挥

（一）从肾虚论治

耳为肾之窍，亦为心之寄窍，肾藏精，肾之精气上通于耳，肾精充沛，耳窍得以濡养，则听力聪敏；肾精亏损，耳窍失于濡养，髓海不足，不能荣于耳，则耳聋、眩晕、耳内长期流脓。《诸病源候论·卷二十九》提出了肾虚导致脓耳的病因病机："耳者宗脉之所聚，肾气之所通，足少阴肾之经也，劳伤血气，热乘虚而入其经，邪随血气至耳，热气聚，则生脓汁，则谓之聤耳。"《诸病源候论》提出："小儿肾脏盛，而有热者，热气上冲，津液壅结即生脓液。"《圣济总录·卷一八一》中提到："小儿心脏热实，贯冲耳脉开窍者，塞结而为肿，或生脓汁。"针对肾虚致脓耳的描述，在《备急千金药方·卷六》提出："治肾热背急挛痛，耳脓血出，或生肉塞之，不闻人声。"

（二）从脾虚论治

脾主运化，脾气虚弱，不能输布水谷精微，失其运化水湿的功能，水湿停滞，聚湿成痰，蒙蔽清窍，故而发生脓耳。《医宗金鉴·外科心法要诀》对湿热引起的脓耳有较为深刻的认识，提出："（脓耳）俱由胃湿与肝火相兼而成。"《张氏医通》中提到："耳脓者湿热聚于耳中也。"湿聋在《医学入门·卷四》中记载："湿聋因雨水浸渍，必内肿痛。"《杂病源流犀烛·卷二十三》提到："有雨水入耳，浸渍肿痛，谓之湿聋。"《保婴撮要·卷四》附有小儿脓耳治验数则，其中有用补中益气汤及四味肥儿丸等的治验。

（张　茹）

第六节　感音神经性聋

感音神经性聋是由内耳听毛细胞、血管纹、螺旋神经节、听神经或听觉中枢器质性病变阻碍声音的感受与分析或影响声信息传递，由此引起的听力减退或听觉丧失。本病包括药物性聋、突发性聋、遗传性聋、老年性聋及噪声性聋等。其发病机制尚不清楚，多认为是各种原因导致的内耳供血障碍，临床表现为气、骨导听力同时伴随下降，是耳鼻咽喉科常见病、多发病。

感音神经性聋属中医学的"耳聋""久聋""暴聋"范畴，又有"渐聋""劳聋""虚聋""厥聋"等名称。

一、临床诊断标准与鉴别诊断

（一）诊断标准

1. 病史

部分病人有过度劳累、精神抑郁、焦虑、情绪激动等状态，有些病人有链霉素药用史、感冒和受凉史。

2. 临床表现

单耳或双耳听力下降，或伴有耳鸣、眩晕、耳内胀闷感。

3. 检查

耳镜检查未见异常。

（1）听力检查。

1）音叉实验：Rinne 实验示 AC>BC（＋），Weber 实验示健侧耳听到的声音较响，Schwabach 实验示 BC 缩短。

2）纯音听阈测试：骨气导听阈均提高，无骨气导差，多为中、重度耳聋，多为以高频下降为主的陡降型或缓降型，少数为以低频下降为主的上升型或平坦型，听力损失严重者可出现岛状曲线。

3）声导抗测试：鼓室导抗图正常，镫骨肌反射阈降低，无病理性衰减。

4）听觉脑干诱发电位：可因纯音听力图不同而有差异，可出现波 I 或波 V 潜伏期延长，波 V 潜伏期强度函数曲线陡峭；I～V 波间期正常、缩短或延长。

5）响度重振试验：双耳交替响度平衡试验有重振，Metz 实验阳性，短增量敏感指数实验为高得分值（80%～100%）。

（2）前庭功能试验：可记录到自发性眼震，眼震有中枢性特征，有向患侧或同侧的优势偏向及前庭减振现象。扫视实验、注视实验等出现异常结果。

（二）鉴别诊断

1. 梅尼埃病

梅尼埃病是一种特发性膜迷路积水的内耳病，表现为反复发作的旋转性眩晕，波动性感音神经性听力损失，耳鸣或耳胀满感。此病与感音神经性耳聋中的突发性聋症状相似。梅尼埃病的突出表现为发作性旋转性眩晕，每次持续 20 分钟至数小时，听力损失表现为波动性，早期以低频多见；突发性耳聋部分患者可伴有眩晕，但极少反复发作，听力损失快而重，以高频为主，无波动。

2. 听神经瘤

听神经瘤多起源于内听道前庭神经鞘膜的施万细胞，为耳神经外科最常见的良性肿瘤，多单侧患病。常表现为单侧感音神经性听力下降，通常高频下降最明显，单侧耳鸣及前庭功能障碍。若三叉神经受累，可伴有面部麻木、疼痛及感觉异常。检查听觉脑干诱发电位多表现为波 V 潜伏期明显延长，双耳波 V 潜伏期差超过 0.4ms。MRI 为诊断听神经瘤最敏感最有效的方法，可帮助鉴别诊断。

3. 传导性耳聋

传导性耳聋是指声波经空气路径传导，受到外耳道、中耳病变的阻碍，到达内耳的声能减弱，致使不同程度的听力下降。纯音听阈测试表现为骨导听阈正常或接近正常，气导听阈提高到 30～60 分贝，存在气骨导差。而感音神经性耳聋的外耳道及中耳正常，病变主要在内耳、听神经或听觉中枢，纯音听阈测试表现为骨气导听阈均提高，无骨气导差。

4. 混合性耳聋

混合性耳聋为中耳、内耳病变同时存在，影响声波传导与感受所造成的听力障碍。病变同时累及耳传音与感音系统，表现为传导性聋与感音神经性聋兼有。纯音听阈测试表现为骨气导听阈均提高，有骨气导差。

二、中医辨病诊断

（一）诊断依据

1. 病史

可有精神抑郁、焦虑、情绪激动史，耳爆震史，噪声接触史，耳毒性药物使用史，劳累、感冒和受凉史。

2. 症状

单侧或双侧耳聋，可伴有耳鸣、眩晕、耳胀闷感。

3. 检查

鼓膜完整，正常标志存在，或鼓膜混浊。

（二）类证鉴别

耳鸣为外无声而患者自觉耳中鸣响，古人亦称之为"脑鸣""聊啾"等。耳聋是指听力减退甚至失听。可见耳鸣与耳聋不易绝对区分，两者病因病机相近，临床上常常相兼发病。

三、审析病因病机

（一）风热侵袭

由于寒暖失调，外感风热，或风寒化热，肺失宣降，致外邪循经上犯耳窍，清空之窍遭受蒙蔽，失去"清能感音，空可纳音"的功能，而导致耳聋或耳鸣。

（二）肝火上扰

外部由表变里，侵犯少阳；或情志抑郁，抑或暴怒伤肝，致肝失调达，气郁化火，均可导致肝胆火热循经上扰耳窍，引起耳鸣耳聋。

（三）痰火郁结

饮食不节，过食肥甘厚腻，使脾胃受伤，或思虑过度，伤及脾胃，致水湿不运，聚而生痰，久则痰郁化火，或痰火郁于耳中，壅闭清窍，从而导致耳鸣耳聋。

（四）气滞血瘀

情志抑郁不遂，致肝气郁结，气机不畅，气滞则血瘀；或因跌扑爆震、陡闻巨响等伤及气血，致瘀血内停；抑或久病入络，均可造成耳窍经脉壅阻，清窍闭塞，发生耳鸣或耳聋。

（五）肾精亏损

先天肾精不足，或后天病后失养，恣情纵欲，伤及肾精，或年老肾精渐亏等，均可导致肾精亏损。肾阴不足，则虚火内生，上扰耳窍；肾阳不足，则耳窍失于温煦，二者均可引起耳鸣或耳聋。

（六）气血亏虚

饮食不节，饥饱失调，或劳倦、思虑过度，致脾胃虚弱，清阳不升，气血生化之源不足，而致气血亏虚，不能上奉于耳，耳窍经脉空虚，导致耳鸣或耳聋。或大病之后，耗伤心血，心血亏虚，则耳窍失养而致耳鸣耳聋。

耳鸣耳聋有虚实之分，实者多因外邪或脏腑实火上扰耳窍，抑或瘀血、痰饮蒙蔽清窍；虚者多为脏腑虚损、清窍失养所致。

四、明确辨证要点

（一）辨表里

若耳鸣耳聋且伴有鼻塞、流涕、咳嗽、头痛、发热恶寒、舌红、苔薄黄、脉浮者，多为风热或风寒袭肺，循经上犯耳窍，使耳窍不利而致病，属于表证；若邪犯少阳，少阳之火上炎耳窍者，当属半表半里，既有恶寒发热、鼻塞流涕等表证，又有里热证候；若无表证，则为里证。

（二）辨虚实

实证病因有肝火、痰火、气滞血瘀之不同，虚证证型有脾胃气虚与肾精亏虚之不同。若耳鸣如闻潮声或风雷声，耳聋时轻时重，多在情志抑郁或恼怒之后耳鸣耳聋加重，且伴有口苦，咽干，面红，目赤，尿黄，便秘，夜寐不宁，胸胁胀痛，头痛，眩晕，舌红，苔黄，脉弦数有力者，多为肝火上扰；若耳鸣耳聋，耳中胀闷，头重头昏，头晕目眩，胸胁满闷，咳嗽痰多，口苦或淡而无味，二便不畅，舌红，苔黄腻，脉滑数者，多为痰火郁结；若耳鸣耳聋，有爆震史，舌暗红或有瘀点，脉细涩者，多为气滞血瘀；若耳鸣耳聋疲劳之后加重，伴倦怠乏力，声低气怯，面色无华，食欲不振，脘腹胀满，大便溏薄，心悸失眠，舌质淡红，苔薄白，脉细弱者，多为脾胃气血虚弱；若耳鸣如蝉，昼夜不息，安静时尤甚，听力逐渐下降，伴头昏眼花，腰膝酸软，虚烦失眠，夜尿频多，发脱齿摇，舌红少苔，脉细弱或细数者，多为肾精亏虚。

（三）辨脏腑

若耳聋伴鼻塞、流涕、发热恶寒等表证者，病位多在肺，属风热或风寒犯肺；若耳聋耳鸣多在情志抑郁或恼怒之后加重，且伴口苦，咽干，胸胁胀痛等，病位多在肝，属肝火上扰；若耳鸣如蝉，昼夜不息，安静时尤甚，听力逐渐下降，伴头昏眼花，腰膝酸软，夜尿频多等，病位多在肾，属肾精亏虚；若耳鸣耳聋疲劳后加重，伴倦怠乏力，声低气怯，面色无华，脘腹胀满等，病位多在脾胃，属脾胃虚弱。

五、确立治疗方略

耳聋可分为实证和虚证两大类，一般来说，起病急、病程短者以实证为多见，常见于风热侵袭、肝火上扰、痰火郁结、气滞血瘀等证型；起病缓慢、病程较长者以虚证为多见，如肾精亏损或气血亏虚等。外感风热或风寒化热，肺经受邪，宣降失常，外邪循经上犯，蒙蔽清窍，故耳聋耳鸣，治以疏风清热，宣肺通窍。外邪侵犯少阳，或情志不舒，肝郁化火，或暴怒伤肝，致肝胆火热循经上扰耳窍，故耳聋耳鸣，治以清肝泻热，开郁通窍。过食肥甘或思虑伤脾，致水湿不运，聚而生痰，久则痰郁化火，痰火郁于耳中，壅闭清窍，致耳聋耳鸣，治以化痰清热，散结通窍。情志不畅，肝气郁滞，气滞血瘀，或跌扑爆震，伤及气血，或久病入络，致耳窍经脉壅阻，清窍闭塞，故耳聋耳鸣，治以活血化瘀，行气通窍。先天肾精不足，或后天失于调护，或年老等致肾精亏损。肾阴不足，虚火上扰耳窍，或肾阳不足，耳窍失于温煦，而出现耳聋耳鸣，治以补肾填精，滋阴潜阳。饮食不节或思虑、劳累致脾胃虚弱，气血生化不足，不能上奉于耳，耳窍经脉空虚，或大病耗伤心血，心血亏虚，耳窍失养，故耳聋，治以健脾益气，养血通窍。

六、辨证论治

（一）风热侵袭证

（1）抓主症：突然耳鸣，如风吹样，昼夜不停，听力下降，或伴有耳胀闷感。

（2）察次症：伴有鼻塞，流涕，咳嗽，头痛，发热恶寒。

（3）审舌脉：舌质红，苔薄黄，脉浮。

（4）择治法：疏风清热，宣肺通窍。

（5）选方用药思路：本证为外感风热或风寒化热，肺经受邪，宣降失常，外邪循经上犯，蒙蔽清窍，故耳聋耳鸣。方选银翘散加减。方中金银花、连翘疏风清热解毒为主药；辅以薄荷、牛蒡子、荆芥、淡豆豉以助疏风解表，宣肺通窍；竹叶、芦根清热除烦，生津止渴；桔梗、甘草宣肺通窍。诸药合用共奏疏风清热，宣肺通窍之功。临床上可加入蝉衣、石菖蒲，以助疏风通窍。

（6）据兼症化裁：若无咽痛、口渴，可去牛蒡子、淡竹叶、芦根；伴鼻塞、流涕者，可加苍耳子、白芷以祛风解表，通鼻窍；头痛者，可加蔓荆子以疏散风热，清利头目。

（二）肝火上扰证

（1）抓主症：耳鸣如闻潮声或风雷声，耳聋时轻时重，多在情志抑郁或恼怒之后耳鸣耳聋加重。

（2）察次症：口苦，咽干，面红或目赤，尿黄，便秘，夜寐不宁，胸胁胀痛，头痛或眩晕。

（3）审舌脉：舌红，苔黄，脉弦数有力。

（4）择治法：清肝泻热，开郁通窍。

（5）选方用药思路：本证为外邪侵犯少阳，或情志不舒，肝郁化火，或暴怒伤肝，致肝胆火热循经上扰耳窍，故耳聋耳鸣。方用龙胆泻肝汤加减。方中以龙胆草、栀子、黄芩苦寒直折，清泻肝胆；柴胡疏肝解郁通窍；泽泻、木通、车前子清利肝经湿热，导热下行；当归养血活血，生地黄养阴清热，补肝调肝用；甘草清热解毒，调和诸药。全方合用，共奏清肝泻热，开郁通窍之功。临床应用时，可加入石菖蒲以通窍。若肝气郁结之象较明显而火热之象尚轻者，可选用丹栀逍遥散加减。

（6）据兼症化裁：若便秘，可加芦荟以清肝通便；若胸胁胀痛，可加川楝子以疏肝行气；若头痛、眩晕甚，可加天麻、钩藤、石决明以平抑肝阳；耳鸣甚，可加磁石以平肝潜阳，聪耳明目。

（三）痰火郁结证

（1）抓主症：耳鸣耳聋，耳中胀闷，头重头昏。

（2）察次症：头晕目眩，胸胁满闷，咳嗽痰多，口苦或淡而无味，二便不畅。

（3）审舌脉：舌红，苔黄腻，脉滑数。

（4）择治法：化痰清热，散结通窍。

（5）选方用药思路：本证为过食肥甘或思虑伤脾，致水湿不运，聚而生痰，久则痰郁化火，痰火郁于耳中，壅闭清窍，致耳聋耳鸣。方选清气化痰丸加减。方中胆南星、瓜蒌仁化痰清热；半夏燥湿化痰；茯苓健脾利湿；黄芩苦寒清热；陈皮、枳实行气解郁，燥湿化痰；杏仁降气化痰。诸药合用，共奏化痰清热，散结通窍之功。

（6）据兼症化裁：若耳胀闷甚，可加柴胡、香附、川芎、石菖蒲以开郁通窍；若口淡、小便不利，可加泽泻、猪苓以利水渗湿；若头晕目眩，可加天麻、白术以化痰息风；若咳嗽痰多，可加桑白皮、紫菀、款冬花以清肺化痰止咳。

（四）气滞血瘀证

（1）抓主症：耳鸣耳聋，病程可长可短，可有爆震史。

（2）察次症：全身无明显其他症状。

（3）审舌脉：舌暗红或有瘀点，脉细涩。

（4）择治法：活血化瘀，行气通窍。

（5）选方用药思路：本证为情志不畅，肝气郁滞，气滞血瘀，或跌扑爆震，伤及气血，或久病入络，致耳窍经脉壅阻，清窍闭塞，故耳聋耳鸣。方选通窍活血汤加减。方中桃仁、红花、赤芍、川芎活血化瘀；麝香、老葱辛香走窜，行气通窍；生姜、大枣调和营卫。诸药合用，共奏活血化瘀，行气通窍之功。

（6）据兼症化裁：若病程较长，可加入丹参、香附、丝瓜络、穿山甲以加强行气活血通窍之效。

（五）肾精亏损证

（1）抓主症：耳鸣如蝉，昼夜不息，安静时尤甚，听力逐渐下降。

（2）察次症：头昏眼花，腰膝酸软，虚烦失眠，夜尿频多，发脱齿摇。

（3）审舌脉：舌红，苔少，脉细弱或细数。

（4）择治法：补肾填精，滋阴潜阳。

（5）选方用药思路：本证属先天肾精不足，或后天失于调护，或年老等致肾精亏损。肾阴不足，虚火上扰耳窍，或肾阳不足，耳窍失于温煦，而出现耳聋耳鸣。方选耳聋左慈丸加减。方中熟地、山茱萸、山药、茯苓、泽泻、牡丹皮滋阴补肾；磁石重镇潜阳；五味子收敛固精；石菖蒲通利耳窍。诸药合用，共奏补肾填精，滋阴潜阳之功。亦可选用杞菊地黄丸或左归丸加减。若偏于肾阳虚，可选用肾气丸或右归丸加减。

（6）据兼症化裁：若腰膝酸软，可加桑寄生、狗脊、牛膝以补肝肾，强腰膝；若头晕眼花，可加枸杞子、女贞子以滋阴明目；若脱发，可加何首乌、墨旱莲以滋阴乌发。

（六）气血亏虚证

（1）抓主症：耳鸣耳聋，每遇疲劳之后加重。

（2）察次症：倦怠乏力，声低气怯，面色无华，食欲不振，脘腹胀满，大便溏薄，心悸失眠。

（3）审舌脉：舌质淡红，苔薄白，脉细弱。

（4）择治法：健脾益气，养血通窍。

（5）选方用药思路：本证属饮食不节或思虑、劳累，致脾胃虚弱，气血生化不足，不能上奉于耳，耳窍经脉空虚，或大病耗伤心血，心血亏虚，耳窍失养，故耳聋耳鸣。方选归脾汤加减。方中党参、黄芪、白术、甘草健脾益气；当归、龙眼肉养血；酸枣仁、茯神、远志养心安神；佐木香理气，使补而不滞；生姜、大枣调和营卫。诸药合用，共奏健脾益气，养血通窍之功。若气虚为主，可选用益气聪明汤加减。

（6）据兼症化裁：若食欲不振，可加山楂、神曲、麦芽以健脾开胃；若心悸，可加炙甘草、桂枝以温通心阳；若面色少华，可加阿胶、熟地、白芍滋阴养血；若便溏，可加山药、白豆蔻以健脾化湿止泻。

七、中成药选用

（1）耳聋左慈丸：用于肝肾阴虚型耳聋。
（2）通窍耳聋丸：用于肝经热盛型耳聋。
（3）益气聪明丸：用于脾虚气弱型耳聋。
（4）杞菊地黄丸：用于肝肾阴虚，虚火上炎型耳聋。

八、单方验方

（1）耳聋1号：周凌教授经验方，由熟地黄、山茱萸、牡丹皮、枸杞子、五味子、葛根、钩藤、磁石、远志、丹参、路路通、石菖蒲等中药组成。用于治疗肝肾亏虚型耳聋。

（2）耳聋2号：周凌教授经验方，由桃仁、郁金、丹参、当归、白芍、川芎、柴胡、香附、龙骨、牡蛎、磁石、葛根、钩藤、石菖蒲、地龙、路路通等中药组成。本方用于治疗肝郁气滞，瘀血内停之耳聋。

（3）清肝通窍汤：柴胡9g、川芎9g、香附9g、石菖蒲12g、龙胆草9g、天麻12g、钩藤12g、龙骨30g、牡蛎30g、栀子9g、黄芩12g、生地黄12g、葛根30g、丹参30g、炒酸枣仁30g、远志9g、地龙9g。每日1剂，分早晚2次，水煎服。用于肝火上扰型耳聋。

（4）真武汤加味：制附片（先煎）10g、茯苓15g、白术15g、生白芍12g、生姜6g、柴胡12g、川芎30g、石菖蒲15g、磁石30g、木香10g。每日1剂，分早晚2次，水煎服。用于治疗阳虚水泛型耳聋。

（5）通窍活血汤：桃仁12g、红花9g、赤芍10g、当归9g、生地黄9g、川芎6g、石菖蒲9g、桔梗6g、葛根15g、生姜9g、大枣9g、甘草3g。每日1剂，分早晚2次，水煎服，用于治疗气滞血瘀型耳聋。

九、中医特色技术

（一）塞耳法

将药末塞入耳内，多用芳香行气通窍的药物，将药物研成细末，用薄棉或纱布包好、扎紧，轻轻塞入耳内，每日1次，每次塞耳时间根据病情而定。

（二）针灸

1. 体针

取穴以耳门、听宫、听会、翳风为主。风热侵袭者，可加合谷、外关、曲池、大椎；肝火上扰者，可加太冲、丘墟、中渚；痰火郁结者，可加丰隆、大椎；气滞血瘀者，可加膈俞、血海；肾精亏损者，可加肾俞、太溪、关元；气血亏虚者，可加足三里、气海、脾俞、三阴交。实则泻之，虚则补之。

2. 头皮针

选取头部晕听区或颞后线头针治疗。

3. 耳针

针刺内耳、肾、肝、神门、皮质下、内分泌等穴，或用王不留行籽贴压以上穴位。

4. 穴位注射

可选耳门、听宫、听会、翳风、完骨、肾俞、风池等穴，注射丹参注射液、当归注射液或维生素 B_1、维生素 B_{12}，每次 0.5～1ml。

5. 穴位敷贴

用吴茱萸、乌头尖、大黄三味药为末，温水调和，贴敷于涌泉穴，以引火下行，用于肝火、虚火、痰火上扰所致的耳鸣耳聋。或选耳门、听宫、翳风、完骨等穴中药贴敷。

6. 灸法

可将石菖蒲、郁金、丹参等药制成药饼，其上放置艾柱，灸听宫、听会、完骨等穴位，每穴灸六壮。亦可吹灸，将艾条一端对准外耳道距耳郭 3～4cm 处进行熏灸，同时顺着艾条燃烧端向耳道内轻吹气，力度以患者耳深部有温热感为宜。泻法用嘴轻吹其火，补法则让艾条自然燃尽。

十、预防调护

（1）避风寒，慎起居。

（2）怡情养性，保持心情舒畅。

（3）宜清淡饮食，戒烟酒，忌浓茶。

（4）锻炼身体，增强体质，提高机体抵抗力。

（5）注意劳逸结合，避免思虑过度、房劳过度。

（6）避免噪声刺激，防止用耳过度。

（7）睡前热水洗脚，平时按摩导引，气功锻炼。

十一、各家发挥

（一）风邪犯肺

晋代葛洪的《肘后备急方》首次提出"风聋"的病名。《景岳全书·耳证》提出："风寒外感，乱其营卫"而致耳聋，并名之为"邪闭"。《温热经纬·外感温热》曰："温邪上受，首先犯肺。"《素问·气交变大论》曰："岁火太过，炎暑流行，金肺受邪，民病……耳聋。"可见风寒或风温之邪犯肺，均可致耳聋。

（二）肝胆火盛

《素问·脏气法时论》提出："肝病者，两胁下痛引少腹，令人善怒……取其经，厥阴与少阳。气逆则头痛，耳聋不聪，烦肿，取血者。"《医学准绳六要》云："左脉急而数，属肝火，其人必多怒，耳鸣或聋。"《素问·厥论》曰："少阳之厥，则暴聋颊肿而热。"肝气通于耳，足少阳胆经从耳后进入耳中。肝为将军之官，性刚劲，主升发疏泄，若暴怒伤肝，肝气郁结而上逆，阻塞清窍；或情志抑郁，肝失疏泄条达，郁而化火，肝胆之火上扰清窍，可致耳聋。

（三）痰火郁结

《名医杂著》云："耳鸣之症或鸣其如蝉，或左或右。时时闭塞，世人多从肾虚论治，殊不知此痰火上升，郁于耳中而为鸣，郁甚则闭央。若遇此症，但审其平昔饮酒厚味，上焦素有痰火，只用清痰降火治之。"痰郁则化热，痰热郁结，循经上涌，耳窍被蒙，可致耳聋。

（四）脾胃虚弱

《素问·玉机真藏论》曰："脾为孤脏……其不及则令九窍不通。"《医学摘萃·七窍病类·耳病》亦曰："耳病者，浊阴之不降也。……然浊阴之不降，实戊土之中气不运也，宜调其中气，使浊降清升而耳病自愈矣。"脾胃虚弱，升降失常，清不升浊不降，浊邪壅塞清窍，耳失清灵，则可致耳聋。

（五）瘀血阻滞

《医林改错》曰："耳孔内小管通脑，管外有瘀血，靠挤管闭，故耳聋。"又云："两耳通脑，所听之声归于脑……耳窍通脑之道路中，若有阻滞，故耳聋。"耳能司听，有赖于气血津液的濡养，瘀血阻滞耳窍的经络，气血运行不畅，使耳窍失养故耳聋。

周凌教授根据多年的临床经验，认为临床上诸多的耳聋患者，常由于情志不畅，肝郁气滞，经络阻滞，瘀血内停，耳窍失养所致。当治以疏肝理气，化瘀通窍，并自拟经验方耳聋2号：由桃仁、郁金、丹参、当归、白芍、川芎、柴胡、香附、龙骨、牡蛎、磁石、葛根、钩藤、石菖蒲、地龙、路路通等中药组成。用于肝郁气滞，瘀血内停型耳聋。

（六）心肾不交

《诸病源候论·肾病候》又云："肾气不足则厥，腰背冷，胸内痛，耳鸣苦聋，是为肾气之虚也，则宜补之。"肾属水，心属火，肾精亏虚，心火独旺于上，心肾不交，耳窍不利故耳聋。

（七）肝肾亏虚

周凌教授根据多年临床经验，认为肝肾亏虚型耳聋多见于年老患者，或年轻人恣情纵欲过度，失于调养，以致肝肾亏损，耳窍失养而耳聋。当治以补肝益肾，滋阴通窍，自拟经验方耳聋1号：由熟地黄、山茱萸、牡丹皮、枸杞子、五味子、葛根、钩藤、磁石、远志、丹参、路路通、石菖蒲等中药组成。用于肝肾亏虚型耳聋。

（李　岩）

第七节　耳　鸣

耳鸣现指主观上感觉耳内或头部有声音，但外界并无相应声源存在。耳鸣乃耳科临床常见三大难题之一，其发病率较高，并随着年龄增长而增加，一般人群中约17%有不同程度耳鸣，老年人耳鸣发生率可达33%左右。耳鸣有一定的主观性，目前其发生机制尚未完全阐明，耳鸣可是耳部疾病或许多全身疾病的一种症状，也可作为一种单独的疾病，且与患者的心理状态、精神因素及体质条件等有密切关系。有些为单纯性耳鸣，有些或伴有听力下降，有些已经引起睡眠障碍、心烦易怒、注意力不集中、焦虑、抑郁等身心不适症状。这里主要阐述耳鸣的诊断和治疗。

耳鸣是一种原因不明的以耳鸣为突出症状的疾病，常伴有不同程度的失眠、烦躁、焦虑不安、忧郁等症状。本病的特点是以耳鸣为最突出的症状而并非附带的症状，病因不明，不能用已知的疾病来解释耳鸣的产生。

中西医都把此病命名为"耳鸣"，但中医又有"聊啾""苦鸣""蝉鸣""暴鸣""渐鸣"等名称。

一、临床诊断标准与鉴别诊断

（一）诊断标准

1. 病史

是否合并有其他耳部症状；是否有外伤史、耳毒性药物史、家族史；是否有神经系统疾病；是否有失眠、焦虑、劳累、暴怒等因素。

2. 临床表现

以耳鸣为主诉，患者主观感觉耳内有鸣响的声音存在，但周围环境中没有产生这种声音的客观来源。耳鸣对患者的生活、工作和学习产生了影响，并使患者感到烦恼，影响患者情绪。

3. 检查

听力正常或伴有轻度感音神经性听力下降。

（二）鉴别诊断

1. 主观性耳鸣

（1）外耳道疾病。

主要是耳郭、外耳道软骨部或骨部的病变阻塞外耳道，或耵聍栓塞、外耳道表皮栓塞、外耳道胆脂瘤，或洗澡、洗头后水浸渍耳道底部等，会引起低调性耳鸣和听力减退。

（2）中耳疾病。

1）卡他性中耳炎：常有低音调、不规则的耳鸣，咽鼓管吹张后耳鸣可减退或消失，但易复发。

2）急、慢性化脓性中耳炎及其后遗症：低音调耳鸣很顽固，治疗困难。

3）咽鼓管病变（咽鼓管异常开放）：咽鼓管周围脂肪组织消失或其他原因导致其异常开放，可使患者听到与呼吸节律同步的耳鸣声。

4）耳硬化症：低音调耳鸣，常由于不适当的吹张治疗、身心疲劳等加重。

（3）内耳病和听神经损伤。

1）迷路血循环障碍：此系主观性耳鸣中最重的原因，耳鸣为高音调或汽笛声、蝉鸣声。起病突然，强度变化大，时强时弱，时有时无，亦可为持续性。

2）耳毒性药物中毒：所有耳毒性药物均可引起耳鸣，且耳鸣常出现在耳聋之前。可单耳先发病，逐渐累及双耳，耳鸣为高音调。急性中毒者停药后耳鸣症状可缓解或消失。慢性中毒者停药后耳鸣持续存在，不易消失。

3）梅尼埃病：多引起低调吹风样耳鸣，常发生在眩晕发作之前，或与耳聋、眩晕同时出现。在梅尼埃病的缓解期，耳鸣可消失或减轻。反复发作的病例可转为持久性高音调耳鸣。

4）老年性聋：为伴随年龄老化而发生的听觉系统退行性病变导致的耳聋。一般 40 岁以后开始，但多数在 60 岁以后才出现症状，耳鸣多双侧，为高音调，且耳鸣常常是耳聋的先兆。

5）中枢听觉径路病变：中枢听觉径路病变分为脑干和听觉皮层的病变，其中包括多发性硬化、肿瘤、血管病变、感染病灶累及蜗核与听皮层间的传入或传出神经纤维等，这种耳鸣多称为中枢性耳鸣。

6）听神经瘤：耳鸣的特点为单侧性、高音调如蝉鸣或汽笛声。初期为间歇性，后逐渐转为持续性。常同时伴有其他脑神经症状，如头痛、面部麻木等。内听道 X 线拍片、内听道 CT 扫描、脑干电反应测听检查可确诊。

（4）全身性疾病。

1）高血压病：耳鸣多为双侧性，常与脉搏的节律一致。除耳鸣之外，还可以有头痛、头晕等高血压症状；听力检查正常；服降压药后耳鸣可减轻或消失。

2）自主神经功能紊乱：常见于女性青春期或更年期，耳鸣多变，音调或高或低，单耳发病或双耳交替，持续或间断。另伴有头晕、失眠多梦等全身症状。

2. 客观性耳鸣

（1）血管性耳鸣。

常见于颈静脉球瘤、颈动脉系统动脉瘤、颅内动脉瘤、颅内动静脉瘘等。这种耳鸣的特点是频率常与心跳或脉搏同步，可以用听诊器听到响声，用力压迫相应血管时耳鸣可以减轻或消失。

（2）肌肉收缩性耳鸣。

常因腭帆张肌、腭帆提肌、鼓膜肌、镫骨肌的阵挛性收缩而引起的"咔嗒"声，检查时将耳郭贴近患者的耳部即可听到该声。

（3）颞颌关节病。

此种耳鸣为当患者张口或闭口时，本人及周围的人均可于外耳道旁听到的"咔嗒"声。

二、中医辨病诊断

（一）诊断依据

1. 病史

是否有耳外伤史、爆震史、噪声接触史、耳毒性药物用药史、耳流脓等中耳疾病病史、其他全身疾病史等。

2. 症状

患者耳内闻鸣响声，可单侧或双侧，可呈持续性或间歇性，可为高音调或低音调。一般在夜间或安静时加重。

3. 检查

通过检查不能确定原发疾病。听力检查无明显听力下降。

（二）类证鉴别

1. 耳聋

耳聋是指以不同程度的听力减退为主要症状，常伴有耳鸣及眩晕等症。突发耳聋者以单侧多见，亦有少数双侧同时发生；缓慢发生的渐进性耳聋多为双侧；部分耳聋患者可呈波动性听力下降。耳鸣与耳聋临床上常同时或先后出现，病因病机也有许多相似之处，临床上须详加鉴别。

2. 耳眩晕

耳眩晕是指由耳窍病变所引起的以头晕目眩、如坐舟车、天旋地转为主要特征的疾病，发作时多伴有恶心呕吐、出冷汗、耳鸣耳聋等症状，若经多次反复发作，则会出现持续性耳鸣和渐进性耳聋。

3. 耳胀耳闭

耳胀耳闭是以耳内胀闷堵塞感为主要症状的中耳疾病。耳胀者，患耳胀闷堵塞感，或有微痛不适，耳鸣时如机器声、风声，在打哈欠、喷嚏、擤鼻、吞咽时稍觉好转；耳闭者，则会出现耳内闭塞感，耳鸣声音变低，耳聋逐渐加重。

4. 耵聍栓塞

外耳道软骨部皮肤具有耵聍腺，分泌淡黄色黏稠液体，称耵聍，若耵聍逐渐凝聚成团，阻塞外耳道，则为耵聍栓塞。该病可出现听力减退，耳鸣，耳痛等症状，可通过外耳道检查鉴别诊断。

三、审析病因病机

（一）外邪侵袭

北方气候寒暖多变，风邪易乘虚而入，且风为阳邪，易袭阳位，耳于人体头面部，故风邪常与热邪或寒邪夹杂循经上犯耳窍，发为耳鸣。

（二）痰湿困结

北方人多嗜好醇酒厚味，以致痰湿内生，困结于中焦，伤脾伤胃。脾胃乃主全身水湿运化，水湿通调失司，停聚于内而成痰湿，湿浊之气上蒙清窍，或痰湿郁久化火，上壅于耳，皆可致耳鸣。

（三）肝气郁结

肝喜条达而恶抑郁，若有情志不遂，肝失疏泄，肝气郁结，气机阻滞，或郁久化火，或暴怒伤肝而致肝火上亢，均可致耳鸣。

（四）脾胃虚弱

素体虚弱、病后失养、饮食不节或思虑劳逸过度，均可损伤脾胃，致脾胃虚弱，清阳不升，上气不足，使在上之耳窍不得精微之充养，发为耳鸣。

（五）心神不宁

心主神明，劳心过度，思虑伤心或病后失养，心血耗伤，导致心血不足，耳失濡养，可发耳鸣。

（六）肾元亏损

寒邪入里，或久病体虚，或房劳过度，或年老肾亏，或久病伤肾，皆可致肾精亏虚，髓海不足，耳窍失濡，而发耳鸣。

（七）气滞血瘀

气机郁滞而致血行瘀阻，多由情志不舒，或外邪侵袭而引起气机久郁不解所致。气血不和，经脉运行不畅，耳窍脉络痹阻，功能失司，可发耳鸣。

耳鸣的病机多变复杂，黑龙江中医药大学附属第一医院耳鼻咽喉科根据多年临床观察，并结合教科书及文献等资料，总结出本病的七大致病因素，即外邪侵袭、痰湿困结、肝气郁结、脾胃虚弱、心神不宁、肾元亏损、气滞血瘀。临证时应分虚实，辨脏腑，认清病位病性病根，审时度势，辨证论治。

四、明确辨证要点

（一）辨脏腑

肾主耳，耳为肾之外窍，亦为肾之官，无论肾主藏精功能失调还是年龄增长所引起肾精亏损，都可使肾之窍失养而出现耳鸣。耳鸣特点如蝉鸣，昼夜不息，安静时尤甚，并兼见肾虚症状；心窍舌，舌无窍，心与肾合而寄窍于耳，耳鸣特点为两耳蝉鸣，时轻时重，精神紧张或压力过大时加重，多数患者伴有心烦失眠；肝主疏泄，藏血，肝胆经脉络于耳，耳鸣如闻潮声或风雷声，多在情志抑郁或恼怒之后耳鸣加重，并伴有肝气郁结，或肝火上扰之证；肺居上焦，主清阳之气，肺与肾金水相生，故肺与耳司听觉的生理功能相关。若肺气虚弱，耳脉空虚，则耳易受邪患病而致耳鸣，耳鸣骤起，耳鸣轰轰，可伴有耳内堵塞、胀闷感，或有自声增强并伴有外感症状；脾为后天之本，气血生化之源，足太阴脾之络脉入于耳中，因脾主升清，可将水谷精微中的轻清之气上输头面，使耳听聪慧，若脾胃虚弱，则每遇疲劳之后耳鸣加重。

（二）辨虚实

耳鸣可分为实证与虚证两大类，一般来说起病急、病程短者以实证多见，常见于外邪侵袭、痰湿困结、肝气郁结、气滞血瘀所致的耳鸣，而起病缓慢、病程较长者多由脾胃虚弱、心神不宁、肾元亏损导致。

五、确立治疗方略

耳鸣即是疾病也是某些疾病的症状，中医治疗时应先确定是否为耳鸣疾病，再根据患主症、次症、舌象、脉象等四诊合参确定患者耳鸣的病因病机，从而进行辨证施治。耳鸣暴发，或鸣声大，或呈低音频调者常见于实证，外因多为风、热、湿邪壅塞耳窍，内因多为肝胆之火上逆、痰火郁结或气滞血瘀壅阻清窍，故治疗时应采用邪实盛则泻的原则，取疏风、清肝、泻热、化痰、散结、活血、化瘀、通窍之法。耳鸣渐发，或鸣声细微，或呈高音调者常见于虚证，如肝肾阴虚、气血亏耗不足等，应以补益为大法，或补肾填精，滋阴潜阳，或健脾养血益气。除了中药治疗外，还可进行针灸（体针、耳针）、穴位注射、导引法（鼓膜按摩、鸣天鼓）等其他疗法。

六、辨证论治

（一）外邪侵袭证

（1）抓主症：耳鸣骤起，耳鸣轰轰，可伴有耳内堵塞、胀闷感，或有自声增强。

（2）察次症：鼻塞，流涕，头痛，周身不适等。

（3）审舌脉：舌质红，苔薄，脉浮。

（4）择治法：疏散风邪，宣肺通窍。

（5）选方用药思路：素有正气不足，卫外不固，复感风邪外袭，入于耳络，风邪与气相击，发为耳鸣。风为百病之长，善行数变，易夹寒夹热。故风寒偏盛者，选用芎芷散。药物组成：川芎、白芷、细辛、陈皮、苍术、石菖蒲、厚朴、半夏、通草、肉桂、紫苏叶、炙甘草，主治风邪夹寒入耳所致的耳鸣、头痛等症。风热偏盛者，选用银翘散。方中金银花、连翘辛凉轻宣，透泄散邪，清热解毒为君；薄荷、牛蒡子辛凉散风清热，荆芥穗、淡豆豉辛散透表，解肌散风为臣；桔梗、甘草以清热解毒而利咽喉为佐；竹叶、芦根清热除烦，生津止渴为使。

（6）据兼症化裁：伴有头痛者，可加蔓荆子、菊花、天麻等药物；头晕较重者，可加钩藤、石决明等；伴鼻塞、流涕者，可加辛夷、苍耳子、鱼腥草、诃子等。

（二）痰湿困结证

（1）抓主症：耳鸣持续不歇，昼夜皆鸣，或时有减轻，耳中胀闷、闭塞感。

（2）察次症：头重如裹，胸脘满闷，咳嗽痰多，大便不爽。

（3）审舌脉：舌质红，苔腻，脉弦滑或滑数。

（4）择治法：祛湿化痰，升清降浊，散结通窍。

（5）选方用药思路：嗜好醇酒厚味，以致伤脾伤胃，痰湿内生，困结中焦，清阳不升，上犯耳窍，故本证选用具有豁痰开窍功能的涤痰汤为主方。涤痰汤方中人参、茯苓、甘草补心益脾而泻火；橘红、胆南星、清半夏清热燥湿化痰；竹茹清燥开郁；枳实破痰利膈；石菖蒲散结开窍。

（6）据兼症化裁：若痰热偏盛者，则选用清气化痰丸为主方。清气化痰丸方中黄芩清泻肺中实火，为君药。陈皮、枳实理气降逆，调畅气机，为臣药。佐以瓜蒌仁清热化痰；清半夏、茯苓、胆南星燥湿化痰；苦杏仁宣中化痰止咳。临床使用时可加石菖蒲以开郁通窍。

（三）肝气郁结证

（1）抓主症：耳鸣如闻潮声或风雷声，多在情志抑郁或恼怒之后加重。

（2）察次症：伴胸胁胀痛，夜不能寐，头痛或眩晕，口苦咽干。

（3）审舌脉：舌质红，苔白或黄，脉弦。

（4）择治法：疏肝解郁，行气通窍。

（5）选方用药思路：本证因肝失疏泄，肝气郁结，气机阻滞而成，应选用具有疏肝解郁功效的逍遥散。本方既有柴胡疏肝解郁，又有当归、白芍养血柔肝，尤其当归之芳香可以行气，味甘可以缓急，更是肝郁血虚之要药；白术、茯苓健脾去湿，使运化有权，气血有源；炙甘草益气补中，缓肝之急，虽为佐使之品，却有襄赞之功；生姜温胃和中；薄荷助柴胡疏肝郁之力。

（6）据兼症化裁：若有火热之象尚轻者，可加牡丹皮、栀子以加强清热之功；耳鸣重者，可加石菖蒲等开郁通窍；失眠者，可加合欢花、酸枣仁、五味子等；若见肝火上扰之证，可选用龙胆泻肝汤主之，方药组成：龙胆草6g、黄芩9g、山栀子9g、泽泻12g、木通9g、车前子9g、当归8g、生地黄20g、柴胡10g、生甘草6g。

（四）气滞血瘀证

（1）抓主症：耳鸣，或有爆震史。

（2）察次症：全身可无明显其他症状，病程可长可短。

（3）审舌脉：舌质暗红或有瘀点，脉细涩。

（4）择治法：活血化瘀，行气通窍。

（5）选方用药思路：因情志郁结、气机郁滞或爆震之后，致血行瘀阻，耳窍脉络微涩发为耳鸣，选用以活血散结为主要功效的通窍活血汤，方中赤芍、川芎行气活血；桃仁、红花活血通络；老葱、干姜通阳；麝香开窍，黄酒通络；佐以大枣缓和芳香辛窜药物之性。

（6）据兼症化裁：气滞重者，可加丹参、香附等以加强行气之功；可加石菖蒲开郁通窍。

（五）脾胃虚弱证

（1）抓主症：劳累或思虑过度后，耳鸣突发或加重，耳鸣声或大或小。

（2）察次症：多伴倦怠乏力，少气懒言，面色不华，食欲不振，腹胀，大便溏薄。

（3）审舌脉：舌淡，苔白，脉弱。

（4）择治法：健脾益气，升清通窍。

（5）选方用药思路：脾胃虚弱，清阳不升，上气不足，在上之耳窍不得精微充养，应选用具有补脾益气、升阳聪耳功效的益气聪明汤为主方。方中药物组成为：黄芪、甘草、人参、升麻、葛根、蔓荆子、芍药、黄柏。方中人参、黄芪甘温以补脾胃；甘草甘缓以和脾胃；葛根、升麻、蔓荆子轻扬升发，能入阳明，鼓舞胃气，上行头目；中气既足，清阳上升，则九窍通利，耳聪目明；白芍敛阴和血，黄柏补肾生水，二者又可平肝滋肾。

（6）据兼症化裁：若气血两虚者，并伴心悸失眠等症，可选用具有养血安神、补心益脾的归脾汤为主方。方中黄芪甘微温，补脾益气；龙眼肉甘温，既能补脾气，又能养心血，共为君药；人参、白术甘温补气，与黄芪相配，加强补脾益气之功；当归甘辛微温，滋养营血，与龙眼肉相伍，增强补心养血之效，均为臣药；茯神、酸枣仁、远志宁心安神；木香理气醒脾，与补气养血药相配伍，使之补不碍胃，补而不滞，俱为佐药；炙甘草补气健脾，调和诸药，为使药。加姜、枣调和脾胃，以资生化。

（六）心神不宁证

（1）抓主症：两耳蝉鸣，时轻时重，精神紧张或压力过大时加重。

（2）察次症：心悸怔忡，心烦失眠，注意力不集中等。

（3）审舌脉：舌质淡，苔薄白，脉细弱。

（4）择治法：宁心安神通窍。

（5）选方用药思路：心主神明，劳心过度，或久病失养，心血耗伤过度，耳窍失养，或血虚阴不涵阳，心火上扰，发为耳鸣，酸枣仁汤主之，本方补虚养血，清热除烦安神，组成：酸枣仁（炒）、茯苓、知母、川芎、甘草。方中重用炒酸枣仁（30g 左右），先煎，养肝血，安心神，养血宁心，敛阴止汗为君药；茯苓宁心安神，知母滋阴清热，共为臣药，与君药相配，以助君药安神除烦；佐药为川芎，调畅气机，疏达肝气，与君药相配，酸收辛散并用，相辅相成，具有养血调肝之妙；使药为生甘草，和中缓急，调和诸药。

（6）据兼症化裁：临床上可加丹参、玄参、香附等活血行气；可加制远志、柏子仁、首乌藤、煅磁石等重镇安神；可加白芍、五味子等酸甘敛阴；可加当归等养血和血。

（七）肾元亏损证

（1）抓主症：耳鸣如蝉，多细弱而微，昼夜不息，安静时尤甚。

（2）察次症：腰膝酸软，头晕眼花，畏寒肢冷，夜尿频多，大便溏薄或五更泄。

（3）审舌脉：舌质淡，苔白，脉沉细。

（4）择治法：补肾填精，滋阴潜阳。

（5）选方用药思路：肾脏精气亏虚，不能上荣于脑，脑中髓海不足，不能滋养于耳，而耳亦为肾窍，故肾元亏损可致耳鸣如蝉。本证应选具有滋肾平肝功效的耳聋左慈丸主之。方中磁石平肝潜阳；熟地黄滋阴益肾；山茱萸、山药补肝肾；竹叶清心火以除烦；柴胡平肝疏肝；茯苓健脾渗湿，制山药之壅滞；牡丹皮清泻肝火，防山茱萸之温过；泽泻清浊，去熟地黄之滋腻。诸药合用，共奏补肾填精，滋阴潜阳之功。

（6）据兼症化裁：临床上可加五味子、枸杞子等，收敛固精；肾阳虚者，则选用具有补肾助阳功能的肾气丸。肾气丸方药组成为熟地黄、山药、山茱萸、茯苓、泽泻、牡丹皮、肉桂、附子。

七、中成药选用

（1）血府逐瘀口服液或逐瘀通脉胶囊：用于气滞血瘀型耳鸣。

（2）安神补脑液、枣仁安神胶囊、乌灵胶囊：用于心烦失眠者。

八、单方验方

（1）耳聋1号：周凌教授经验方，由熟地黄、山茱萸、牡丹皮、枸杞子、五味子、葛根、钩藤、磁石、远志、丹参、路路通、石菖蒲等中药组成。用于治疗肝肾亏虚型耳鸣。

（2）耳聋2号：周凌教授经验方，由桃仁、郁金、丹参、当归、白芍、川芎、柴胡、香附、龙骨、牡蛎、磁石、葛根、钩藤、石菖蒲、地龙、路路通等中药组成。用于治疗肝郁气滞、瘀血内停之耳鸣。

九、中医特色技术

（一）针法

1. 体针

选穴时应局部取穴与远端辨证取穴相结合，局部取穴以患侧耳门、听宫、听会、翳风为主。远端需辨证取穴，例如风热侵袭者，选用外关、合谷、大椎、曲池等穴；肝胆火盛者，选用太冲、丘墟、中渚、行间等穴位治疗。行针时实证采用泻法，虚证采用补法，或都采用平补平泻法，每日针刺1次。

2. 耳针

针刺内耳、肾、肝、神门、皮质下等穴位，中等刺激，留针20分钟左右，也可用王不留行籽贴压以上穴位，以调理脏腑功能。

（二）穴位注射

穴位注射法是一种针刺和药物相结合来治疗疾病的方法，取患侧耳门、听宫、听会、翳风等穴位，注射器可使用5ml注射器，针头可选用5号针头，注射药物可使用中草药制剂、维生素类制剂、能量代谢制剂等。局部常规消毒后，针头刺入皮肤2cm左右，待有酸、麻、胀、重针感且无回血后，可将药液缓缓注入穴位。每日1次，每次每穴注入0.5～1ml。

（三）导引法

（1）《内功图说·分行外功诀》中提到营治城郭法：两手按耳轮，一上一下摩擦之，每次可做15分钟左右。

（2）鸣天鼓法：其方法是调整好呼吸，先用两手掌按摩耳郭，再用两手掌心紧贴外耳道，两手食指、中指、无名指、小指对称地横按在枕部，两中指相接触，再将两食指翘起放在中指上，然后把食指从中指上用力下滑，重重地叩击脑后枕部，此时可闻洪亮清晰之声，响如击鼓。先左手24次，再右手24次，最后双手同时叩击48次。

（3）分搓耳前后：将双手分别放在两耳根部，食指和中指分开置于耳朵前后，中指在耳前，食指在耳后，然后从耳垂开始，夹持耳朵向上推动，注意有一定的力度，并且紧贴耳郭，直到耳尖，这样来回分搓，每日50次。

（4）点揉翳风穴：将双手置于头部，拇指指尖按在翳风穴，其他四指分散地放在耳朵上方，然后拇指用力对凹陷进行点按，直到能感觉出酸胀感。每日按摩3分钟左右。

十、预防与调护

（1）非特发性耳鸣的患者，应积极防治能引起耳鸣的各种疾病。

（2）注意休息，调节情绪，保证睡眠，起居有常。

（3）饮食有节，可以多食用一些豆制品、牛奶、含锌和铁的食物、含维生素类较多的食物，忌烟酒，少喝浓茶、咖啡，忌辛辣、咸寒、甜腻等刺激性食物，限制脂肪类食物的摄入。

十一、各家发挥

（一）补肾填精

中医认为肾与耳关系密切，肾为先天之本，藏精生髓，上通于脑，开窍于耳。《诸病源候论》曰："劳动经血，而血气不足，宗脉则虚，风邪乘虚，随脉入耳，与气相击，故为耳鸣。"肾虚耳鸣多发于40岁以上人群，多见于年老体弱或虚羸之人。患者有腰膝酸软，性欲减退，舌淡白，脉沉细无力等症。

（二）清热化痰

古代多数医家治耳鸣主张从肾入手，从虚论治，但在宋、元朝之前未被重视。自朱丹溪提出"耳鸣因酒遏者"之后，才开始有了痰火壅结，上扰耳窍，可导致耳鸣这一病机的探讨。现代医家临床上对耳鸣兼有形体肥胖、头昏而胀、咳唾胁痛、痰多而黏等症的患者，多将温胆汤、清气化痰丸、礞石攻痰丸等方药进行加减治疗。

（三）活血化瘀

久病在血，久病多瘀，耳鸣可因瘀阻耳窍，气血流行不畅，耳窍失养所致。现代研究也认为某些耳鸣患者发病与耳部微循环障碍有关，由于耳部血管遭受到刺激后，造成微血管痉挛，血流受阻所致。临床常表现为耳鸣兼有舌质紫暗，脉细涩等瘀血症状。

周凌教授根据多年的临床经验，认为临床上诸多的耳鸣患者常由于情志不畅，肝郁气滞，经络阻滞，瘀血内停，耳窍失养所致。当治以疏肝理气，化瘀通窍，并自拟经验方耳聋2号：由桃仁、郁金、丹参、当归、白芍、川芎、柴胡、香附、龙骨、牡蛎、磁石、葛根、钩藤、石菖蒲、地龙、路路通等中药组成。用于肝郁气滞，瘀血内停之耳鸣。

（四）清肝降火

《素问·六元正纪大论》中提到"木郁之发，甚则耳鸣旋转"，说明肝气郁结，久而化火，上扰清窍，则可导致耳鸣。肝者将军之官，性刚劲，主升发疏泄，若肝失条达，郁而化火，上扰清窍，则耳鸣暴发，如潮如雷，轰轰隆隆，常伴有口苦咽干，舌红苔黄，脉弦数有力，治疗时应平肝伐木，清肝降火。

（五）利水逐饮

脾胃虚弱，不能运化水湿，痰饮留于体内，清阳不升可致耳鸣。临床常使用苓桂术甘汤、五苓散等进行加减，治疗兼见形寒肢冷，痰白质稀，舌淡苔白腻，脉滑等症的耳鸣。

（唐　英）

第八节　梅尼埃病

梅尼埃病是一种特发性膜迷路积水的内耳疾病，表现为反复发作的旋转性眩晕，波动性感音神经性听力损失，耳鸣和（或）耳胀满感。发病年龄为4～90周岁，多发于青壮年，首次发病年龄30～50周岁居多，发病高峰为40～60周岁，发病比率为女性比男性略高。一般为单耳发病，随着病程延长，可出现双耳受累，累及双侧者在3年内先后患病。该病属难治性疾病之一，相当一部分患者经过治疗后，眩晕可得到缓解，但容易复发，而多次发作后，部分患者可能遗留顽固性的耳鸣及不可逆性耳聋，但一般不会危及生命，也有部分患者治疗后不再复发。

梅尼埃病属于中医学"耳眩晕"范畴，又有"头眩""掉眩""风眩""脑转"等名称。

一、临床诊断标准与鉴别诊断

（一）诊断标准

（1）发作性旋转性眩晕2次或2次以上，每次持续20分钟至数小时；常伴自主神经功能和平衡功能障碍，无意识障碍。

（2）波动性听力损失。具备下述3项即可判定为听力损失：①250Hz、500Hz、1000Hz听阈均值较1000Hz、2000Hz、3000Hz听阈均值高15dB或15dB以上；②250Hz、500Hz、1000Hz、2000Hz、3000Hz患耳听阈均值较健耳高20dB或20dB以上；③250Hz、500Hz、1000Hz、2000Hz、3000Hz平均听阈值大于25dB。

患者早期多为低频听力损失，随病情进展听力损失逐渐加重，低频高频均可累及，但罕见全聋。至少1次纯音测听为感音神经性听力损失，早期听力波动时可出现听觉重振现象。

（3）伴有耳鸣和（或）耳胀满感。

（4）排除其他疾病引起的眩晕，如良性阵发性位置性眩晕、迷路炎、前庭神经元炎、药物中毒性眩晕、突发性聋、椎-基底动脉供血不足和颅内占位性病变等。

（二）可疑诊断（梅尼埃病待诊）标准

（1）仅有1次旋转性眩晕发作，纯音测听为感音神经性听力损失，伴耳鸣和（或）耳胀满感。

（2）发作性眩晕2次或2次以上，每次持续20分钟至数小时，听力正常，不伴耳鸣和（或）耳胀满感。

（3）波动性低频感音神经性听力损失，可出现重振现象，无明显眩晕发作。

（4）符合以上三条中的任何一条即为可疑诊断。对于可疑诊断者根据条件可进一步行甘油试验、耳蜗电图、耳声发射及前庭功能检查。

1）甘油试验：将1.2～1.5g/kg的甘油加等量生理盐水或果汁空腹饮下，服用前与服用后3小时内，每隔1小时做1次纯音测听。若患耳在服甘油后平均听阈提高15dB及以上，或语言识别率提高16%以上者为阳性。甘油试验阴性者也不能完全排除梅尼埃病。

2）耳蜗电图：一般结果显示为-SP增大、SP-AP复合波增宽，-SP/AP值增加（-SP/AP>0.4），AP的振幅-声强函数曲线异常陡峭。

3）耳声发射：指从外耳道记录的来自耳蜗内的弹性波能量，是耳蜗内产生的音频能量经过中耳传至外耳道的逆过程，以机械振动的形式释放出来。梅尼埃病的病变发生在耳蜗，该病的耳声发射表现为低频反应减弱为主，与纯音听力图的听力损失范围对应，但随着听力损失加重，耳声发射检出率也会下降甚至消失。

4）前庭功能检查：发作期可观察到或用眼震电图描记到节律整齐、强度不同、初向患侧继而转向健侧的水平或旋转水平性自发性眼震，或位置性眼震。动静平衡功能检查结果异常，间歇期自发性眼震和各种诱发试验结果可能正常，多次复发者患耳前庭功能可能减退或丧失，冷热试验可有优势偏向。镫骨足板与膨胀的球囊粘连时，增减外耳道气压时诱发眩晕与眼震，称为 Hennebert 征阳性。

（三）鉴别诊断

1. 良性阵发性位置性眩晕

本病英文缩写为 BPPV，是因特定头位改变而诱发的阵发性短暂（数秒至数十秒）眩晕，可伴有眼震，为常见的前庭末梢器官病变。本病发病突然，患耳向下时出现眩晕症状，眼震发生于头位变化后的 3～10s 之内，持续时间不超过 1 分钟，无耳鸣、耳聋。BPPV 不具有耳蜗症状而易与梅尼埃病相鉴别，Dix-Hallpike 变位试验为其主要诊断检查方法。

2. 前庭神经元炎

以突发眩晕，伴向健侧的自发性眼震、恶心、呕吐为特征。发病前多有上呼吸道感染史，无耳鸣、耳聋和前庭功能减弱。数日后症状逐渐缓解，但可转变为持续数月的位置性眩晕。痊愈后极少复发。

3. 前庭药物中毒

有应用耳毒性药物的病史，眩晕特点为起病慢，程度轻，持续时间长，非发作性，被代偿后眩晕症状会逐渐减轻或完全消失，但随之出现耳聋耳鸣。

4. 迷路炎

迷路炎即内耳炎，是化脓性中耳乳突炎较常见的并发症。分为局限性迷路炎、浆液性迷路炎和化脓性迷路炎三类。临床常见症状为眩晕、恶心、呕吐、自发性眼震、听力减退等。本病多有化脓性中耳炎或中耳手术史、外伤史，眩晕多在快速转身、屈体、骑车、耳内操作（如挖耳、耵聍冲洗等）、压迫耳屏或擤鼻时发作，持续时间为数分钟至数小时不等。瘘管试验阳性。

5. 突发性聋

为突然发生的原因不明的非波动性感音神经性聋，多在 3 日内听力急剧下降，常为中或重度耳聋，部分患者可伴耳鸣、眩晕、恶心、呕吐等症状，但一般不反复发作，单耳发病居多，双侧耳聋也常为一侧较重。初次发作的梅尼埃病应注意与突发性聋相鉴别。

6. Hunt 综合征

突发性轻中度眩晕、耳鸣、耳聋，但不会反复发作，主要表现为一侧耳部剧痛，耳部带状疱疹，可出现同侧周围性面瘫。

7. Cogan 综合征

Cogan 综合征是一种累及眼、前庭听觉系统的综合征，为一种罕见的自身免疫性疾病。几乎所有患者都有眼部症状，而内耳症状表现为听力和前庭功能随着病情或缓解或加剧呈波动性，如果未及时应用糖皮质激素，将迅速发展为单耳或双耳全聋，且听力下降不可逆，双侧前庭功能丧失。但内耳症状与其他症状可同时出现，也可间隔数周至 2 年先后出现，临床须注意。

8. 迟发性膜迷路积水

是类似梅尼埃病但又有明确病因的疾病。头部外伤、迷路炎、乳突炎、中耳炎甚至白喉等可为其病因。临床症状表现为先一侧耳重度感音神经性聋，时隔数年后出现类似梅尼埃病的眩晕，可持续数十分钟至数小时，最长不超过 24 小时，常伴恶心、呕吐等症。

9. 外淋巴瘘

临床特征为急性感音性神经性耳聋、耳鸣、眩晕、平衡失调等耳蜗和前庭症状的疾病。该病是由于某种原因导致圆窗膜、前庭窗膜、内耳和中耳间隙破裂，使外淋巴液漏到中耳而引起。鼓室探查术、耳内镜等检查能够确认前庭窗或蜗窗漏出外淋巴液或脑脊液，或者探查到外淋巴瘘孔。

10. 头部损伤

头部外伤可引起眩晕，具体包括颈部外伤、中枢神经系统外伤、前庭外周部损伤等，皆可引起前庭症状。如颞骨横行骨折常有严重眩晕、自发眼震、耳鸣、耳聋与面瘫。2～3 周后可缓解而遗留位置性眼震与位置性眩晕。

11. 听神经瘤

听神经瘤又称前庭神经鞘瘤，起源于内听道前庭神经鞘膜的施万细胞，为耳神经外科最常见的良性肿瘤。临床症状与肿瘤大小直接相关。肿瘤位于内听道内时，表现为听力下降、耳鸣和前庭功能障碍；进入脑桥小脑角后，听力下降加重，并可出现平衡失调，压迫三叉神经时，可出现同侧面部麻木；肿瘤进一步生长可压迫脑干，出现脑积水、头痛和视力下降等不适症状。MRI 是目前诊断听神经瘤最敏感、最有效的方法。

12. 前半规管裂隙综合征

受到强声刺激、中耳压力或颅内压改变后，会诱发眩晕、耳内震动感及平衡紊乱等临床表现，其诱发的眼震方向与前半规管平面一致，颞骨薄层 CT 显示前半规管顶部骨质部分缺失。高分辨率 CT 有助于鉴别。

二、中医辨病诊断

（一）诊断依据

1. 病史

本病大多有反复发作史。

2. 症状

眩晕突然发作，自觉天旋地转，身体有向一侧倾倒的感觉，站立不稳，体位变动或睁眼时眩晕感加重，但神志清楚，多伴有恶心呕吐、耳鸣耳聋等症状。

3. 检查

外耳道及鼓膜检查多无异常。可伴有自发性眼震、波动性感音性听力减退、前庭功能亢进等。

（二）类证鉴别

1. 耳眩晕与头昏

头昏系由神经症或慢性躯体性疾病等所致。常表现以持续的头脑昏沉不清晰感为主要症状，多伴有头重、头闷、头胀、健忘、乏力和其他神经症或慢性躯体性疾病症状，劳累时加重。不伴有恶心、呕吐、眼球震颤、听力改变等症状。

2. 耳眩晕与头晕

头晕与全身疾病有关，以间歇性或持续性的头重脚轻和摇晃不稳感为主症，多于行立起坐中或用眼过度时加重，但无旋转感，不伴有听力改变。

3. 耳眩晕与晕厥

晕厥是由多种原因导致全身低循环而出现的短暂性脑缺血。在发病之初可有眩晕、视物不清、站立不稳和恶心等不适症状，以突发一过性意识障碍为主症。

4. 耳眩晕与中枢性眩晕

中枢性眩晕为前庭神经颅内段（出内听道）、前庭神经核、核上纤维和皮层前庭代表区病变引起。其眩晕性质较周围性眩晕轻，持续时间长，头部或体位改变时眩晕加剧不明显。眼震持续时间长，方向为水平、垂直或旋转。无恶心、呕吐及波动性听力改变，可伴随脑干、小脑和颞、顶叶体征。冷热水试验正常。

5. 耳眩晕与血管性眩晕

血管性眩晕分为四种：①椎基底动脉供血不足：50 岁以上反复发作的眩晕伴恶心、呕吐、平衡障碍，一般不伴有耳鸣耳聋，常常合并颈椎病，TCD 可示椎动脉痉挛；②延髓背外侧综合征：急性起病，眩晕伴恶心呕吐、眼球震颤、声音嘶哑、吞咽困难、喝水呛咳、交叉性感觉障碍、病变侧共济失调；③迷路卒中：急性发作的眩晕，伴有耳鸣及听力障碍，剧烈的恶心呕吐症状，面色苍白；④颈性眩晕：也称椎动脉压迫综合征。临床表现为反复发作的眩晕伴恶心、呕吐、平衡障碍，发作与头部突然转动有关，症状持续时间短暂。

6. 耳眩晕与后颅窝疾病

该病也是引起眩晕的常见原因之一，这些疾病包括脑桥小脑角综合征、小脑病变、脑干病变、Brun 征。

7. 耳眩晕与功能性眩晕

功能性眩晕为植物神经功能紊乱所引起的眩晕，以女性多见，常与情绪不稳、精神紧张和过劳等因素有关。临床特点为眩晕多呈发作性，可持续数小时到数日，可伴有恶心、呕吐，且有较多的神经官能性症状和主诉，无神经系统器质性体征，无波动性耳聋耳鸣。

三、审析病因病机

（一）髓海不足

肾主藏精而生髓，髓海空虚，耳窍失养，或肾阳虚衰，寒水上泛清阳之位，故发眩晕。

（二）脾脏亏虚

无虚不作眩，脾为后天之本，气血生化之源，思虑劳倦伤脾，气虚血乏，上气不足，脑为之不满，则发眩晕。无痰不作眩，脾虚运化失司，聚湿生痰，故发眩晕。

（三）肝阳上扰

"诸风掉眩，皆属于肝"，若平素情志不遂或暴怒伤肝，木郁则发之，肝气太过，肝阳上扰清窍而致眩晕。

（四）风邪外袭

风性主动，气候突变，风邪外侵，上扰清窍，亦可致眩晕。

耳眩晕难治究其原因十分复杂，有虚有实或虚实夹杂，多个致病因素之间也可以相互影响，相互转化。虚证则以脾、肾之虚居多，实证多在肝，然有风火、痰浊等不同因素兼杂。

四、明确辨证要点

（一）辨虚实

本病在眩晕发作期以实证多见，如外邪侵袭、痰浊中阻、肝阳上扰等，亦可见虚中夹实，如寒水上泛等；在发作间歇期以虚证多见，如髓海不足、气虚血亏等。病情总趋势一般为病初以风、火、痰等因素致病的实证为主，久则伤肝伤脾伤肾，最终肝脾肾俱虚。耳眩晕发病以虚者居多，如阴虚则肝风内动，气血亏虚则清窍失养，精虚则髓海不足等。

（二）辨脏腑

耳眩晕虽然病位在耳，但与肺、肝、脾、肾等脏腑密切相关。外感风邪犯肺，肺气不宣，鼻塞流涕，风性善动，主升发向上，肺气上逆，上扰清窍，则突发眩晕、恶心呕吐兼外感之象；脾气虚弱，气血生化不足，清阳不升，清窍失养，故眩晕时发、耳鸣耳聋、劳累耗气后症状加重，痰阻中焦，清阳不升，浊阴不降，蒙蔽清窍，发为眩晕，兼有痰浊中阻之证；七情内伤忧郁太过，肝失条达，肝郁化火，或恼怒伤肝，肝阳上亢，清窍受扰，则眩晕、耳鸣、耳聋，每因情绪波动、心情不舒、烦恼时加重；肾阳衰微，不能温化水湿，寒水上泛清窍，或肾精亏损，髓海不足，不能濡养清窍，皆可致眩晕反复发作，兼见肾虚症状。

五、确立治疗方略

耳眩晕属于难治性疾病之一，病因病势复杂多变，临床应根据其发病的病因，采用内治配合针灸等局部治疗。耳眩晕外因可为风寒暑湿乘虚致病或七情致病，内因则与肝、肾、脾三脏密切相关，气血不足、肝肾阴虚为病之本，风、火、痰为病之标。临床症状常标本兼见，虚实交错。总体治疗原则也不外乎虚补实泻，调整阴阳。精虚者，填精生髓，滋补肾阴；气血虚者，则宜益气生血，调补脾胃；痰湿中阻者，宜燥湿祛痰；肝火偏盛者，则宜清肝降火；而虚中夹实，或因实致虚者，或扶正以祛邪，或祛邪以安正，权衡标本缓急，辨证论治。

六、辨证论治

（一）风邪外袭

（1）抓主症：突发眩晕，如坐舟车，恶心呕吐。
（2）察次症：鼻塞流涕，咳嗽，咽痛，发热恶风等。

（3）审舌脉：舌红，苔薄黄，脉浮数。

（4）择治法：疏风散邪，清利头目。

（5）选方用药思路：本证因风性主动，易伤阳位，风邪外侵，上扰清窍所致，临床选用辛凉解表的桑菊饮为主方。方中桑叶清透肺络之热，菊花清散上焦风热，并作君药；臣以辛凉之薄荷，助桑叶、菊花散上焦风热。桔梗、杏仁，一升一降，解肌肃肺；连翘清透膈上之热，苇根清热生津止渴，共用作佐药。甘草调和诸药，作使药之用。诸药配合，共奏疏风清热，宣肺清利头目，止眩之功。

（二）痰浊中阻

（1）抓主症：眩晕而见头重如蒙，呕恶较甚，或见耳鸣耳聋。

（2）察次症：胸中郁闷不舒，痰涎多，心悸，纳呆倦怠。

（3）审舌脉：舌苔白腻，脉濡滑。

（4）择治法：燥湿健脾，涤痰止眩。

（5）选方用药思路：饮食、劳倦、思虑俱能伤脾，脾土伤，不能运化水湿，内生痰饮，阻遏中焦，清阳不升，浊阴不降，清窍受之蒙蔽，故本证常选用具有化痰息风、健脾祛湿功效的半夏白术天麻汤为基础方。方中以半夏、天麻燥湿化痰，降逆止呕，平肝息风而止头眩为君；白术运脾燥湿，茯苓健脾渗湿为臣；橘红理气化痰，生姜、大枣调和脾胃为佐；甘草调和诸药为使。诸药相伍，共奏燥湿化痰，平肝息风止眩之功。本证也可用泽泻汤为主方进行加减治疗。

（三）肝阳上扰

（1）抓主症：眩晕每因情绪波动，心情不舒，烦恼时发作或加重，伴耳鸣耳聋。

（2）察次症：口苦咽干，面红目赤，急躁易怒，胸胁苦满，少寐多梦。

（3）审舌脉：舌质红，苔黄，脉弦数。

（4）择治法：平肝息风，滋阴潜阳。

（5）选方用药思路：肝气太过，肝阳偏旺，水不涵木，肝阳亢逆无所制，气火上扰清窍而致眩晕。本证应选用治风剂天麻钩藤饮为主方。方中天麻、钩藤平肝息风，共为君药；石决明咸寒质重，可平肝潜阳，并能除热明目，与君药合用，加强平肝息风之力。川牛膝引血下行，并能活血利水，共为臣药；杜仲、桑寄生补益肝肾以治本，栀子、黄芩清肝降火，以折其亢阳，益母草可助川牛膝活血利水之功，有平降肝阳之效，夜交藤、茯神宁心安神，均为佐药。若肝胆火盛者，可选用龙胆泻肝汤化裁。本证为本虚标实之证，眩晕缓解后，应注意滋阴养液，以潜降肝阳，可选用具有滋肾养肝功能的杞菊地黄丸调理。

（四）寒水上泛

（1）抓主症：眩晕时心下悸动，恶心欲呕，或频频呕吐清涎，耳鸣，耳聋。

（2）察次症：咳嗽，痰稀白，腰痛背冷，四肢不温，精神萎靡，夜尿频而清长。

（3）审舌脉：舌淡胖，苔白滑，脉沉细弱。

（4）择治法：温肾壮阳，散寒利水。

（5）选方用药思路：肾阳虚衰，不能制水，导致下焦寒水上泛清阳之位，使心、脑等脏腑宫窍受到水邪影响发为眩晕，本证选用具有温阳利水之功效的真武汤为主方。方中以附子为君药，附子味辛甘性热，用之温肾助阳，以化气行水，兼暖脾土，以温运水湿；臣以茯苓利水渗湿，使水邪从小便去，白术健脾燥湿；佐以生姜之温散，既助附子温阳散寒，又合茯苓、白术宣散水湿。白芍既利小便以行水气、柔肝缓急以止痛、敛阴，又可防附子燥热伤阴，以利于久服缓治。

（五）髓海不足

（1）抓主症：眩晕经常反复发作，伴耳鸣耳聋。
（2）察次症：腰膝酸软，精神萎靡，失眠多梦，手足心热等。
（3）审舌脉：舌质嫩红，苔少，脉细数。
（4）择治法：滋阴补肾，填精益髓。
（5）选用药思路：若年高肾精亏虚，或体虚多病，或房劳过度，均可致髓海空虚，无以充养清窍，致脑转耳鸣，颈酸眩晕，懈怠安卧。应选用具有滋肾养肝功效的杞菊地黄丸为主方治之。杞菊地黄丸是由六味地黄丸加入枸杞子和菊花而成。枸杞子，甘平质润，可补肾益精；菊花，善清利头目。六味地黄丸中熟地黄、山茱萸、山药三药相配，滋养肝脾肾，称为"三补"；泽泻、牡丹皮、茯苓，三药并称"三泻"。此方以补肾为主，兼肝脾并补，八种药物配伍组合可滋阴、养肝、补肾、填精，对肝肾阴虚同时伴有眩晕、耳鸣、耳聋者尤为有效。

（六）气血亏虚

（1）抓主症：眩晕时发，每遇劳累时发作或加重，伴耳鸣、耳聋。
（2）察次症：面色苍白，唇甲不华，少气懒言，倦怠乏力，食少便溏。
（3）审舌脉：舌质淡，脉细弱。
（4）择治法：补益气血，健脾安神。
（5）选方用药思路：气虚血乏，上气不足，故脑为之不满，头为之若倾，目为之眩，治疗时可选用具有补益功能的归脾汤为主方。方中以人参、黄芪、白术、甘草甘温之品补脾益气以生血，旨在气旺而血生；当归、龙眼肉甘温补血养心；茯苓（或茯神）、酸枣仁、远志宁心安神；木香辛香而散，理气醒脾，与大量益气健脾药配伍，复中焦运化之功，又能防大量益气补血药滋腻碍胃，使补而不滞，滋而不腻；用生姜、大枣调和脾胃，以资化源。本方一是心脾同治，重点在脾，使脾旺则气血生化有源；二是气血并补，重在补气；三是木香一味理气醒脾，补而不滞。若中气下陷或清阳不升者，可选用补中益气汤为主方益气升阳。

七、中成药选用

（1）天麻钩藤颗粒、天麻定眩片、天智颗粒：治疗肝阳上亢型耳眩晕，口服。
（2）参桂鹿茸丸、参芪归脾糖浆：治疗气血亏虚型耳眩晕，口服。

八、单方验方

（1）定眩汤：川芎 30g、天麻 20g、黄芪 20g、制半夏 12g、白术 15g、茯苓 15g、泽泻

15g、竹茹 15g、菊花 15g、当归 15g、甘草 6g。水煎服，早晚分服，7 日为 1 个疗程。治疗风痰壅盛型耳眩晕。

（2）五苓散加味：茯苓、桂枝、白术、泽泻、陈皮、半夏、竹茹、石菖蒲各 10g、车前子 15g、钩藤 30g、菊花 12g。治疗痰浊中阻型耳眩晕。

（3）大黄一味，酒炒三遍，研末，茶调，每次服用 8～9g，每日服 3 次（源自《丹溪心法》）。主治痰火眩晕，为治标之法。

九、中医特色技术

（一）针灸疗法

1. 体针

主要根据耳眩晕的病因病机，循经取穴，并根据病情虚实而采用不同的手法。主穴多选百会、头维、风池、风府、神门、内关，配穴多选三阴交、关元、肾俞、脾俞、足三里、气海、命门、行间、侠溪、中脘、丰隆、解溪等穴位。每次取主穴、配穴各 2～3 穴，虚证者用补法，并配合灸法，实证者用泻法。每日 1 次。

2. 耳针

可选额、心、神门、胃、肾、内耳、脑、皮质下、交感等穴，每次取 2～3 穴，中、强刺激，留针 20～30 分钟，间歇捻针，每日 1 次。或用王不留行籽贴压刺激以上穴位。

3. 穴位注射

可选取合谷、太冲、内关、风池、翳风、四渎等穴位，每次取 2～3 穴，每穴注射 5%或 10%葡萄糖注射液 1～2ml，或维生素 B_{12} 注射液 0.5ml，隔日 1 次。

（二）按摩疗法

（1）拇指按压神门、中渚、内关、手三里、厉兑、涌泉、丰隆等穴位 3～5 分钟，双手交替按摩，以感觉胀痛为宜。这些穴位循经于耳，具有镇静安神、补益气血、调节阴阳的作用，能够缓解眩晕、呕吐等不适症状。

（2）拇指点按手部耳反射区 5 分钟，以透热为宜，或拇指平推足部内耳迷路反射区，直至症状缓解或消失。此法可调节内耳前庭平衡功能，减轻耳眩晕症状。

十、预防与调护

（1）本病症状虽重，但不会危及生命，应与患者沟通，解除患者恐惧心理；对久病、频繁发作、神经衰弱者，要向患者全面解释病情，缓解患者紧张焦虑情绪；若前庭功能减退者，应循序渐进地进行前庭功能康复训练；患者在症状缓解后，应鼓励其尽早下床活动，注意劳逸结合。

（2）卧室应保持安静，减少噪音，光线宜暗，空气要流通，冬季时节发病应做好保暖防护措施。

（3）饮食应注意"两高两低"，调节情志，生活规律，避免复发。

（4）合并高血压和动脉硬化的患者，应控制好血压，防止血管硬化加重后加大对前庭神经的刺激。

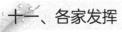

十一、各家发挥

（一）风邪致眩

风邪分外风和内风，外感风邪侵犯，客于肌表，循经上扰巅顶，邪遏清窍，可作耳眩晕，而内风则为肝风。《素问》曰："诸风掉眩，皆属于肝。"肝为风木之脏，体阴而用阳，其性刚劲，主升主动。头为诸阳之首，耳目口鼻皆系清窍，患眩晕者，可因肝胆之风阳上冒耳所致。

（二）正虚致眩

古代许多医家皆认为耳眩晕是"因虚作眩"，所谓"正气不足，百病由生"，虚可由气血亏虚、肾精亏虚、先天不足、老年肾亏、久病失养、房劳过度等引起。

（三）痰火致眩

刘完素曰："所谓风气甚而头目眩运者，由风木旺，必是金衰，不能制木，而木复生火，风火皆属阳，多为兼化，阳主乎动，两动相搏，则为之旋转。"证明风火、肝火、实火、痰火等皆可致眩。朱丹溪曾认为痰是致病的关键因素，而其中"湿痰"和"火痰"居多。脾为生痰之源，若嗜食肥甘，饥饱无常，或思虑劳倦，伤及于脾，使脾失健运，水谷不能生化精微而聚湿生痰，痰浊中阻，清阳不升，浊气不降，蒙蔽清窍，或痰浊郁而化火，上犯清窍，皆致耳眩晕的发生。

（四）虚实分论

众多医家都认为耳眩晕的病因病机为虚实并存，本虚标实。陈言在《三因极一病证方论》中提出了"外因""内因""不内外因"造成耳眩晕的三因学说。《古今医统》里提出虚有气虚、血虚、阳虚之分；实有风、寒、火、湿之别，并着重指出"四气乘虚""七情郁而生痰动火""淫欲过度，肾家不能纳气归"等，是耳眩晕发病的常见原因。

（唐　英）

第三章 鼻科疾病

第一节 鼻前庭炎

鼻前庭炎是鼻前庭皮肤的弥漫性炎症，分急、慢性两种。多因急性或慢性鼻炎、鼻窦炎、变应性鼻炎的分泌物刺激，或长期接触有害粉尘，或挖鼻等不良习惯继发细菌感染所致。糖尿病患者更容易发生。

鼻前庭炎属于中医学中"鼻疳"范畴，又有"鼻疮""赤鼻""疳鼻"等别称。

一、临床诊断标准与鉴别诊断

（一）诊断标准

1. 病史

挖鼻史、鼻腔鼻窦炎症或肿瘤、特异性传染病等，或长期接触粉尘史。

2. 临床表现

以鼻前庭外侧部明显，可为单侧或双侧。分为急性和慢性两种。急性者鼻孔内疼痛不适，尤其在擤鼻时更重。慢性者鼻前庭发痒、灼热感和异物感。

3. 检查

前鼻镜检查即可见鼻前庭皮肤病变。急性者鼻前庭皮肤红肿、疼痛，严重者可扩及上唇交界处，有压痛，表皮糜烂并附着痂皮或鼻毛处可见脓块。慢性者鼻前庭部发痒、灼热和结痂，鼻毛脱落，皮肤增厚、皲裂或可见鳞屑样痂皮附着。

（二）鉴别诊断

鼻前庭湿疹

鼻前庭湿疹是发生在鼻前庭的一种皮肤损害，可蔓延至鼻翼、鼻尖及上唇等处皮肤，瘙痒较剧，多见于儿童，可分为急性和慢性两类。本病与过敏因素有关，属于Ⅳ型变态反应，皮肤病变呈多形性对称分布，常反复发作，瘙痒剧烈，有明显渗出倾向。抗组胺类药物治疗有效。

二、中医辨病诊断

（一）诊断依据

1. 病史

可有粉尘接触史、挖鼻、流涕等病史。

2. 症状

前鼻孔及上唇肌肤处灼热疼痛或瘙痒，可反复发作，时轻时重，缠绵难愈。小儿可有纳呆、腹胀、便溏、啼哭不安等表现。

3. 检查

鼻前庭皮肤红肿、糜烂、结痂，或局部暗红，皮肤粗糙、皲裂、鼻毛脱落等。

（二）类证鉴别

鼻疳与鼻疔

鼻疔是指发生在鼻尖、鼻翼、鼻前庭部位的疔疮疖肿，即鼻疔疖肿。初起时鼻前庭局部红肿、疼痛，继则疼痛加剧，或跳痛，或麻，或痒，鼻疔隆起如粟粒样，根脚坚硬，形如椒目。而鼻疳则只限于鼻前庭皮肤红肿、糜烂、结痂、皮肤粗糙皲裂，无隆起。

三、审析病因病机

（一）肺经蕴热，邪毒外袭

本病的病根在肺，肺经素有蕴热，或因起居不慎，复受风热邪毒所袭，或鼻疾脓涕经常浸渍，邪毒乘机侵袭，外邪引动肺热，风热助势，上灼鼻窍，熏蒸肌肤而生鼻疳。

（二）阴虚血燥，鼻窍失养

患病日久，邪热留恋不去，内耗阴血，致血虚不荣，阴虚血燥，鼻窍失养，亦发鼻疳。

（三）脾胃失调，湿热郁蒸

饮食不节，脾胃失调，运化失职，以致湿热郁蒸，循经上犯而成鼻疳。小儿因脾胃气弱，肌肤娇嫩，易积食化热，疳热上攻鼻窍而为病。

本病病机有内外因两大因素，外因致病为粉尘接触史、挖鼻史等，内因发病与肺、脾、气血关系较为密切。

四、明确辨证要点

（一）辨病因

鼻疳发病在脏腑方面与肺联系最为主要，与脾胃疳热虫积、阴虚血燥也有关联；而外邪风、热、湿三者侵袭，也可致本病发生；还有非内外因，长期接触粉尘、有挖鼻习惯、流鼻涕等。肺经蕴热，邪毒外侵可见鼻前庭皮肤灼热发干，微痒微痛，表浅糜烂，溢少量黄色脂水等。脾胃失调、湿热郁蒸证候多表现为皮肤糜烂浸淫，潮红微肿，常溢脂水或结黄浊厚痂。阴虚鼻疳会出现鼻前孔及周围瘙痒，灼热干痛，异物感。

（二）辨虚实

实热急症多表现为鼻前庭皮肤潮红微肿、表浅糜烂、局部疼痛、有压痛，阴虚慢性者则多见鼻前庭部发痒、灼热和结痂，鼻毛脱落，局部皮肤增厚、皲裂或盖有鳞屑样痂皮。

五、确立治疗方略

外治应以局部涂敷为主，其总体治疗原则为清热解毒、消肿祛风、收敛止痒。内治则应急症清肺理脾，缓症养阴补血润燥。

六、辨证论治

（一）肺经蕴热，邪毒外侵

（1）抓主症：鼻前庭及周围皮肤灼热，微痒微痛，皮肤出现粟粒样小丘，继而流黄色脂水，周围皮肤潮红或皲裂，鼻毛脱落。

（2）察次症：一般无明显全身症状，偶有重者，可见头痛发热，咳嗽等症。

（3）审舌脉：舌质红，苔黄，脉数。

（4）择治法：疏风散邪，清热泻肺。

（5）选方用药思路：鼻属肺，为肺之门户，亦为肺窍，肺经蕴热，邪毒外侵于肺，则生鼻疳，本证型应选用黄芩汤为主方，此方出自《医宗金鉴》，方中黄芩、栀子、桑白皮、甘草清泻肺热而解毒；连翘、薄荷、荆芥穗疏散风热；赤芍清热凉血；麦冬清热养阴；桔梗清肺热，载诸药上行，直达病所。

（二）脾胃失调，湿热郁蒸

（1）抓主症：鼻前庭及周围皮肤糜烂，潮红嫩肿，常溢脂水或结黄浊厚痂，瘙痒，甚者可侵及鼻翼和口唇。

（2）察次症：偶有患者伴有腹胀、大便溏薄等症，可经久不愈或反复发作。

（3）审舌脉：舌苔黄腻，脉滑数。

（4）择治法：清热燥湿，解毒和中。

（5）选方用药思路：脾胃湿浊不化，或内有疳热、虫积则易成疳，治疗时应选用具有清热渗湿功效的萆薢渗湿汤为主方，方用萆薢、薏苡仁、滑石、通草、茯苓、泽泻清热渗湿利水为主，配以黄柏解毒而除下焦湿热，牡丹皮凉血活血；全方融解湿毒、利水湿、祛血滞于一方，为其配伍特点。

（三）阴虚血燥，鼻窍失养

（1）抓主症：鼻前庭及周围瘙痒，灼热干痛，或有异物感。鼻前庭肌肤粗糙、增厚或皲裂，或有少许脓痂或鳞屑样干痂，鼻毛脱落。

（2）察次症：口干咽燥，面色萎黄，大便干结等。

（3）审舌脉：舌质红，苔少，脉细数。

（4）择治法：滋阴润燥，养血息风。

（5）选方用药思路：本证为内耗阴血，血虚不荣，阴虚血燥，鼻窍失养所致，应选用四物消风饮为主方，方中生地黄、当归、赤芍、川芎养血活血，养阴润燥以扶正祛邪；黄芩、生甘草清热解毒；荆芥穗、薄荷、柴胡、蝉蜕疏风散邪止痒。

七、中成药选用

（1）全蝎软膏（黑龙江中医药大学附属第一医院院内制剂）或红霉素眼药膏：适用于鼻疳之鼻前庭及周围皮肤潮红、糜烂或肌肤干燥、皲裂者，外用涂抹敷布于患处。

（2）苦参祛风丸（黑龙江中医药大学附属第一医院院内制剂）：适用于鼻疳之痒甚或有渗出者。口服，1次1丸，1日3次。

八、单方验方

（1）适量朱砂、黄柏、龙胆草、薄荷、儿茶、雄黄、冰片共研细末，吹入鼻腔患处即可。

（2）鼻疳散（黑龙江中医药大学附属第一医院耳鼻咽喉科经验方）：药物组成为黄芩、焦栀子、桑白皮、牡丹皮、防风、当归、茯苓、连翘、金银花、枇杷叶、辛夷、通草等中药。

九、中医特色技术

（一）针灸疗法

临床上治疗鼻疳的常用穴位有曲池、外关、鱼际、龈交、睛明、足三里、合谷等，多采用泻法，每日1次。

（二）中药外敷

（1）鼻前孔及周围皮肤红肿、糜烂、干燥、皲裂、脱屑者，可局部用全蝎软膏涂抹患处。

（2）局部皮肤红肿、糜烂、渗液，可用三黄止痒散混合全蝎软膏或疏风软膏（三药均为黑龙江中医药大学附属第一医院院内制剂）涂敷。

十、预防与调护

（1）提高对本病的重视，积极治疗鼻腔疾病。

（2）饮食上需多摄取一些富含维生素A、维生素B的食物，忌食辛辣炙煿燥热之物，加强体育锻炼，增强抵抗力。

（3）小儿患者应注意饮食调养，并应防治各种寄生虫病，以防疳热上攻。

（4）如屡治不愈者，应排除糖尿病的可能。

十一、各家发挥

(一)从肺论治

鼻疖一词最早来源于《诸病源候论》,其中原文阐述了鼻疖一病,病位在肺,因为鼻是肺气所主,肺主全身皮毛,故鼻前庭皮肤与鼻毛皆归于肺。后世很多古代医家也认为本病多为肺内积热,故有"肺疖"一词。黑龙江中医药大学附属第一医院耳鼻咽喉科治疗本病多从肺热入手,以鼻疖散治疗本病。

(二)从脾胃论治

脾胃湿浊不化,或内有疖热、虫积而致鼻疖者,其病位在脾胃。《外台秘要》中收集了治疗鼻疖疖虫蚀鼻方9首,其中治疗脾胃疖热型鼻疖的代表方剂矾石汤沿用至今。

(唐 英)

第二节 急 性 鼻 炎

急性鼻炎是由病毒感染所引起的鼻腔黏膜急性炎症性疾病,临床上表现为鼻塞、喷嚏、流涕,全身伴有发热、恶风、头痛等症状。多发生于气候突变,寒暖失常之时,四季均可发病,但以冬季发病居多。

急性鼻炎属于中医学"伤风鼻塞"范畴,又有"伤风""鼻塞""感寒""感冒"等名称。

一、临床诊断标准与鉴别诊断

(一)诊断标准

1. 病史

本病在发病前多有受凉、过度疲劳、烟酒过度、营养不良史。

2. 临床表现

整个病程约7~10日,潜伏期约1~3日。本病可以分为3个时期。初期:数小时或1~2日,表现为鼻内干燥、灼热感、异物感或痒感,患者伴有畏寒、全身不适症状,少数患者眼结膜也可有异物感。卡他期:约2~7日,表现为鼻塞逐渐加重,喷嚏频频,流清水样鼻涕,嗅觉减退,说话时伴有闭塞性鼻音,也可出现鼻出血,同时全身症状明显较之前加重,出现发热、倦怠、食欲减退、头痛等症状,如果并发了急性鼻窦炎,则头痛症状会加重。恢复期:流清鼻涕减少,逐渐变为黏液性、黏脓性,如果合并感染,鼻涕变为脓性,且全身症状逐渐减轻,如无并发症出现,7~10日后上述症状逐渐减轻至消失。小儿患病时,全身症状会比成人严重,多伴有发烧、倦怠,甚至高烧、惊厥,同时常伴有明显的消化道症状,比如呕吐、腹泻等,如果小儿合并腺样体肥大时,鼻塞症状会比较严重,患儿也常哭闹不已。

3. 检查

初期:鼻腔黏膜充血、干燥。卡他期:鼻腔黏膜呈弥漫性充血、肿胀,总鼻道或鼻腔底部可以见到大量水样或黏液性分泌物，同时由于鼻腔大量分泌物的刺激与炎性反应，鼻前庭皮肤可出现红肿及皲裂。恢复期：鼻腔可见黏液性、黏脓性及脓性的分泌物。实验室检查：鼻腔分泌物检查常见鼻病毒、腺病毒、流感和副流感病毒。如果合并了细菌感染，则多见链球菌、葡萄球菌、肺炎球菌、流感杆菌和卡他球菌等感染。

（二）鉴别诊断

1. 流感

流感的全身症状比较严重，比如高热、寒战、头痛、全身的关节及肌肉酸痛，上呼吸道的症状反而不太明显。

2. 变应性鼻炎

变应性鼻炎没有发热等全身不适的症状，而是以鼻痒、阵发性喷嚏、流清涕为主要临床表现。鼻部症状与接触一定的变应原有关，也可合并支气管哮喘等Ⅰ型变应性疾病。检查鼻腔可见鼻腔黏膜苍白、水肿。鼻腔分泌物的细胞学检查、激发试验、皮肤试验及特异性 IgE 抗体测定等有助于鉴别。

3. 血管运动性鼻炎

血管运动性鼻炎症状和变应性鼻炎的症状相似，特点为突然发作，消退迅速，有明显的诱发因素。

4. 急性鼻窦炎

急性鼻窦炎多为急性鼻炎病情延长，恢复期内症状无减轻，反而加重，出现明显的头痛，大量流脓鼻涕，鼻腔检查见中鼻道或嗅裂有脓性分泌物，实验室检查血中白细胞增多，中性粒细胞比率增高，影像学检查显示窦腔内密度增大，黏膜增厚，甚至可见液平面。

5. 急性传染病

急性传染病的早期，尤其有些呼吸道急性传染病的早期，会出现类似于急性鼻炎的症状，比如麻疹、猩红热、百日咳等疾病，此类疾病除了有急性鼻炎的症状外，还有其自身疾病的临床表现，而且伴有较严重的全身症状，比如高热、寒战、全身肌肉酸痛等，通过详细的体格检查以及对病程的密切观察可加以鉴别。

二、中医辨病诊断

（一）诊断依据

1. 病史

发病前多有受凉、烟酒过度或劳累过度史。

2. 症状

（1）主症：初期表现为鼻痒、鼻灼热感，或喷嚏、鼻塞、流清水样鼻涕。随着病情发展，鼻塞逐渐加重，清水样鼻涕也逐渐变成黏黄鼻涕，嗅觉减退，语声重浊。或伴有周身不适、恶风、发热、头痛等。

（2）次症：风寒者多表现为鼻流清涕，发热恶寒，舌质淡红，苔薄白，脉浮紧；风热者多表现为鼻流黏稠黄涕，发热，微恶风，头痛，口渴，咽痛，咳嗽痰黄，舌质红，苔薄黄，脉浮数。

3. 检查

初期检查可见鼻腔黏膜颜色淡红、肿胀，鼻腔内有清稀涕液；后期检查可见鼻腔黏膜色红、肿胀，鼻内有黄黏涕。

（二）类证鉴别

鼻鼽与伤风鼻塞

鼻鼽与伤风鼻塞均是以鼻塞、流涕、喷嚏等为主要症状的鼻病。鼻鼽的特点为部分患者多有过敏史及家族史，且大多由于脏腑虚损，正气不足，风邪、寒邪或异气侵袭而为病，具有突然发作和反复发作的特点，主要分为肺气虚寒、脾气虚弱、肾阳不足、肺经伏热等证型，可为常年性发病，也可呈季节性发病。经过积极防治，可以控制症状，但容易反复发作，部分患者还可并发鼻渊、鼻息肉、哮喘等疾病。

三、审析病因病机

（一）风寒致病

肺开窍于鼻，外合皮毛，若风寒外邪侵袭，外之皮毛受邪，肺失宣发肃降，风寒之邪上犯，壅塞鼻窍而为病。

（二）风热致病

若风热外邪从口鼻侵入人体，内犯于肺，或因风寒之邪外束于肌表，郁久化热而犯肺，风热之邪上犯鼻窍，致使肺气不宣，鼻失宣畅而为病。

本病多由于气候变化，冷热不调，或者生活起居不慎，过度疲劳，风邪侵袭鼻窍而为病。中医学认为风为百病之长，风性善行而数变，头面为诸阳所聚之处，鼻居面中，为阳中之阳，清阳之气从鼻窍出入，容易受风寒、风热之邪侵袭，又风邪常夹寒邪或热邪侵袭人体，故发生本病，有风寒与风热之分。

四、明确辨证要点

（一）辨寒热

本病分为寒热两证，需分清外感风邪夹寒还是夹热。病因为风寒者，由于风寒之邪外束肌表，肺卫失于宣降，致外邪壅塞鼻窍，故表现为鼻塞、语声重浊。检查可见鼻腔黏膜淡红、肿胀。风寒外邪侵袭肌表，正气与之抗争，驱邪外出，故有喷嚏频作；肺气失于肃降，水道通调不利，表现为流清稀涕；风寒之邪束表，卫阳被郁，营卫失调，故见恶寒发热、头痛；舌质淡红、苔薄白、脉浮紧为外感风寒之证。

病因为风热者，风热之邪外袭，肺卫失于宣降，风热上扰鼻窍，故出现鼻塞较重、鼻流涕黏黄、鼻痒气热、喷嚏时作，检查可见鼻腔黏膜色红、肿胀；风热犯肺，致肺气上逆，故有咳嗽痰黄；发热、微恶风、头痛、口渴、咽痛、舌质红、苔薄黄、脉浮数均为风热犯肺之证。

（二）辨脏腑

明清以前，各医家多从风邪（风寒、风热）侵袭肺卫来论述本病，至明清时期开始，对本病的病因病机及治疗的论述更为全面，提出了"伤风""感冒"的内因及外因，认为本病与脾亦有一定的关系，症见高热、食少、便溏、呕吐等脾病表现，尤其在小儿患者更为明显，并论及风寒化火、风寒兼湿等病理变化，所以临床应根据体质强弱和各种兼证辨而治之。

五、确立治疗方略

伤风鼻塞以"通窍""辛散"为治疗大法，并在风寒与风热的基础上依照病情变化的具体情况，兼以解表和中、益肺固表、清肺化痰、清泻肺胃等治疗方法。

六、辨证论治

（一）风寒犯鼻

（1）抓主症：鼻塞，语声重浊，喷嚏频频，流清水样鼻涕。检查可见鼻腔黏膜淡红、肿胀，鼻道内可见清稀涕液。

（2）察次症：头痛，发热恶寒。

（3）审舌脉：舌质淡红，苔薄白，脉浮紧。

（4）择治法：散寒解表，辛温通窍。

（5）选方用药思路：外感风寒之邪，外束肌表，致使肺卫宣降失常，外邪壅塞鼻窍，水道通调不利，治疗应温经散寒，解表通窍，固摄外流清涕。故本证方选通窍汤为基础方。方中以麻黄、防风、羌活、藁本疏风散寒以解表；川芎、白芷、细辛以疏散风寒通窍；升麻、葛根以辛甘发散，解表升阳；苍术发汗以祛湿；甘草调和诸药药性。

（6）据兼症化裁：若风寒之证兼有里热证，宜清热散寒，选用麻杏石甘汤加减，方中麻黄辛温，疏散风寒；石膏清热宣肺；杏仁宣肺利气；甘草调和诸药。使表邪得解，里热得清。若咳嗽气急，加枇杷叶、桑白皮以宣肺止咳。若外感风寒初起，出现鼻塞、流清涕、喷嚏频频、咽痒咳嗽、白痰等症，选用淡豆豉葱白汤加减治疗。方中淡豆豉调中宣滞，具有健脾胃运化水湿的作用；葱白辛温，降散卫气，善散发风寒之邪气；豆豉与葱白两药合用，可增强解表发汗之力。该方辛散而不燥，无过汗伤津之弊。若恶寒发热较重，头痛剧烈，肌肉关节酸痛，鼻塞较重，无汗，为风寒之重证，选用荆防败毒散为主方进行加减，方中荆芥、防风辛温发散；柴胡、薄荷疏散表热；川芎活血祛风治头痛；前胡、桔梗、枳壳、茯苓、甘草除涕化痰，宣肺理气；羌活、独活祛风散寒除湿，以增强发散风寒、解表祛湿的效力。

（二）风热犯鼻

（1）抓主症：鼻塞严重，喷嚏时作，鼻痒，鼻息灼热，流黏黄鼻涕。检查可见鼻腔黏膜色红、肿胀，鼻道内可见黏黄涕。

（2）察次症：发热，微恶风，头痛，口渴，咽痛，咳嗽痰黄。

（3）审舌脉：舌质红，苔薄黄，脉浮数。

（4）择治法：疏散风热，宣肺通窍。

（5）选方用药思路：外感风热之邪，肺卫失于宣降，风热上扰鼻窍，治疗应疏散风热，宣肺通窍。故本证方选银翘散为基础方。方中以金银花、连翘辛凉解表、疏散风热、消肿通窍；薄荷、牛蒡子以疏散风热，清利头目，解毒利咽；荆芥、淡豆豉以发散解表，助君药发散表邪、透热外出，二者虽为辛温之品，但辛而不烈，温而不燥，可增辛散透表之力，助主药疏风清热、宣肺通窍；淡竹叶清热除烦，清上焦之热，且可生津，芦根可清热生津护阴，桔梗以宣肺止咳，三者同为佐药，解口渴；甘草调和诸药而解毒。

（6）据兼症化裁：若鼻塞较重，宜加辛夷花、苍耳子以加强通窍散邪之力；若头痛较重，加蔓荆子、菊花以清利头目；若咽部红肿疼痛明显者，加板蓝根、射干以清热解毒，利咽止痛；咳嗽痰黄，加前胡、瓜蒌以宣肺止咳化痰。若体质虚弱，肺卫气虚者，选用参苏饮加减，以宣肺通窍，益气解表。方中人参、茯苓、甘草益气扶正，祛邪外出；紫苏叶、葛根疏风解表；前胡、桔梗、陈皮、枳壳、半夏宣肺止咳，理气化痰。若表虚自汗出，易感风邪者，可选用玉屏风散以益气固表、祛风散寒。

七、中成药选用

（1）疏风解毒胶囊：疏风清热，解毒利咽。适用于伤风鼻塞外感风热型。药物组成为虎杖、连翘、板蓝根等。1次4粒，1日3次，口服。

（2）通窍鼻炎胶囊：散风消炎、宣通清窍。适用于伤风鼻塞外感风热型。组成为白术、白芷、薄荷等。1次4～5粒，1日3次，口服。

八、单方验方

（1）苍耳子散加减（由苍耳子、辛夷花、白芷等组成），制成滴鼻剂滴鼻，可祛风散寒通窍，祛瘀消肿止痛。

（2）荆芥10g、防风10g、苏叶10g、辛夷6g、淡豆豉10g、川芎10g、白芷10g、甘草6g。治疗风寒型伤风鼻塞。

（3）古医籍中有记载用苍耳子散，或辛夷花、薄荷适量，研细末，每次少许吹入鼻内，或塞鼻中。

（4）葱豉姜汤：带须葱头2个，淡豆豉6g，姜3片，加水3碗，加入红糖调味，再服热粥催汗，夜晚入睡前将姜剁成细末，用炒锅小火焙干炒黄，纱布包裹，贴双脚涌泉穴。

九、中医特色技术

（一）针灸治疗

针灸能振奋全身之阳气，增强机体抵抗力，简单易操作，无毒副作用，有祛风散寒、温肺散邪、通利鼻窍作用。

针刺取穴主要以循经取穴和局部取穴为主。如鼻塞者，取迎香、印堂穴；头痛、发热者，取太阳、风池、合谷、曲池穴。或选取风门、肺俞、足三里等穴以治其本；选取印堂、迎香、攒竹以治其标。根据患者临床症状的侧重来选穴，达到标本兼顾的治疗效果。

灸法常用于外感风寒证，以温热悬灸为宜，达到温经散寒、解表通窍的目的。常用穴位有：合谷、百会、鼻通、迎香、风池、印堂、大椎及背部的俞穴。鼻流清涕明显者，取迎香、上星行温和灸。

（二）穴位按摩疗法

穴位按摩疗法是用手指按揉人体体表穴位，引起局部血液循环加速，清除局部病灶，使全身血液循环改变，调节血管舒缩功能，从而达到调和阴阳，提高机体免疫力，增强机体自身的防病抗病及疾病自愈的能力。治疗急性鼻炎常用穴位有迎香、合谷、鼻通、印堂等。

风寒者，可取风门、风池、迎香、合谷，或提捏华佗夹脊穴，然后用手指腹压肺俞、膈俞、肾俞；风热者，取大椎、曲池、合谷、鱼际、迎香；头痛明显者加太阳，每日1次。

（三）拔罐治疗

拔罐治疗可以使风寒湿邪从表而出，缓解恶寒、头痛、鼻塞、流涕等症状，具有温经散寒、宣肺解表的功效。拔罐一般取大枢、风门、肺俞、定喘穴，加温和灸灸大椎、身柱，或采用背部膀胱经走罐治疗。

（四）中医外治法

现代关于急性鼻炎的外治法大多集中在采用辛散、芳香、通窍类中药制剂滴鼻、吸入、熏蒸、塞鼻几方面，内服兼以外治疗效较佳。

（五）导引法

《保生秘要》曰："先擦手心至热，按摩风府百余次，后定心以两手交叉紧抱风府，向前拜揖百余，俟汗自出，勿见风，定息气海，清坐一香，饭食迟进，则效矣。"

十、预防与调护

（1）注意气候变化，季节交替时注意保暖防护，注意项背足部的保暖，防止外邪诱发。
（2）保持开窗通风，环境清洁卫生，必要时可佩戴口罩等进行防护。
（3）有受凉、过度疲劳史的患者，应注意劳逸结合，适当休息，多饮温水，同时戒烟酒。
（4）饮食宜清淡而富有营养，忌生冷、肥甘、辛辣、海膻发物等刺激性食物。
（5）日常生活中，要根据个人体质适当锻炼身体，增强体质。
（6）积极防治全身慢性疾病，及时治疗鼻腔邻近组织疾病。

十一、各家发挥

（一）从风寒致病论治

金元时期的医家危亦林在《世医得效方·卷第十》中首次提出了"伤风鼻塞"一词。首先以"伤风鼻塞"作为病名的是明代医家方隅，宋代医家张景岳对伤风鼻塞的病因病机有了较全面的论述，认为外感风邪即为伤风，其在外则表现为鼻塞声重，风寒而鼻塞宜用辛散解表之法。

（二）从风热致病论治

《诸病源候论》详细地指出了外感风热所致伤风鼻塞的病因病机以及其症状特点和预后，对后世医家颇有启发。

（三）从脏腑辨证论治

伤风鼻塞多从肺脏论治，《丹溪心法》认为本病的发生和肺脏关系密切，并提出了比较具体的治法。根据病因病机的不同，证属风寒者，治以辛温解表。证属风热者，治以辛凉清解。以上治法成为后世医家在临床上遵循的治疗大法。龚廷贤的《寿世保元》认为本病与脾有一定的关系。此外，亦有虚人伤风，感风兼湿，风寒兼火等论述。

（孙　静）

第三节　慢性鼻炎

慢性鼻炎为鼻腔黏膜和黏膜下层的慢性炎症性疾病，是一种常见病和多发病。本病临床上以炎症持续数月以上或反复发作，且无明确致病微生物感染，伴有不同程度的鼻塞、鼻腔分泌物增多、鼻黏膜肿胀或增厚为特点，多为急性鼻炎反复发作或治疗不彻底转化而成。慢性鼻炎一般分为慢性单纯性鼻炎和慢性肥厚性鼻炎。

慢性鼻炎属于中医学"鼻窒"范畴，又有"鼻塞""鼻齆""齆鼻"等名称。

一、临床诊断标准与鉴别诊断

（一）诊断标准

1. 病史

多有急性鼻炎反复发作的病史。

2. 临床表现

（1）慢性单纯性鼻炎：主要症状为鼻塞、流涕。鼻塞一般可分为间歇性或交替性，前者常在日间、夏季、劳动或运动时减轻，而在夜间、静坐、寒冷时加重；后者在变换侧卧方位时，下侧的鼻腔阻塞，上侧鼻腔则通气，两侧鼻腔阻塞随之交替。鼻涕一般为黏液涕，如果继发感染可出现黏脓鼻涕。鼻涕向后流，经过后鼻孔到达咽喉部，会出现咽喉不适、痰多及咳嗽等症状；也可伴有头痛、头昏、咽干、咽痛症状，闭塞性鼻音、嗅觉减退、耳鸣和耳闭塞感不明显。而小儿由于鼻涕的长期刺激，鼻前庭和上唇皮肤容易发红，可出现湿疹和毛囊炎症。

（2）慢性肥厚性鼻炎：主要症状为单侧或双侧的持续性鼻塞，常有闭塞性鼻音，嗅觉减退，鼻涕多为黏液性或黏脓性，量少，不易擤出。如果下鼻甲前端黏膜肥厚，可阻塞鼻泪管开口，出现溢泪或继发泪囊炎、结膜炎；如果肥大的下鼻甲后端压迫到咽鼓管咽口，即可出现耳鸣、耳部闷堵感、听力减退；且由于鼻腔分泌物的长期刺激及经常张口呼吸，极易引起咽干、咽痛等慢性咽喉炎症状；如果中鼻甲过于肥大，压迫鼻中隔，刺激三叉神经第一支（眼神经）的分支——筛前神经，可引起三叉神经痛；本病也会出现头痛、头昏、失眠及精神萎靡等全身不适症状。

3. 检查

（1）慢性单纯性鼻炎：鼻黏膜充血，下鼻甲肿胀，表面光滑、柔软，有弹性，探针轻压之后出现凹陷，探针离开后立即复原，对鼻腔减充血剂敏感。鼻腔底、下鼻道或总鼻道可见较黏稠的分泌物。

（2）慢性肥厚性鼻炎：下鼻甲黏膜肥厚，表面呈慢性充血，多为暗红色或淡紫红色，黏膜表面凹凸不平，呈结节状或桑葚样改变，下鼻甲前端和后端游离缘尤为明显，鼻甲骨肥大，常堵塞整个鼻腔，使鼻腔变狭窄，探针触之有实质感、无凹陷，或即使有凹陷也不会立即恢复，对鼻腔减充血剂不敏感。鼻腔底和下鼻道可见黏液性或黏脓性分泌物。部分患者检查鼻腔可见较严重的鼻中隔偏曲。

（3）实验室检查：本病无明确致病微生物感染，若合并细菌感染时，检查血细胞分析可见白细胞及中性粒细胞升高。随着生物医学工程技术和鼻腔生理功能研究技术的不断发展，出现了反映鼻腔通气功能的客观检查方法，如鼻阻力测定法、鼻声反射法、咽声反射法等。

（二）鉴别诊断

1. 妊娠期鼻炎

妊娠期鼻炎与慢性鼻炎在临床症状及鼻腔检查上相同，但妊娠期鼻炎是因为妇女妊娠期间雌激素和黄体酮升高，导致血管扩张、血容量增加，使鼻黏膜中血流瘀滞，从而导致鼻甲肿大、鼻黏膜表面充血、鼻腔内分泌物增多。本病的鼻塞、流涕症状的严重程度会随着血液中雌激素的变化而改变，在妊娠晚期，随着血流量向子宫分流，鼻塞症状便会减轻，妊娠终止，症状即会消失。

2. 与甲状腺功能减退相关的慢性鼻炎

与甲状腺功能减退相关的慢性鼻炎在甲状腺激素得到补充及病情缓解后，黏液性水肿会减轻或消失，鼻塞及流涕症状也会随之逐渐消失。

3. 鼻窦炎

鼻窦炎分为急性和慢性两种，除鼻塞症状外，同时还有鼻涕（多为黏脓性或脓性）量多，头昏痛，嗅觉减退等，检查鼻道内可见较多黏脓性分泌物，同时鼻窦 CT 检查可见窦腔内异常密度影。

4. 鼻息肉

鼻息肉临床上常见持续性鼻塞，且随着息肉体积增大，鼻塞症状会逐渐加重，或伴有喷嚏，嗅觉障碍，说话时有闭塞性鼻音，睡眠打鼾，耳鸣及听力减退等症状，查体可见鼻腔内分泌物增多，多为浆液性、黏液性，如果并发鼻窦感染，分泌物则为脓性，鼻腔内有一个或多个表面光滑，灰白色、淡黄色或淡红色的"荔枝肉"样半透明新生物，鼻窦 CT 检查可见鼻腔内异常密度影。

二、中医辨病诊断

（一）诊断依据

1.病史

多有伤风鼻塞反复发作的病史。

2.症状

（1）主症：鼻塞，为间隙性、交替性或持续性，鼻涕黏稠不易擤出。

（2）次症：久病者多伴有嗅觉减退，或有头晕、头痛、咽部不适等临床表现。

3.检查

早期可见鼻腔黏膜色红或暗红，下鼻甲肿胀，表面光滑，触之柔软，富有弹性，使用血管收缩剂后，鼻腔黏膜及下鼻甲会明显缩小。久病者可见下鼻甲肥大，呈桑葚状或结节样，触之硬实，弹性较差，对血管收缩剂不敏感。

（二）类证鉴别

鼻窒与鼻渊

鼻窒与鼻渊均有鼻塞、流涕等主要症状，鼻渊的特点是发病前多有伤风鼻塞发作的病史，临床上一般分为实证和虚证。实证多因外邪侵袭，引发肺、脾胃、胆脏腑病变而发病，多分为肺经风热、胆腑郁热、脾胃湿热三型；虚证多为肺、脾脏气虚损，邪气久留，壅滞鼻窍而发病，多分为肺气虚寒、脾气虚弱两型。实证起病急，病程短，经过及时对症治疗可获痊愈；虚证病程较长，缠绵难愈，易致迁延，或并发临近器官的病变。

三、审析病因病机

（一）肺经蕴热

肺经蕴热，火热滞留鼻窍可以说是古代医家对鼻窒病因的最早认识。鼻属肺窍，为阳明经脉循行交会之处，伤风鼻塞余邪未清，或屡次感受风邪，郁久化热，内舍于肺与阳明经脉，以致肺失肃降，阳明经郁滞，邪毒郁热循经上塞于鼻；或伤风鼻塞反复发作，失于调治，迁延不愈，致邪热内伏于肺，久郁不去，邪热蕴结鼻窍，鼻失宣通，气息出入受阻而为病。从病因方面对鼻窒与伤风鼻塞进行了鉴别，认为伤风鼻塞原无鼻塞旧症，偶感风寒所致，而鼻窒乃肺经素有火郁，原有鼻塞旧症，论述了肺热这一病因。

（二）肺脾虚弱

肺气虚弱，卫表失于固摄，易受邪毒侵袭，肺卫肃降失常则邪滞鼻窍，脾气虚弱，运化失健，失其升清降浊之力，湿浊留滞鼻窍，壅阻脉络而致鼻窒；或久病体弱，肺卫之气耗伤，致肺气虚弱，邪毒壅滞鼻窍而为病；或饮食失节，劳倦过度，久病后失于调养，脾胃受损而虚弱，运化功能失常，湿浊滞留鼻窍而为病。

（三）外邪侵袭

宋代之后医家对肺气虚、冷风寒邪外袭而致鼻窒的病因作了较详细的阐述，如医家陈无择认为外邪屡犯鼻窍，致邪毒壅滞，阻塞鼻窍脉络，气血瘀滞，运行不畅也可导致鼻窒，扩大了鼻窒病因的范围。

（四）其他因素影响

受鼻窍及其邻近病损脏器的影响、不洁空气、过度使用血管收缩剂滴鼻等也是导致本病发生的原因。

本病多因伤风鼻塞未及时彻底治疗，余邪未清，脏腑虚损不足，邪滞鼻窍所致，且在感受风、寒、湿邪后，症状明显加重。本病的病机多与肺、脾二脏功能失调及气血瘀滞相关。

四、明确辨证要点

（一）辨寒热

鼻窒一名，首见于《黄帝内经》，其中曾多次论及鼻窒一病，认为其发病的外因是暑热之邪气。热邪是鼻窒发病的主要原因，故肺经蕴热所致鼻窒可见鼻涕量少黏黄，鼻息灼热，口干，咳嗽痰黄，舌尖红，苔薄黄，脉数。

（二）辨脏腑

鼻窒的辨证论治多从肺脾二脏入手，鼻窒发病的内因与脏腑功能虚损不足有着密切的关系。肺气亏虚，卫外不足，则鼻塞不利；脾气虚弱，水湿不运，在上为泪为涕。肺主气，而鼻为肺窍，肺气虚则鼻不利。肺之阳气不足，外之风冷邪气乘虚袭肺，客于脑，致肺气不和，肺脏虚损后，感受风冷邪气，阳气不得宣发，阴邪滞留于鼻窍，发生鼻窒。脾为孤脏，阴邪太过，则令人四肢不举；肺气不及，则令人九窍不通。脾土居中央，主升清阳，滋养鼻窍，脾虚则鼻窍失养而为之不利。若因饥饱劳役损伤脾胃，则生发之气弱，说明脾胃脏腑受损后，会导致鼻塞不利的发生。

故肺脾气虚所致鼻窒，症见鼻涕白黏，遇寒冷时加重，或伴有倦怠乏力，懒言少气，自汗恶风，咳嗽痰稀，纳差便溏，容易感冒，头昏重，舌淡苔白，脉浮无力或缓弱；邪毒屡犯鼻窍，或脏腑虚损、运化失常，致邪毒久留、气血瘀滞所致鼻窒可见鼻涕黏白或黄，语声重浊，头胀痛，耳胀耳闭、重听，嗅觉减退。

（三）辨经络

刘完素在《素问玄机原病式》中最早描述了本病的特征，并分析了其机理：认为火热客于阳明，经气不通而为鼻窒，并形象描述了交替性鼻塞，同时分析了其病机。《诸病源候论·卷二十九·鼻病诸候》认为肺脏调和，手太阴经脉通利，则鼻的生理功能正常，若脏腑外受风冷之邪侵袭，邪气通过太阴之经，蕴积于鼻，则津液壅塞，鼻气不宣调，不知香臭，发为鼻窒。

鼻为足阳明胃经所主，又鼻为肺之窍，肺气通于鼻，风冷、邪热影响肺胃二经，发为鼻窒。同时《黄帝内经》指出了太阳经病变,实证会导致鼻窒的发生。

五、确立治疗方略

鼻部疾病的治疗宜先散外邪,后补卫气,以交通心肺之气;而脾胃虚弱亦可导致本病的发生,故治疗宜"养胃气""实营气",阳气、宗气上升,鼻腔则通畅。故肺经蕴热者,应清散热邪,宣肺通鼻窍;肺脾气虚者,应补益肺脾脏腑,散邪通窍;气血瘀滞者,应活血化瘀,行气通窍。

六、辨证论治

（一）肺经郁热,壅塞鼻窍

（1）抓主症:鼻塞时轻时重,或双侧交替性鼻塞,鼻腔干燥,鼻息灼热,鼻涕色黄量少。检查见鼻黏膜充血,下鼻甲肿胀,表面光滑、柔软有弹性。

（2）察次症:口干欲饮,咳嗽痰黄。

（3）审舌脉:舌质红,苔薄黄,脉数。

（4）择治法:清肺散邪,宣通鼻窍。

（5）选方用药思路:本证因伤风鼻塞治疗不彻底,邪毒壅遏于肺,日久化热,邪热伏肺,肺经蕴热,久蕴不去,邪热循经上犯于鼻,熏灼鼻窍,鼻失宣通,气息出入受阻而致。故本证方选黄芩汤为主方,全方旨在清泻肺热,宣通鼻窍。方中黄芩、栀子、桑白皮、甘草清肺泻热而解毒,连翘、薄荷、荆芥穗疏风清热通鼻窍,赤芍清热凉血,麦冬清热养阴,桔梗清肺热载诸药上行,直达病所,对肺经郁热之鼻窒尤为适宜。

（6）据兼证化裁:《外科正宗》有记载,辛夷清肺饮内服,方中黄芩、栀子、石膏、知母、桑白皮清肺热;辛夷花、枇杷叶、升麻通利鼻窍,宣发肺气;百合、麦冬清肺热滋肺阴,全方共用,具有清肺热、通鼻窍之功。外用硇砂散逐日点鼻,主治风热郁滞肺经致生鼻窒。若鼻窒患者同时合并有鼻息肉,可选用上述治疗,两方主治风热郁滞肺经致生鼻窒。

（二）肺脾气虚,邪滞鼻窍

（1）抓主症:鼻塞时轻时重,或呈交替性,鼻涕色白而黏,遇寒冷时鼻塞加重。检查见鼻黏膜及鼻甲淡红肿胀,触之柔软。

（2）察次症:肺气虚为主可见倦怠乏力,面色苍白,少气懒言,恶风自汗,咳嗽痰稀,易患感冒;脾气虚为主可见食少纳差便溏,体倦乏力,头重头昏,或全身症状不甚明显者。

（3）审舌脉:肺气虚者,舌淡红,苔薄白,脉浮缓;脾气虚者,舌质淡,苔薄白或略厚,脉浮无力或缓弱。

（4）择治法:补益肺脾,散邪通窍。

（5）选方用药思路:本证因久病耗伤肺卫之气,使肺气虚弱,卫外不固,邪毒留滞鼻窍而致鼻塞不通;或饮食不节,劳倦过度,病后失养,脾胃受损,运化失常,湿浊留滞鼻窍而为病。故本病应辨别病变脏腑而治之。肺气虚者,宜补益肺气,散邪通窍,方选温肺止流丹为主方。该方有暖肺散邪之功,气味温和。方中细辛、荆芥疏散风寒、通利鼻窍;人参、甘草、诃子补肺敛气；桔梗、鱼脑石散结除涕；加五味子、白术、黄芪以加强原方补气益肺之力。诸药合用，共奏补肺益气，散邪通窍之功，尤其适用于肺气虚寒之鼻窒。脾气虚者，宜健脾益气，通利鼻窍。方选补中益气汤为主方。方中黄芪、白术、陈皮、党参、甘草健脾益气，升麻、柴胡、当归升阳通窍。全方合用，以补肺脾之气，升发胃中之精气，而达到补脾气通鼻窍的目的。

（6）据兼证化裁：若患者平素易患感冒，遇风冷时鼻塞加重，可合用玉屏风散以益气固表。若肺气虚者，痰湿之证明显，可选用参苏饮加减，以辛温解表，理气化痰，用于治疗虚人外感风寒，内有痰湿之象。若脾气虚者，痰湿之证明显，可选用参苓白术散加石菖蒲、苍耳子、藿香等。参苓白术散方中党参、茯苓、白术补脾胃之气；山药、扁豆、莲子、薏苡仁健脾渗湿；甘草益气和中；砂仁、陈皮和胃醒脾，理气宽胸；桔梗载药上行，宣通肺气，具有补气健脾，渗湿和胃之功。加入石菖蒲、苍耳子、藿香以芳香化湿通窍。

（三）邪毒久留，瘀滞鼻窍

（1）抓主症：鼻塞持续不减，鼻涕黏黄或黏白，量较多。检查见鼻黏膜暗红肥厚，鼻甲肥大，触之质硬，表面凹凸不平，呈桑葚状。

（2）察次症：语声重浊，咽部异物感，头胀痛，耳闭重听，嗅觉减退。

（3）审舌脉：舌质暗红或有瘀点，脉弦或弦涩。

（4）择治法：活血化瘀，行气通窍。

（5）选方用药思路：本证因外邪屡犯鼻窍，致肺脾气虚，无力抗邪，邪毒久留不去，壅阻鼻窍脉络，鼻窒日久，气血瘀滞，运行不畅而为病。故方选通窍活血汤为主方。全方合用，旨在活血化瘀，行气通窍。方中桃仁、红花、赤芍、川芎活血化瘀、通利血脉，麝香、老葱通阳开窍，黄酒温通血脉。

（6）据兼证化裁：若鼻塞重、嗅觉减退者，加细辛、辛夷花、白芷、石菖蒲、丝瓜络；头胀痛、耳闭重听者，加柴胡、蔓荆子、菊花以清利头目。若气血不和明显，可选用当归芍药汤以调和气血，行气化瘀。方中当归、芍药、白术、川芎、泽泻、茯苓为《金匮要略》中当归芍药散的组成，具有调和气血，渗泻浊邪的作用；辛夷花、白菊花、薄荷可疏风通窍；黄芩清肺热利鼻窍；地龙利湿通络；甘草调和诸药。全方合用具有调和气血，渗泻浊邪，宣通鼻窍的作用。

七、中成药选用

（1）鼻渊通窍颗粒：用于肺经蕴热型鼻窒。组成：辛夷、苍耳子（炒）、麻黄等。每次15g（1袋），每日3次，开水冲服。

（2）温肺止流丹、补中益气丸：适用于肺脾气虚型鼻窒。温肺止流丹的组成：诃子、甘草、桔梗等，1剂水煎服，止流不必再服。补中益气丸（浓缩丸）组成：炙黄芪、党参、炙甘草等。每次8～10丸，每日3次，口服。

（3）利鼻消炎丸（黑龙江中医药大学附属第一医院院内制剂）：适用于邪毒久留、气血瘀滞型鼻窒。

八、单方验方

（1）鼻炎2号：周凌教授经验方，药物组成：桃仁、红花、赤芍、川芎、当归、苍耳子、辛夷、细辛、白芷、石菖蒲、郁金、泽泻、桔梗等。诸药合用可行气活血，化瘀通窍，去湿除涕，治疗气滞血瘀型鼻窒。

（2）益气活血通窍方：太子参10g、黄芪20g、升麻6g、葛根10g、桃仁10g、红花10g、川芎10g、石菖蒲6g、路路通10g、辛夷6g、苍耳子10g等。治疗肺虚邪滞型或气滞血瘀型鼻窒。诸药合用可益气活血通窍。

（3）苍耳子散加减，内服以补益肺脾，宣通鼻窍，活血通络；外用辛夷花、苍耳子、白芷、川芎、细辛、没药加水浓煎取液滴鼻，活络通窍，改善局部肿胀；三棱针点刺放血以疏通经气，活血化瘀，消肿通窍。上述方法同用，治疗慢性鼻炎。

（4）草珊瑚散涂鼻，使鼻黏膜产生清凉感，草珊瑚具有抗菌、消炎、抗病毒作用，可以改善鼻腔局部微循环，有止痛、促进组织生长、促进愈合的作用。

九、中医特色技术

（一）推拿按摩治疗

迎香穴等穴位是手阳明大肠经的重要腧穴，具有清泻肺热、疏通阳明经气的作用。刺激迎香穴可调节机体功能，宣通经气，治疗鼻塞不通等症状。

（二）针灸治疗

针刺主穴可取迎香、合谷、上星、百会、太渊；配穴可取风池、太阳、印堂。也可针刺蝶腭神经节，使慢性鼻炎患者蝶腭神经分布区的交感神经重新活跃起来，而达到治疗目的。

灸法有温经通窍的作用，可取人中、迎香、风府、百会，肺气虚者配肺俞、太渊，脾气虚者配脾俞、足三里，灸至局部发热红晕为度，亦可用艾条立柱灸，或用温针灸，以加强温通经络的作用。

（三）外治法

治疗鼻窒的外治方法为以辛温通窍、祛风散寒的药物吹鼻或滴鼻。吹鼻主要是以辛温通窍，行气活血的药物粉剂吹入鼻内。滴鼻为用芳香通窍的药物制剂滴入鼻内。

鼻腔冲洗法：冲洗药物选用苍耳散煎剂，并于低温下保存，使用前加热，待接近室温后使用。也可将苍耳子、白芷、防风、辛夷、鱼腥草、黄芩、薄荷、甘草、茯苓、藿香、川芎、桔梗、细辛等药在生理盐水中浸泡后提取药液，将药液注入超声雾化器中，用中药雾化吸入法经鼻雾化吸入治疗慢性鼻炎。

（四）穴位埋线

迎香穴位埋线方法：按外科消毒原则常规消毒，铺小孔巾，在迎香穴局部注入1%普鲁卡因，每侧1～2ml，用带有羊肠缝线的三角缝针穿过穴位内，埋线长约0.5cm，剪去露出皮肤外面的线头，如有出血，稍加压迫止血，不必包扎。

（五）耳穴压豆

取王不留行籽用小胶布贴在耳部适当的穴位，有促进炎症消退、宣肺开窍、改善鼻黏膜营养等功能。

（六）其他方法

超短波理疗可以增强局部血液循环速度，促进局部炎症的吸收，治疗慢性鼻炎效果显著。

鼻保健操：保健操取穴以迎香、印堂、合谷穴为主穴，共涉及 12 个穴位，包括迎香、上迎香、口禾髎、百会、上星、印堂、素髎、阳白、攒竹、丝竹空、合谷、风池，通过推擦鼻背来改变局部的血液循环、宣通鼻窍；点揉迎香穴以疏通经气、改善鼻腔通气；按揉百会等督脉穴位以疏通督脉经气、提升阳气。

十、预防与调护

（1）注意气候变化及防寒保暖，防止伤风鼻塞反复发作而诱发本病。

（2）保持环境清洁卫生，避免或减少粉尘、刺激性气体对鼻黏膜的刺激，必要时可佩戴口罩等进行防护。

（3）宜清淡饮食，忌生冷、辛辣等刺激性食物，戒烟酒。

（4）要劳逸结合，根据个人体质适当锻炼身体，增强体质，保持心情舒畅，防止过度疲劳和情志刺激。

（5）避免长期使用血管收缩剂滴鼻，不可用力擤鼻，避免邪毒入鼻。

（6）要积极治疗全身性的急慢性疾病，如急性传染病、贫血、糖尿病等疾病，因上述疾病都可引起鼻黏膜营养缺乏，血管长期瘀血或反射性充血会导致鼻腔腺体萎缩，这些原因都是导致慢性鼻炎的重要因素。

十一、各家发挥

血瘀致病论治

瘀血是血液停滞、瘀结不散而形成的一种病理产物。肺主气，血瘀滞气道，妨碍气机出入，在鼻则表现为鼻塞不通。现代也有专家认为长期应用抗过敏类西药、激素类药物也可导致瘀血。黑龙江中医药大学附属第一医院耳鼻咽喉科多年来应用鼻炎 2 号治疗鼻窒。方中以桃仁、红花、赤芍、当归、川芎活血化瘀，疏通血脉共为君药；苍耳子、细辛、辛夷、白芷祛风散寒，通窍止痛共为臣药；石菖蒲、郁金、泽泻能祛痰除湿，解郁利咽，凉血化瘀共为佐药；桔梗能载药上行为使药。诸药合用可行气活血，化瘀通窍，去湿除涕，达到治疗气滞血瘀型鼻窒的目的。

（孙　静）

第四节　萎缩性鼻炎

萎缩性鼻炎是一种以鼻黏膜萎缩或退行性改变为其组织病理学特征的慢性鼻部炎症。本病发展缓慢，病程长，其特征为鼻黏膜萎缩、嗅觉减退或消失，鼻腔内大量结痂，严重者鼻甲骨膜和骨质亦发生萎缩。黏膜萎缩性改变可向下发展延伸到鼻咽、口咽、喉咽等，本病可能与营养不良、内分泌紊乱、不良卫生习惯等因素有关。

萎缩性鼻炎，又称"臭鼻症"，属于中医学中"鼻槁"范畴，又有"鼻藁""鼻燥""鼻槁腊"等名称。

一、临床诊断标准与鉴别诊断

（一）诊断标准

1. 病因

分为原发性和继发性。原发性病因目前尚未清楚。继发性病因为慢性鼻炎、慢性鼻窦炎；长期接触高浓度有害粉尘、气体；多次或不适当鼻腔手术；特殊传染病，如结核、梅毒、麻风等原因。

2. 临床表现

鼻塞，鼻咽干燥感，鼻出血，嗅觉减退或消失，鼻内恶臭，头痛、头昏，多为前额、颞侧或枕部。

3. 检查

鼻黏膜干燥，鼻腔宽大，鼻甲（尤以下鼻甲为甚）缩小，鼻腔内可见大量脓痂，为黄色或黄绿色，并有恶臭味。病重者，鼻咽、口咽、喉咽亦可见相同表现。

（二）鉴别诊断

1. 鼻硬结病

此病常先发生于鼻部，缓慢向上唇、鼻咽、腭部、咽、气管、支气管、鼻窦、鼻泪管等处发展，故本病又称呼吸道硬结病，此病也有少数可原发于咽、喉或气管而不累及鼻部。本病病程分为三期，卡他期、肉芽肿期、瘢痕期。

2. 鼻麻风

鼻麻风临床可见重度萎缩性鼻炎、鼻中隔穿孔及鼻塌畸形等。其病变黏膜涂片进行细菌检查、活组织检查均可查出麻风杆菌，且伴有全身症状。

3. 鼻结核

本病很少见，好发于鼻中隔前段，亦可侵及鼻前庭皮肤、鼻腔底及下鼻甲前段，病变多表现为局部浅表溃疡上有痂皮覆盖，痂皮下为苍白肉芽，严重者病变向深层发展，破坏软骨，可致鼻中隔穿孔，鼻翼塌陷。有身体其他部位尤其是肺部有结核病灶时，结合分泌物抗酸染色检验，细菌培养或病理检查，有助于诊断。

4. 鼻梅毒

鼻梅毒临床分为三期：一期鼻梅毒称为硬性下疳，临床上极少见，表现为外鼻皮肤有糜烂、覆有干痂或渗出物，颌下淋巴结肿大；二期鼻梅毒是全身发病的一部分，称为梅毒性鼻炎，表现为鼻黏膜充血，持续性鼻塞；三期鼻梅毒是树胶样梅毒瘤所致的软骨和骨质破坏，形成塌鼻和鼻中隔穿孔，梅毒瘤浸润消退后鼻黏膜萎缩。根据梅毒接触史，家族史，结合症状体征及血清学反应阳性，可作出诊断。

萎缩性鼻炎尚无特效疗法，目前多采用局部治疗和全身综合治疗。鼻部可采用鼻腔冲洗、鼻内用药、手术治疗等方法，全身治疗主要是加强营养，补充维生素、铁、锌等制剂，改善环境，注意个人卫生。

二、中医辨病诊断

（一）诊断依据

1. 病史

可有慢性鼻病，鼻特殊传染病史，或有害粉尘、气体长期刺激史。

2. 症状

鼻内干燥感，易鼻出血，鼻塞，甚则嗅觉减退或丧失，鼻息腥臭。

3. 检查

鼻黏膜干燥、萎缩，鼻甲缩小（尤其是下鼻甲为甚），鼻腔宽大，可见大量黄色或黄绿色脓痂附着。

（二）类证鉴别

鼻槁与慢鼻渊

慢鼻渊主要症状有鼻塞，流脓浊涕。检查可见下鼻甲及中鼻甲肿胀，中鼻道或总鼻道可见黏脓性分泌物，有时可见黄色结痂附着，但无鼻黏膜或鼻甲的萎缩性改变。

三、审析病因病机

（一）燥邪侵袭

燥邪侵袭多先伤肺，肺开窍于鼻，肺中津液受灼，不能上乘濡养鼻窍，加之燥热之邪循经上犯，直接蒸灼鼻部肌膜而为病。肺金之本，内有气血损耗，外有风燥之邪侵袭，故成鼻槁。

（二）肺肾阴虚

肾为一身阴液之根本，而金水相生，肺肾互相滋养，若久病伤阴，肺阴虚则不能输津滋肾，肾阴虚竭，则津液不能上乘，虚火灼肺，故肺肾阴虚，鼻窍失于濡润滋养，则干枯萎缩而致鼻槁。

（三）肺脾亏虚

由于饮食不节，素体脾气虚弱或久病之后，导致脾气亏虚，而脾为气生之源，肺为主气之枢，脾不散精，肺阴亏损，肺失宣降，脾气不运。一则肺脾气虚，气津不足，无以上输濡养鼻窍肌膜，二则脾气不足，运化失常，清气不升，浊阴不降而为病。

本病主要病机为津伤而致鼻窍失养，病因则与燥邪、阴虚、气虚等因素有关。

四、明确辨证要点

（一）辨脏腑

本病与肺脾肾三脏关系密切，燥热袭肺，耗伤津液，鼻窍失养，故出现鼻内干燥、灼热疼痛、涕痂带血、舌红少津等燥热伤肺之象；肺肾阴虚，津不上乘，虚火上炎，鼻失滋养，可见鼻干较甚、鼻衄、嗅觉减退、结痂增多、舌红少苔等阴虚之象；脾胃虚弱，气血生化不足，水谷精微不能上输，故见鼻内干燥、萎缩，鼻腔宽大，脉缓弱等脾虚之象；脾虚湿蕴化热，熏蒸鼻窍，可见涕痂黄绿，舌苔黄腻等湿热之象。

（二）辨虚实

实证一般为燥热、湿热致病，虚证多阴虚、气虚为病。燥热、湿热都有热象，均可见苔黄脉数，燥热兼见灼热疼痛，咽干少津，湿热伴有黄涕量多，苔腻脉滑等；阴虚可见腰膝酸软、手足心热、舌红少苔、脉细数等兼症，气虚可见倦怠乏力、面色萎黄、唇舌色淡、脉缓弱等症状。

五、确立治疗方略

本病以肺脾肾三脏虚损及燥热侵袭为主要病因，故治疗应着重调养肺脾肾三脏之虚损，滋阴润燥清热，内外兼治。内治法主要是根据患者病情进行辨证施治，外治法主要以鼻腔局部的清洁和滋润为主，可配合针灸、按摩、埋线等中医特色技术治疗。

六、辨证论治

（一）燥邪犯肺

（1）抓主症：鼻内干燥、灼热疼痛、涕痂带血。鼻黏膜可见充血、干燥或有痂块。

（2）察次症：咽干痒咳等症，全身未见明显不适症状。

（3）审舌脉：舌尖红，苔薄黄少津，脉细数。

（4）择治法：清燥润肺，宣肺散邪。

（5）选方用药思路：燥邪侵袭，多先伤肺，肺中津液受灼，不能上乘濡养鼻窍，故选用清燥救肺汤为基础方，本方为治燥剂，宣、清、润、降四法并用，具有气阴双补，滋润不腻之功效。方中重用桑叶，质轻性寒，轻宣肺燥，透邪外出，为君药；臣以石膏辛甘而寒，清泻肺热，麦冬甘寒，养阴润肺，君臣相伍，宣中有清，清中有润，是为清宣润肺的常用组合；人参益气生津、胡麻仁、阿胶助麦冬养阴润肺，杏仁、枇杷叶苦降肺气，以上均为佐药；甘草，合人参以培土生金，调和诸药为使药。

（二）肺肾阴虚

（1）抓主症：鼻干较甚，鼻衄，嗅觉减退。鼻黏膜可见色红干燥，鼻甲萎缩，或有脓涕痂皮积留，鼻息恶臭。

（2）察次症：咽部干燥，干咳少痰，或痰带血丝，腰膝酸软，手足心热等症。

（3）审舌脉：舌红少苔，脉细数。

（4）择治法：滋养肺肾，生津润燥。

（5）选方用药思路：肺阴亏虚，虚火内生，耗伤津液，或汗吐太过，房劳过度损伤肾阴，金水相生，母病及子，子病及母，故肺肾阴虚均可致鼻窍失于濡润滋养，干枯萎缩。治疗时可选用补益剂百合固金汤为主方，此方具有滋肾保肺，凉血宣肺化痰之功效。方中百合甘苦微寒，滋阴清热，润肺止咳；生地黄、熟地黄并用，滋肾壮水，生地黄兼能凉血止血；三药相伍，为润肺滋肾、金水并补的常用组合，共为君药。麦冬甘寒，协百合以滋阴清热，润肺止咳；玄参咸寒，助二地滋阴壮水，以清虚火，兼利咽喉，共为臣药；当归治咳逆上气，相配白芍养血和血；贝母清热润肺，化痰止咳，俱为佐药；桔梗宣肺利咽，化痰散结，载药上行。生甘草清热泻火，调和诸药，共为使药。

（三）脾气虚弱

（1）抓主症：鼻内干燥，鼻涕黄绿腥臭，头痛头昏，嗅觉减退。鼻黏膜色淡，干萎较甚，鼻腔宽大，涕痂积留。

（2）察次症：纳差腹胀，倦怠乏力，面色萎黄。

（3）审舌脉：唇舌色淡，脉缓弱。

（4）择治法：健脾益气，祛湿化浊。

（5）选方用药思路：脾气不足，运化失常，清气不升，无以上输濡养鼻窍肌膜而致病，选用补中益气汤为主方，健脾益气，升清降浊。方中黄芪味甘微温，入脾肺经，补中益气，升阳固表，故为君药；配伍人参、炙甘草、白术、补气健脾为臣药；当归养血合营，协人参、黄芪补气养血，陈皮理气和胃，使诸药补而不滞，少量升麻、柴胡升阳举陷，协助君药升提下陷之中气，共为佐药；炙甘草调和诸药为使药。

七、中成药选用

（1）全蝎软膏（黑龙江中医药大学附属第一医院院内制剂）：适用于鼻前庭皮肤干燥、皲裂的患者，外用，局部涂抹，每日2～3次。

（2）清咽甘露丸（黑龙江中医药大学附属第一医院院内制剂）：治疗肺肾阴虚型鼻槁，口服，1次1丸，每日3次。

八、单方验方

（1）养阴润肺汤：周凌教授经验方，药物组成为熟地黄、生地黄、麦冬、天冬、黄芪、桑叶、石斛、百合、玄参、黄芩、石膏、浙贝母、牡丹皮、赤芍、桔梗等。主治肺肾阴虚型鼻槁。

（2）辛夷花 30g、白芷 30g、野菊花 30g、桂枝 30g、当归 30g、栀子 30g。以上药物煎水后，用药液冲洗鼻腔，具有消炎解毒、调和气血的功效。

九、中医特色技术

（一）中药外治法

1. 清鼻法

用生理盐水或中药煎水冲洗鼻腔，每日 1～2 次。鼻腔冲洗方法：在容器内盛冲洗液，低头由鼻将其吸入，然后经口吐出，反复多次，则可清洗鼻腔，减少鼻内脓痂。

2. 蒸汽及超声雾化吸入

可用内服中药再煎水，或用清热解毒排脓类药物煎水，药液用蒸汽或超声雾化吸入，每日 1～2 次。

（二）针灸疗法

1. 针刺疗法

临床上应以局部取穴、近端取穴与循经远端取穴相结合。局部多取迎香、口禾髎、素髎等穴位，近端取穴多取上星、印堂、通天、百会、前顶等。循经远端取穴则按脏腑病变经脉循经取穴，操作方法：捻转进针，中弱刺激，留针 15～20 分钟，每日 1 次或隔日 1 次，10次为 1 个疗程。

2. 灸法

可用艾条灸百会、足三里、肺俞、脾俞等穴位，悬灸至局部发热，呈现红晕为止，每日或隔日 1 次。灸法可以温通经络，通窍除涕。

（三）鼻部按摩法

（1）鼻背按摩方法是用两手鱼际部搓热，然后分别于鼻背由鼻根向迎香穴往返按摩，至有热感为度，然后再分别由攒竹穴向太阳穴推按，使局部有热感。每日 3 次。

（2）迎香穴按摩是用食指于迎香穴上点、压、揉、按，每日 3 次，以觉鼻内舒适为度。

十、预防与调护

（1）保持鼻腔清洁湿润，及时清除积留涕痂。

（2）预防感冒，减少鼻部的刺激，积极防治各种鼻病及全身性慢性疾病。

（3）加强卫生管理，注意劳动保护，改善生活与工作环境，在高温、粉尘多的环境中工作时要采取佩戴口罩、降温、除尘通风、湿润空气等措施。

十一、各家发挥

（一）肺脏亏虚

肺为燥金之脏，若过食辛辣炙煿助阳生热之物，或吐利亡津，病后失养，致使气津亏损，无以上输，鼻失濡养，则肌膜枯槁而为病。或因气候干燥，或屡被风热燥邪熏蒸鼻窍，久则耗伤阴津，蚀及肌膜，以致鼻内干燥，肌膜焦萎。古代医家认为倘若鼻中干燥，多属阳盛阴虚，故肾阴不足则肺津亦少，所以肾阴亏虚也可致肺脏亏虚，鼻失滋养而发病。龙江医家临床上使用泻白散合养阴清肺汤加减治疗燥邪犯肺型鼻槁。

（二）脾气虚弱

脾胃之气不足，则出现鼻干、鼻塞、不闻香臭等症。脾土为肺金之母，主运化水谷精微，若饮食失节，劳倦内伤，脾弱失运，气血精微生化不足，无以上输，鼻窍失于濡养。脾主运化水湿，脾气虚弱而不能化湿，致湿蕴而生热，熏灼肌膜渐干萎而致病。故古代医家们提出了"宜养胃气、实营气，阳气、宗气上升，鼻管则通矣"的治疗原则。有些医家们则认为久病多瘀，在临床上使用补中益气汤和四物汤加减治疗长期鼻槁患者，以健脾益气，升清化浊，养血活血生肌。

（柏　杉）

第五节　变应性鼻炎

变应性鼻炎是发生在鼻黏膜的变态反应性疾病，在普通人群中的患病率为 10%～25%，以鼻痒、喷嚏、鼻分泌亢进、鼻黏膜肿胀等为其主要特点。变应性鼻炎常伴有鼻窦的变态反应性炎症。变应性鼻炎分为常年变应性鼻炎和季节性变应性鼻炎，后者又称"花粉症"。另外一种分类方法是根据发病时间特点将变应性鼻炎分为间歇性变应性鼻炎和持续性变应性鼻炎。

变应性鼻炎属于中医学"鼻鼽"范畴，又有"鼽嚏""鼽鼻""鼽水""鼻流清水"等名称。

一、临床诊断标准与鉴别诊断

（一）诊断标准

1. 病史

有明确致敏原线索；有个人和（或）家族过敏性病史。

2. 临床表现

鼻痒；喷嚏，呈阵发性发作，从几个至数十个不等；鼻涕呈大量清水样；鼻塞，部分患者有嗅觉减退。

3. 检查

鼻黏膜为苍白色或浅蓝色；鼻黏膜肿胀，下鼻甲尤为明显；鼻腔内可见水样分泌物。变应原皮肤点刺试验至少有一种为（++）或（++）以上的阳性反应；特异性 IgE 抗体测定阳性。

4. 临床诊断

有明确致敏原线索有个人和（或）家族过敏性疾病史。发作时有典型的症状和体征。以上各记 1 分，共 3 分。变应原皮肤试验阳性反应，至少有 1 种为（++）或（++）以上，特异性 IgE 抗体检测阳性或变应原激发试验阳性，且与皮肤试验及病史符合，各得 2 分，共 4 分。得分 6～8 分可诊断为常年性变应性鼻炎。季节性变应性鼻炎，需每年发病季节基本一致，且与致敏花粉传粉期相符合。至少两年同一季节发病。

（二）鉴别诊断

1. 嗜酸性粒细胞增多性非变应性鼻炎

本病临床症状及鼻腔检查所见与变应性鼻炎相同，鼻分泌物中可找到较多的嗜酸性粒细胞，但无个人及家族病史且变应原皮肤试验及特异性 IgE 抗体测定阴性。其发病多与环境、气候、湿度等非特异性因素有关。嗜酸性粒细胞增多性非变应性鼻炎病因目前尚不明确，糖皮质激素治疗有效。

2. 血管运动性鼻炎

本病又称血管舒缩性鼻炎、神经反射性鼻炎，其临床症状与变应性鼻炎极为相似，表现为鼻塞、流涕、喷嚏、鼻痒等症状，但也有以某种症状为主者，缺乏典型的临床症状。鼻内镜检查可见鼻腔黏膜呈水肿充血等，鼻甲（特别是下鼻甲）可表现为充血甚至肥大，鼻腔常有水样或黏稠样分泌物潴留。诊断主要依靠排除法，以下几点可供参考：①与季节性无明显关联但却与某种刺激密切相关的喷嚏、流涕、鼻塞等；②皮肤点刺试验和（或）血清特异性 IgE 检测结果为阴性，即找不到免疫学证据；③除外感染性、变应性、结构性鼻炎；④鼻分泌物涂片及外周血中嗜酸性粒细胞不升高；⑤多有比较明确的诱发因素，如干冷空气。

二、中医辨病诊断

（一）诊断依据

1. 病史

部分患者有过敏史及家族史。

2. 症状

（1）主症：鼻痒、喷嚏连作、清涕量多如水、鼻塞，呈阵发性，具有突然发作和反复发作的特点。

（2）次症：虚寒证多表现为畏风怕冷、自汗、气短懒言、语声低怯。舌质淡，苔薄白，脉细弱等。伏热证多表现为咽痒，咳嗽，口干烦热，舌红苔黄，脉数等。

3. 检查

发作期鼻黏膜苍白色淡，亦可充血色红，下鼻甲肿胀，鼻道内可见多量清水样分泌物。间歇期时以上特征不明显。

（二）类证鉴别

鼻鼽与伤风鼻塞皆以鼻塞、流涕、喷嚏为主要症状，但伤风鼻塞的特点为发病前多有受凉或疲劳史，此为风邪侵袭鼻窍而为病，病程一般为 5～7 日，是外感急性鼻病的一种，分为风寒、风热两型。随病情发展，症状逐渐加重，并多伴有全身症状，经适当休息及时治疗多能痊愈。少数患者因失于治疗，致使病情迁延不愈，或并发其他疾病。

三、审析病因病机

（一）肺脏病变

鼻为肺之窍，又为肺之官，是呼吸出入之门户，司呼吸，主嗅觉。当肺气充沛时，肺鼻能互相协调完成正常的生理功能，使呼吸之气出入无阻。肺脏虚损而致腠理疏松，卫表不固，风邪、寒邪或异气侵袭，故而为病，也可因肺经素有郁热，肃降失职，邪热上犯鼻窍，发为鼻鼽。

（二）脾脏病变

脾脏为后天气血生化之源，脾气健旺方能使鼻部血脉充盈，鼻才能发挥其正常的生理功能，而且脾胃湿热亦可导致肺经伏热，出现鼻红赤烂或鼻疮等鼻部疾病。

（三）肾脏亏损

五行学说中有金水相生、肺肾同源之说，故肾之精气充沛才能使肺气充盈，肾气亏虚则会使肺脏失去温煦，风寒之邪更易侵犯鼻部而致鼻鼽发生。

本病多由肺脾肾三脏虚损而致，亦可因肺胃有热而生。其病之根在于肺，继则肺脾肾三脏相互影响，故临证时既要把握好鼻鼽的病之根，又要明确每个证的具体症状所对应的内在病机。

四、明确辨证要点

（一）辨寒热

病因于寒者，常由素体肺气不足，卫外功能低下，寒邪束表，则发鼽嚏。表现为清涕如水，畏风怕冷或形寒肢冷，面色苍白或无华，舌质淡，苔薄白，脉弱无力。鼻腔检查见鼻黏膜苍白水肿，下鼻甲肿大光滑，鼻道可见水样分泌物。

病源于热者，常在闷热天气发作，肺经郁热，邪热上犯，常表现为鼻热，口干，或有咳嗽，咽痒等全身其他症状，舌质红，苔白或黄，脉数。鼻腔检查可见鼻黏膜色红或暗红，鼻甲肿胀。

常年性发作者多见肺脾肾三脏虚寒，季节性发作者多见肺经伏热。也有北方寒证多，南方热证多的地域特点。临证时应注意寒热的相兼和转化。

（二）辨脏腑

肺气虚寒证见清涕量多如水，嗅觉减退，畏风怕冷、自汗、气短懒言、语声低怯，舌质淡，苔薄白，脉细弱。肺经伏热证见鼻热，口干，或有咳嗽，咽痒等全身其他症状，舌质红，苔白或黄，脉数。脾气虚弱，可见面色萎黄，食少纳呆，腹胀便溏，舌淡胖，有齿痕等。肾阳不足主要表现为腰膝酸软，神疲倦怠，脉沉细无力等。

（三）辨虚实

阴阳气血之偏虚皆可导致本病的发生，如脾肺气虚不能实腠理而致鼻流清涕，寒噤嚏喷，畏风怕冷，易自汗等；阳气亏虚，阴气凑之，则寒而流清涕，面色苍白，形寒肢冷，遇冷加重，遇热舒缓；血虚可生风，产生鼻痒，喷嚏频频之症；因先天不足或肾中精气匮乏以致清窍不温，喷嚏阵发，清涕无制。以上皆属虚证，临证时应详加辨别，分清主次。此外，若肺经素有郁热，肃降失职，邪热上犯于鼻窍亦可出现鼻痒、喷嚏频作、流清涕、鼻塞等症状，热盛伤津则口干烦热，此属实证。因此，在临证时要注意全身及局部辨证相结合以辨别虚实。

五、确立治疗方略

虚寒致病时应补肺气，温脾肾以充养肺脏，使用温和之剂，补肺敛气止涕，散寒通窍止痒。由肺经伏热而致病的鼻鼽，应清宣肺之热、抑金通窍，使用清肺寒凉之剂，宣肺止涕，清热通窍止痒。

六、辨证论治

（一）肺气虚寒证

（1）抓主症：鼻塞、鼻痒、喷嚏频频，清涕如水，嗅觉减退。下鼻甲肿大光滑，鼻黏膜淡白或灰白，鼻道内可见水样分泌物。

（2）察次症：畏风怕冷、自汗、气短懒言、语声低怯、咳嗽痰稀。

（3）审舌脉：舌质淡，苔薄白，脉虚弱。

（4）择治法：温肺散寒，益气固表。

（5）选方用药思路：本证由肺气虚寒，腠理不固，而致喷嚏频频，因而选用温肺止流丹为基础方，全方旨在发散风寒，温补肺脏，提升阳气，固摄清涕。方中以细辛、荆芥两药辛温发散，气味俱升，可疏风散寒，又可轻扬透散以止痒；人参是一味益气与健脾功效并重的中药，与荆芥同用时可扶正祛邪，治疗气虚外感之证；诃子药性酸涩，可补肺敛气，固摄清涕，与桔梗合用一敛一宣，相辅相成，使肺平调升降，功能正常；桔梗、鱼脑石散结除涕；甘草在方中作用有三：一可调和脾胃，助人参补肺脾之气；二可调和诸药药性，使各药协同发挥，相辅相成；三可解毒。此方中鱼脑石难寻，临床可用白芷、辛夷等药物代替。

（二）脾气虚弱，清阳不升

（1）抓主症：鼻塞、鼻痒、喷嚏频频。下鼻甲肿大光滑，黏膜淡白或灰白，有水样分泌物。

（2）察次症：面色萎黄无华，消瘦，食少纳呆，腹胀便溏，四肢倦怠乏力等症。

（3）审舌脉：舌淡胖，有齿痕，舌苔薄白，脉弱无力。

（4）择治法：益气健脾，升阳通窍。

（5）选方用药思路：本证多由饮食劳倦损伤脾胃，致脾胃气虚、清阳下陷所致。脾胃为营卫气血生化之源，脾胃气虚，运纳乏力；脾主升清，脾虚则清阳不升；气虚则腠理不固，寒邪侵袭。故选用补中益气汤，方中黄芪味甘微温，入脾肺经，补中益气，升阳固表，利水消肿，为君药；配伍人参、炙甘草、白术，补气健脾为臣药；当归养血和营，协人参、黄芪补气养血。陈皮理气和胃，使诸药补而不滞，共为佐药；少量升麻、柴胡升清阳，引诸药上行，为佐使。炙甘草调和诸药为使药。

（三）肾阳不足，温煦失职

（1）抓主症：鼻塞、鼻痒、喷嚏频频，清涕长流。下鼻甲肿大光滑，鼻黏膜淡白，鼻道有水样分泌物。

（2）察次症：形寒肢冷、腰膝酸软、小便清长、或见遗精早泄。

（3）审舌脉：舌质淡，苔白，脉沉细无力。

（4）择治法：温补肾阳，固肾纳气。

（5）选方用药思路：肾中阳气亏虚，阴气凑之，寒而流清涕，面色苍白，形寒肢冷，故可选用可温补肾气、行气化水的金匮肾气丸。方中熟地黄、山茱萸、山药滋补肝肾，补益肾阴而摄精气；牡丹皮、泽泻、茯苓健脾利水渗湿，泻肾中水邪，辅助上三味补药而为三泻，以补而不腻；配以桂枝、附子以温补肾中元阳，命门真火，意在微微生火，即生肾气也。诸药合用，共奏温补肾气之效。

（四）肺经伏热，上犯鼻窍

（1）抓主症：鼻痒、喷嚏频作，流清涕，鼻塞，常在炎热季节发作。鼻腔内可见鼻黏膜色红或暗红，鼻甲肿胀。

（2）察次症：全身或见咳嗽，咽痒，口干烦热等症。

（3）审舌脉：舌质红，苔白或黄，脉数。

（4）择治法：清宣肺气，通利鼻窍。

（5）选方用药思路：肺经素有伏热，而致肺失肃降，邪热上犯鼻窍而发病，临证选用具有清肺、通窍、镇嚏之功效的辛夷清肺饮。方中辛夷为君药，归肺经，具有祛风发散、通利鼻窍的功效；黄芩性寒，归肺胃等经，具有清热燥湿泻火等功效；栀子性寒，入肺胃等经，具有清热泻火等功效；石膏性大寒，归肺胃经，具有清热泻火，除烦止渴的功效；桑白皮性寒，归肺经，具有泻肺平喘等功效；此四味药物共为臣药，功以清肺经之湿热、泻肺经之火；枇杷叶性微寒，归肺胃经，具有清肺止咳、降逆止呕的功效。升麻微寒，归肺胃等经，具有解表透疹、清热解毒等功效。此两味药物亦共为臣药，与君药辛夷相须使用，增强清宣肺气，利鼻通窍之功效；百合性寒，具有养阴清肺、清心安神之功效。麦冬性微寒，归心、肺、胃经，具有滋阴益气、清心除烦等功效。知母性寒，归肺胃等经，具有清热泻火、滋阴润燥、止渴除烦等功效。此三味药物共为佐药，与君药、臣药等药物配合，以增强全方滋肺阴降肺火，除烦热之功。

七、中成药选用

（1）温肺止流丸（黑龙江中医药大学附属第一医院院内制剂）：用于肺脾气虚型鼻鼽，口服，1次1袋，每日3次。

（2）利鼻消炎丸（黑龙江中医药大学附属第一医院院内制剂）：用于鼻塞症状较重的鼻鼽，

口服，1次1袋，每日3次。

八、单方验方

（1）鼻炎1号：周凌教授经验方，组成为党参、黄芪、白术（炒）、茯苓、荆芥、防风、诃子、五味子、辛夷花、苍耳子、枸杞子、女贞子、细辛等。用于治疗肺脾气虚型鼻鼽。

（2）白芷5g、川芎5g、细辛5g、辛夷5g共研细末，放置瓶内，经常嗅之，可缓解鼻塞、鼻痒等症状。

九、中医特色技术

（一）冬病夏治，穴位贴敷

适用于肺脾肾三脏虚损、正气不足的患者，使用斑蝥、白芷、桂枝、甘遂、芫花等药材研粉，将粉末贴敷于内关、肺俞、大椎等穴位，约2～4小时后取下（亦可视皮肤的反应程度而定）。每10日贴1次，在夏季三伏时，伏前10日开始，每伏5次，3伏为1个疗程。

（二）按摩疗法

通过按摩以疏通经络，使气血流通，驱邪外出，宣通鼻窍。方法：患者自行先将双手大鱼际摩擦至发热，再贴敷于鼻梁两侧，自鼻根向迎香穴反复摩擦至局部觉热为度；或以两手中指于鼻梁两边按摩20～30次，令表里俱热，早晚各1次。再由攒竹向太阳穴推按至热，每日2～3次；患者亦可用手掌心按摩面部及颈后、枕部皮肤，每次10～15分钟；或可于每晚睡前自行按摩足底涌泉穴至发热，并辅以按摩两侧足三里、三阴交等。

（三）穴位埋线

在严格消毒的条件下，通过一次性埋线针具将线体埋于蝶腭神经节，通过线体在穴位内缓慢吸收的过程产生持续的刺激，每周治疗1次，3次为1个疗程，推荐治疗3个疗程。蝶腭神经节穴位埋线术是针灸的发展和延伸，可以缩短患者疗程，起到双向良性调节的作用。

十、预防与调护

（1）注意气候影响，防止外邪诱发。保持环境清洁卫生，避免或减少粉尘、花粉等刺激，必要时可佩戴口罩。

（2）饮食宜清淡而富营养，忌生冷、肥甘、辛辣、海膻发物等。注意劳逸结合，根据个体体质适当锻炼身体，增强体质。

十一、各家发挥

周凌教授根据30余年的临床经验，认为鼻鼽患者以肺脾气虚证居多。肺气虚，卫表不固，脾气虚，生化不足，加之北方气候寒冷，气虚之人更易感受风寒之邪而发病。因此，临证时采用补益肺脾，升阳通窍之法。药物为：党参、黄芪、炒白术、茯苓、荆芥、防风、诃子、五味子、辛夷、苍耳子、枸杞子、女贞子、细辛等。此方标本兼治，更适合北方地区最为常见的素体肺脾气虚之鼻衄患者，临证时加减化裁，疗效甚佳。

（柏　杉）

第六节　鼻　出　血

鼻出血是临床常见的症状之一，可因鼻腔、鼻窦疾病引起，也可因某些全身疾病所致，前者较为多见。

鼻出血部位多在鼻中隔前下方的利特尔动脉丛或克氏静脉丛，儿童、青少年的鼻出血多数或几乎全部发生在该部位。中老年者的鼻出血多发生在鼻腔后段吴氏鼻－鼻咽静脉丛。亦可为鼻中隔后部动脉出血，该部位的鼻出血多较凶猛，不易止血。

鼻出血属于中医学"鼻衄"范畴，又有"红汗""鼻洪""鼻大衄"等名称。

一、临床诊断标准与鉴别诊断

（一）诊断标准

1. 病史

分为局部和全身两类。局部可有外伤、鼻腔异物、鼻腔或鼻窦炎症、鼻中隔疾病、萎缩性鼻炎、肿瘤等病史。全身可有高血压、凝血功能障碍或导致血管张力改变的全身性疾病等病史。

2. 临床表现

鼻中流血。可单侧出血，亦可双侧出血。可表现为反复间歇性出血，亦可为持续性出血。出血较轻者仅涕中带血或倒吸血涕，重者出血可达数百毫升以上。

3. 检查

（1）前鼻镜检查：鼻前庭局部皮肤是否糜烂，是否表面充血或渗血，或有结痂；鼻中隔前下方的易出血区有无扩张的静脉丛、黏膜是否有糜烂；下鼻甲前端表面是否有糜烂；鼻中隔有无穿孔等。

（2）鼻内镜检查：可根据鼻出血易发生的部位，逐一检查鼻中隔前下部、下鼻道后部、鼻中隔后下部、后鼻孔缘、嗅裂等部位。

（3）实验室检查：血细胞分析、凝血功能检测等测定有无贫血，有无凝血功能障碍。

（4）影像学检查：鼻窦 CT、数字减影血管造影（DSA）、CT 血管造影（CTA）、MRI 等。

（二）鉴别诊断

1. 咯血、呕血

咯血是指喉及喉以下呼吸道任何部位的出血，经口腔排出者。咯血时有喉痒感，血呈弱碱性。泡沫状，色鲜红，常混有痰液。咯血后数日内仍常有血痰咯出，患者通常有肺部疾病或心脏病病史。

呕血是指上消化道出血时，停于食管或胃内的血液从口中呕出，多呈棕褐色或鲜红或暗红色。呕血时有恶心感，血大多呈酸性，色多暗红或咖啡渣样，可混有食物，易凝成块状，呕血后数日内常排黑便，患者常有胃病或肝病病史。

鼻腔出血多从鼻前孔流出，有时鼻后部出血量较多而易误诊为咯血、呕血，检查可见血液从后鼻孔沿咽后壁向下流，用鼻咽镜检查可以确诊。

2. 全身性疾病所致鼻出血

血液病如原发性血小板减少性紫癜、白血病、再生障碍性贫血及其他原因所致的严重贫血等引起的鼻出血，多伴有全身症状，不难鉴别。

二、中医辨病诊断

（一）诊断依据

1. 病史

询问有无外伤、鼻部疾病、肿瘤或全身相关疾病的病史，有无气候干燥、恼怒等其他诱发因素。

2. 症状

以鼻腔出血为主要症状，一般发病较急，可单侧出血，亦可双侧出血。出血较轻者，仅涕中带血或倒吸血涕；出血较重者，渗渗而出或点滴而下；出血严重者，血涌如泉，鼻口俱出，甚至出现休克。

3. 检查

结合局部与全身检查，寻找出血原因。

（二）类证鉴别

鼻衄与倒经

倒经又称逆经、代偿性月经、周期性子宫外出血。表现为经行鼻衄或吐血，血量可多可少，其发生与月经周期密切相关，多于经前或经期出现。常伴有全身不适、精神不畅、烦躁不安、下腹部胀痛等症状。而鼻衄的发生常因外伤、外感或内伤因素诱发，与经期无关。

三、审析病因病机

（一）鼻部损伤

鼻内损伤的患者一般有挖鼻、用力擤鼻、剧烈喷嚏及鼻内用药不当等不良习惯，致使鼻内血管损伤；另外鼻腔手术、鼻窦手术及经鼻插管等损伤血管或皮肤黏膜，未及时发现或未妥善处理也可导致鼻衄的发生；鼻炎及鼻窦炎、鼻腔黏膜干燥、鼻腔黏膜糜烂、鼻腔异物有时亦可引起鼻腔出血。鼻骨骨折、鼻中隔骨折、鼻中隔偏曲、鼻中隔穿孔、鼻窦骨折及鼻窦气压聚变而使局部血管或皮肤黏膜损伤，出现鼻衄。还需注意肿瘤（鼻腔血管瘤、鼻咽纤维血管瘤、恶性肿瘤等）亦可致鼻衄的发生。

（二）脏腑功能失调

外感六淫化火，五志郁而化火，脏腑功能失调或正气虚弱等原因不能统摄血液行于脉中而成鼻衄。外感诸邪极易化火化热，热盛迫血妄行则引起衄血；心主血，脾统血，肝藏血，肾藏精，肺主气，精血同源，气为血之帅，血为气之母，凡五脏功能失调，皆可致衄；大病久病之后，正气虚弱，脾虚不能统摄，亦可导致鼻衄，正所谓"大病瘥后，小劳而鼻衄"。

本病外因内因皆可致病，审查时要明确出血病因，从源头入手，综合分析，把握住病之根本，抓住主要矛盾，分清主次，标本兼治。

四、明确辨证要点

（一）辨病位

辨病位，要分辨鼻衄是由鼻内损伤而致，还是鼻外损伤引起；还要分辨鼻衄是否与内在脏腑等全身疾病有关。

鼻外损伤多有鼻外伤史或手术史，鼻腔局部检查和鼻部 X 线、CT 检查可诊断。鼻内损伤多有鼻腔黏膜干燥或（和）糜烂、挖鼻、鼻腔炎症（鼻前庭炎、萎缩性鼻炎等）、鼻窦炎症（特异性或非特异性鼻窦炎等）、鼻中隔疾病（鼻中隔偏曲、鼻中隔黏膜糜烂等）、鼻腔内肿瘤等因素存在。

除鼻部因素外，需进一步辨别相关脏腑，多数为肺、胃、肝、心火热燥邪偏盛，迫血妄行，以致血溢清道，从鼻孔流出而成鼻衄，亦有少数因肝肾精气亏虚或气虚不摄血所致者。

（二）辨脏腑

鼻衄与肝、肺、脾、肾、心、胃等脏腑皆有关系。肺经风热证，多发生在冬春气候干燥时节，鼻腔灼热，多伴鼻塞涕黄、咳嗽、苔白、脉浮数等症状。阳明胃经炽盛可见口臭、牙龈红肿、便秘、舌苔黄厚而干、脉洪数等症。血总系肝经所属，肝火上炎证见口苦咽干、烦躁易怒、脉弦数等症。心主血，心火热迫血液上溢鼻窍，故证见鼻血外涌、面赤、心烦失眠、口舌生疮，甚则神昏谵语等危重急症。肝肾阴虚，虚火上炎，伤及血络而致鼻衄，证见五心烦热、腰膝酸软、舌红少苔、脉细数等症状。脾虚而不能统血，出现鼻衄色淡、面色无华、少气懒言、食少便溏、脉缓弱等症。

（三）辨虚实

鼻衄初期一般多为邪实，经久不愈，伤及脏腑，则虚实互见，正虚邪实。外感鼻衄多为风热袭肺，特点为发热汗出，咳嗽咽痛。内伤实证鼻衄常由胃、肝、心等脏腑郁热而致。症见鼻中出血量多，色红。检查可见鼻腔黏膜干燥，颜色红赤，舌质红，脉数。内伤虚证则为阴虚和气虚。虚证鼻衄特点为出血反复发作，但量不多，渗渗而出，时作时止。检查可见鼻黏膜色淡，舌红少苔或舌淡苔白，脉细数或脉弱。

五、确立治疗方略

鼻衄属于急症，临床治疗时要"急则治其标，缓则治其本"，出血不止或大量出血者在辨证治疗的同时，应先立即采用外治法止血，患者鼻大量出血时常情绪紧张恐惧，治疗时应注意稳定患者情绪，使之镇静。若有虚脱者，应先立即采取抢救措施。出血量少或出血缓解期时可采用疏风、清热、清心、泻肝、降火、凉血、滋养肝肾、健脾益气、止血等内治之法。

六、辨证论治

（一）内治法

1. 肺经风热证

（1）抓主症：鼻中出血，点滴而下，色鲜红，量不多，鼻腔灼热干燥。

（2）察次症：鼻塞流涕，咳嗽少痰等。

（3）审舌脉：舌质红，苔薄白而干，脉数或浮数。

（4）择治法：疏风清热，凉血止血。

（5）选方用药思路：肺经有热，邪热灼伤鼻窍络脉，耗伤肺津，肺失肃降而致鼻衄，本证采用桑菊饮为基础方，以"辛凉微苦"立法，配伍特点为既用轻清宣散之品疏风清热，又以苦辛宣降之品理气肃肺。方中桑叶味甘苦性凉，疏散上焦风热，且善走肺络，能清宣肺热。菊花味辛甘性寒，疏散风热，清利肃肺。二药轻清灵动，直走上焦，协同为用，以疏散肺热见长，共为君药；薄荷辛凉疏散风热，以助君药解表之力。杏仁苦降，功善肃降肺气。桔梗辛散，开宣肺气，二药相互为用，一宣一降，三者共为臣药；连翘透邪解毒；芦根清热生津，为佐药。甘草调和诸药为使。诸药相伍，使上焦风热得以疏散，肺气得以宣降。

2. 胃热炽盛证

（1）抓主症：鼻中出血，量多，色鲜红或深红，鼻黏膜色深红而干。

（2）察次症：口臭、齿龈红肿、大便秘结、小便短赤。

（3）审舌脉：舌质红，苔黄厚而干，脉洪数。

（4）择治法：清胃泻火，凉血止血。

（5）选方用药思路：因此型鼻衄为邪热郁聚胸膈、火热上冲、燥热内结所致，故使用清泻内热之法，以凉膈散为主方，主治中、上焦邪热炽盛证。方中重用连翘清热解毒，为君药。黄芩清胸膈郁热；栀子通泻三焦，引火下行；大黄泻火通便，共为臣药。薄荷、竹叶轻清透散，以解热于上，为佐药。白蜜、甘草既能养中润燥，又能缓和药性，为佐使药。全方清上与泻下并行，诸药合用，共奏清上泻火凉血之功。鼻衄止后，宜用玉女煎加蒲黄以滋降之，再用甘露饮多服以调养之。

3. 肝火上逆证

（1）抓主症：鼻衄量多，血色深红，鼻黏膜色深红而干。

（2）察次症：头痛头晕、耳鸣、口苦咽干、胸胁苦满、烦躁易怒等症。

（3）审舌脉：舌质红，苔黄腻，脉弦数。

（4）择治法：清肝泻火，凉血止血。

（5）选方用药思路："血动之由，唯火唯气"，本证肝胆经实火上炎，迫血上逆妄行。治宜用具有清肝胆实火的龙胆泻肝汤为主方。方中龙胆草大苦大寒，能清肝胆实火，泻火除湿，切中病情，故为方中君药。黄芩、栀子两药苦寒，归肝、胆、三焦经，泻火解毒，燥湿清热，用以为臣，以加强君药清热除湿之功。有渗湿泻热之功效的车前子、木通、泽泻，导湿热下行，从水道而去，使邪有出路，则湿热无留，用以为佐；然肝为藏血之脏，肝经实火，易伤阴血，所用诸药又属苦燥渗利伤阴之品，故用生地黄养阴，当归补血，使祛邪而不伤正；肝体阴用阳，性喜疏泄条达而恶抑郁，火邪内郁，肝气不舒，用大剂苦寒降泄之品，恐肝胆之气被抑，故又用柴胡疏畅肝胆，并能引诸药归于肝胆之经，且柴胡与黄芩相合既解肝胆之热，又增清上之力，以上 6 味药皆为佐药。甘草为使，一可缓苦寒之品防其伤胃；二可调和诸药。综观全方，泻中有补，降中寓升，祛邪而不伤正，配伍严谨，诚为清肝泻火，凉血止血之良方。本方中所用木通，因含有马兜铃碱，为有肾毒性药物，临床可以不用或用其他清热药取代。

4. 心火亢盛证

（1）抓主症：鼻血外涌，血色鲜红，鼻黏膜红赤。

（2）察次症：心烦失眠、口舌生疮、甚则神昏谵语等重症。

（3）审舌脉：舌尖红、苔黄、脉数。

（4）择治法：清心泻火，凉血止血。

（5）选方用药思路：心主血脉，心火亢盛而致血液上溢鼻窍，故选用《金匮要略》中的泻心汤，方中只有大黄、黄芩、黄连三味药。黄芩泻上焦火，黄连泻中焦火，大黄泻下焦火。由于三黄之性苦寒直折，清心泻火。若邪热入营者，可用犀角地黄汤加减；神昏、脉微欲绝者，则用独参汤加减。

5. 阴虚火旺证

（1）抓主症：血色红，量不多，时作时止，黏膜色淡红而干。

（2）察次症：口干少津，五心烦热，失眠健忘，腰膝酸软。

（3）审舌脉：舌红，少苔，脉细。

（4）择治法：滋补肝肾，养血止血。

（5）选方用药思路：阴虚有热，盖血随气行，得热而妄动，溢出于鼻，而成鼻衄。本证选用具有滋阴降火功效的知柏地黄汤为主方，此方源于《景岳全书》，原名为滋阴八味丸，是由六味地黄丸加知母、黄柏而成，方中熟地黄滋肾阴，益精髓；山茱萸滋肾益肝，山药滋肾补脾；泽泻泻肾降浊，牡丹皮泻肝火；茯苓渗脾湿，知母、黄柏清肾中伏火，清肝火，故适用于阴虚火旺而致的鼻衄出血。

6. 脾不统血证

（1）抓主症：出血反复发作，色淡红，鼻腔黏膜色淡。

（2）察次症：面色无华，少气懒言，神疲倦怠，食少便溏等症。

（3）审舌脉：舌淡，苔白，脉缓弱。

（4）择治法：健脾益气，摄血止血。

（5）选方用药思路：正气虚弱，脾虚不能统摄，而致血液妄行，应选用益气健脾、补血摄血的归脾汤为主方，从心脾两脏治疗，方中以黄芪、人参、白术、甘草之甘温补脾益气；以酸枣仁、远志、茯神宁心安神，当归、龙眼肉补血养心；而且黄芪配当归，即寓有当归补血汤之意，使气旺血自生，血足心自养。用木香行气健脾，以使补气血之药补而不滞，得以流通，更能发挥其补益之功。本方虽是心脾同治，但重点在治脾，脾为气血生化之源，补脾则可以养心，且脾气得补，则血行得到统摄，方能引血归脾，是气血并补，摄血止血之剂。

（二）外治法

1. 冷敷法

取坐位，以冷水浸湿的毛巾或冰袋敷于患者的额前或者颈部，以达凉血止血的目的。

2. 压迫法

嘱患者用手指捏紧两侧鼻翼（压迫鼻中隔前下部）10～15 分钟，以达压迫止血的目的。此方法适用于鼻出血部位在鼻前庭或鼻中隔前下部且出血量较少的患者。

3. 烧灼法

采用 YAG 激光、射频或微波烧灼，烧灼前应先麻醉和收缩出血部位及其附近黏膜，然后对出血部位进行烧灼，但需注意当出血部位位于鼻中隔时，应避免同时烧灼鼻中隔两侧对称部和避免烧灼时间过长，以免引起鼻中隔穿孔。本法适用于反复小量出血、且能明确固定出血点者。目的为破坏出血处毛细血管，使血管封闭或凝固而止血。

4. 鼻腔填塞疗法

目前临床上常用此类止血方法有 4 种。

（1）前鼻孔可吸收性材料填塞：使用于鼻黏膜弥漫性、出血量较小的鼻出血。一般可吸收性材料为吸收性明胶海绵，有时可在材料上涂抹凝血剂或血管收缩剂。填塞时仍需加以压力，必要时可以辅以小块凡士林油纱条以增加压力。此方法的优点是填塞物可被组织吸收，避免抽取填塞物时造成鼻黏膜损伤而再次出血。

（2）前鼻孔纱条填塞：是临床上较常用的有效止血方法。适用于出血较剧且出血部位不明确，或外伤致鼻黏膜较大撕裂的出血，以及其他止血方法无效者。材料主要为凡士林油纱条和碘仿纱条。方法是将纱条一端双叠 10cm，将其折叠端置于鼻腔后上部嵌紧，然后将双叠的纱条分开，短端平贴鼻腔上部，长端平贴鼻腔底，形成一个向外开放的"口袋"。然后将长纱条末端填入"口袋"深处，自上而下，从后向前进行填塞，使纱条紧紧填满鼻腔。填塞妥善后若仍有血液自后鼻孔流入咽部，则须撤出纱条重新填塞或改用后鼻孔填塞法填塞。填塞时间为 24～48 小时，若必须延长填塞时间，则需口服抗生素辅助预防感染，否则有可能引起局部压迫性坏死和感染。

（3）后鼻孔填塞法：适用于前鼻孔填塞未能奏效者。方法为先用凡士林油纱条做成与患者后鼻孔大小相似的锥形球或较后鼻孔略大的枕形球，将油纱球尖端系粗丝线两根，油纱球底部系一根，用小号导尿管于出血侧自前鼻孔经鼻腔、鼻咽部插至口咽部，用长弯血管钳将导管头端牵出口外，导尿管尾端仍留在前鼻孔外部，再将油纱球尖端丝线牢固缚于导尿管头端，回抽导尿管尾端，将油纱球引入口腔，用手指或器械将油纱球越过软腭纳入鼻咽部，同时稍用力牵拉导尿管引出的油纱球尖端丝线，使油纱球紧塞后鼻孔，随即用凡士林纱条填塞鼻腔，将拉出的油纱球尖端丝线缚于小纱布卷固定于前鼻孔，油纱球底部的丝线自口腔引出松松地固定于口角旁。

此填塞方法需无菌操作，填塞期间应给予抗生素预防感染，时间最好少于 72 小时。老年患者则需评估患者心肺功能能否耐受后再进行填塞操作。取出时应先撤出鼻腔内填塞物，然后牵引留置口腔的油纱球底部丝线，并借助血管钳，将油纱球经口取出。

（4）鼻腔或鼻咽部气囊或水囊压迫：此方法可代替后鼻孔填塞。现在临床上已有与鼻腔解剖结构相适应的鼻腔和后鼻孔止血气囊和水囊，此方法优势在于简单、方便、患者痛苦小。此法适用于出血较剧烈、渗血面积较大或出血部位不明者，目的是达到持续加压止血。

5. 血管结扎法和血管栓塞法

鼻出血施行结扎动脉之前应确定出血部位的责任血管。凡出血区位于中鼻甲下缘以上者，为颈内动脉分支出血，应结扎筛前动脉；凡出血区位于中鼻甲下缘以下者，为颈外动脉分支出血，应予结扎颈外动脉或颌内动脉。筛前动脉一般可用丝线结扎或以小银夹夹住，结扎后不可切断，以免断端缩入骨管内，遇扎线脱落时可发生眶内出血、眼球突出等并发症。血管栓塞法主要用于治疗鼻腔内大出血或易引起鼻腔大出血的相关鼻部疾病（如鼻咽纤维血管瘤），其方法为采用微导管尽量至出血动脉，明确无危险血管吻合后，使用明胶海绵或弹簧圈进行栓塞。这两种方法适用于严重出血的患者，临床上虽然少用，但也需要了解。

七、中成药选用

（1）复方蒲芩片：适用于鼻衄之上焦有热者，口服，1次3片，1日3次。

（2）裸花紫珠片：适用于鼻衄外治止血后，具有消炎止血之功，口服，1次4片，1日3次。

（3）龙胆泻肝胶囊：适用于鼻衄之肝火上攻者，口服，1次4粒，1日3次。

（4）全蝎软膏（黑龙江中医药大学附属第一医院院内制剂）、云南白药：适用于鼻内溃疡，渗出血者，外用涂敷于患处。

八、单方验方

（1）鼻衄1号（黑龙江中医药大学附属第一医院耳鼻咽喉科经验方）：药物组成为桑叶、桔梗、连翘、芦根、牡丹皮、白茅根、焦栀子、知母、菊花、薄荷等。用于治疗肺经风热型鼻衄。

（2）鼻衄2号（黑龙江中医药大学附属第一医院耳鼻咽喉科经验方）：药物组成为生地黄、牡丹皮、石膏、知母、白茅根、焦栀子、炙桑白皮、麦冬、北沙参、石斛等。用于治疗阴虚火旺型鼻衄。

（3）大蓟、小蓟、白及、侧柏炭、白茅根、茜草根、棕榈炭、山栀子、牡丹皮各9g，研极细末塞鼻，亦可作汤剂，水煎服。适用于血热型鼻衄。

九、中医特色技术

（一）中药鼻腔外治法

（1）用血余炭、马勃、侧柏炭、三七粉、云南白药等具有止血作用的药末吹入鼻腔，用于出血量少的鼻衄患者。

（2）鼻腔前端有糜烂、溃疡、血痂、少量渗血而无活动性出血的患者，可在患处涂抹少量全蝎软膏（或配三七粉），以滋润修复黏膜止血。

（3）大黄炭（生大黄，明火烧至七八成）或白矾适量，碾成细末，装瓶备用。用时将棉球蘸末，塞患侧鼻孔。功能化瘀止血。

（4）取大蒜适量，去皮捣成蒜泥，敷在脚心上，用纱布包扎好，起到引药下行的作用。

（二）针灸疗法

实证用泻法，可点刺少冲、少泽、少商等穴位出血。虚证用补法或平补平泻。上焦鼻衄可取尺泽、合谷、天府、阴郄等穴位；病在中焦可选内庭、天枢、足三里等穴位；下焦鼻出血可用巨髎、太冲、阴陵泉等。

十、预防与调护

（1）积极治疗可以引起鼻衄的各种疾病，是预防鼻衄的关键。

（2）鼻衄患者情绪多较紧张，恐惧不安，因此安抚患者情绪，使患者能够与医生密切配合，迅速止血，尤为重要。此外还须注意止血操作时动作要轻巧，忌粗暴，以免加重损伤。

（3）防止便秘，鼻出血时应保持大便通畅，适量多进食富含粗纤维和水分的食物。同时，要在日常餐饮中补充足够量的植物油脂类食品，如黑芝麻、香蕉、蜂蜜等。

（4）止血时一般采取坐位或半卧位，而疑有休克时，可采取平卧低头位。

（5）注意锻炼身体，预防外邪侵袭。

（6）天气干燥时，应注意保持鼻腔湿润，忌食辛辣炙煿等。

（7）注意情志调养，保持心情舒畅，尤忌忧郁暴怒。

（8）防止营养不良和缺乏维生素。维生素 C 缺乏会使血管脆性和通透性增加而易致鼻出血；维生素 B_2 和维生素 P 缺乏也会导致鼻出血；维生素 E 缺乏和维生素 K 缺乏可使凝血酶原时间延长而易发生鼻出血。营养不良，则正气不足，气虚不能摄血易致鼻衄发生。

十一、各家发挥

（一）外感六淫致病

《类证治裁》云："火迫致衄，有六淫之火，有五志之火。如风寒壅盛于经，迫血妄行"，其中认为火迫致衄之火来自风寒壅盛。《景岳全书》亦谓："暑毒伤人，多令人吐衄失血"，这说明若感受暑热之邪，则易伤脉络，致血热妄行而鼻衄。

现代医家有用加味香苏散治疗风寒束表型鼻衄。方剂组成：香附子 9g、紫苏叶 9g、炙甘草 3g、荆芥 9g、防风 9g、丹参 9g、牡丹皮 9g、生茜草 9g、白茅根 9g、陈皮 6g。周凌教授自拟经验方鼻衄 1 号用于治疗肺经风热型鼻衄。此方包括桔梗、连翘、芦根、牡丹皮、白茅根、焦栀子、知母、菊花、薄荷等。

（二）脏腑郁热致病

《素问·气厥论》曰："脾移热于肝，则为惊衄。"《金匮要略》有"心气不足，吐血衄血，泻心汤主之"的论述，对后世影响颇深。《华氏中藏经》中提到："胃中热，则鼻衄不止。"这些都说明古人认为脏腑郁热可致鼻衄。

现代医家有人自创清咽宁肺汤治疗肺热型鼻衄，其组成包括：前胡 5g、桑白皮 5g、甘草 2g、知母 5g、黄芩 5g、栀子 5g、白茅根 5g、侧柏叶 5g、小蓟 5g；泻白清胃散治疗肺胃热盛型鼻衄，药物组成为：地骨皮 15g、炒桑白皮 15g、黄芩 15g、知母 10g、生地黄 6g、当归 6g、牡丹皮 9g、黄连 6g、升麻 9g、炙甘草 3g。

（三）脏腑虚弱致病

《诸病源候论》曰："劳伤之人，血虚气逆，故衄。"《仁斋直指方》曰："然亦有气虚夹寒，阴阳不相为守，荣气虚散，血亦错行，所谓阳虚阴必走是尔。"《局方发挥》曰："夫口鼻出血，皆是阳盛阴虚，有升无降，血随气上越出上窍。"说明脏腑气虚、阴虚、阳虚皆可产生鼻衄。周凌教授自拟经验方鼻衄 2 号，主要用于治疗脏腑阴虚火旺型鼻衄，组成含有生地黄、牡丹皮、石膏、知母、白茅根、焦栀子、炙桑白皮、麦冬、北沙参、石斛等。

（四）六经致病

汉代医家张仲景在《伤寒论》中提到太阳病鼻衄："伤寒脉浮紧，不发汗，因致衄者，麻黄汤主之"。《血证论》曰："太阳之气外主皮毛，内合于肺，鼻又为肺之窍，欲治太阳之衄者，必以治肺为主，……治肺即治太阳矣。法宜清肺火，疏利肺气。"

《素问·厥论》中提及："阳明厥逆，喘咳身热，善惊衄、呕血。"《伤寒论》中也有相关记载："阳明病，脉浮发热，口干鼻燥，能食者衄。"清代医家唐容川曾说："鼻衄总是阳明燥气合邪所致"。

现代医家针灸治疗鼻衄时多选用尺泽、少商、巨虚等太阳和阳明经穴，采用泻法或放血疗法治疗鼻衄。

（柏　杉）

第七节　急性鼻窦炎

急性鼻窦炎是指鼻窦黏膜的急性卡他性炎症或化脓性炎症，严重者可累及骨质和周围组织及邻近器官。由于鼻窦黏膜与鼻黏膜相连续，所以鼻窦炎会同时伴有不同程度的鼻腔黏膜炎症，且很多鼻窦炎继发于鼻炎。本病临床上常表现为鼻塞、流脓涕、嗅觉减退、头痛或局部疼痛。急性鼻窦炎是耳鼻喉科常见病、多发病，尤其以气候寒冷的东北地区为高发地区。近年其发病率有逐年增加的趋势，在临床中越来越得到重视。

急性鼻窦炎属于中医学"急鼻渊"范畴，又有"脑漏""脑渗""脑泻""脑崩"等名称。

一、临床诊断标准与鉴别诊断

（一）诊断标准

1. 病史

可有受凉、疲劳或感冒史。

2. 临床表现

持续性鼻塞，嗅觉减退，鼻流大量脓涕，涕中可带少许血液，头痛或面颊部疼痛。

3. 检查

鼻腔黏膜充血肿胀，尤以中鼻甲及中鼻道黏膜明显，中鼻道或嗅裂处可见大量黏脓性分泌物。前额部、颌面部或鼻根部可有压痛。鼻窦 X 线或 CT 检查常显示窦腔模糊、密度增高及混浊，或可见液平面。病发于上颌窦者，行上颌窦穿刺可冲洗出脓液。

（二）鉴别诊断

1. 慢性鼻窦炎

慢性鼻窦炎的范围包括复发性急性鼻窦炎和慢性鼻窦炎。急性鼻窦炎与慢性鼻窦炎临床表现相似，一般从时间上区分。对于成人，若症状和体征持续 8 周或复发性急性鼻窦炎每年发作 4 次，每次至少持续 10 日，药物治疗 4 周后无急性感染，但 CT 异常持续存在；对于儿童，症状和体征持续 12 周或复发性急性鼻窦炎每年发作 6 次，每次至少持续 10 日，药物治疗 4 周后无急性感染，但 CT 异常持续存在，即可诊断为慢性鼻窦炎。急性鼻窦炎若治疗不彻底，常可迁延变为慢性鼻窦炎。

2. 急性鼻炎

急性鼻炎又称为急性上呼吸道感染，即普通感冒，大多由病毒感染引起。一般常表现为鼻部症状，如喷嚏、鼻塞、流清水样鼻涕，检查可见鼻腔黏膜充血水肿，伴有分泌物附着，除此之外也可出现咽痛、咽干、咳嗽、头痛以及畏寒等症状。急性鼻窦炎通常由急性鼻炎引起，鼻窦 X 线或 CT 检查可以帮助鉴别诊断。

3. 鼻息肉

鼻息肉是鼻腔和鼻窦黏膜的常见慢性疾病，鼻黏膜极度水肿，在中鼻道形成单发或多发息肉。临床上常表现为持续性鼻塞，嗅觉减退，喷嚏，鼻流清涕或脓涕，头痛等。其病程较急性鼻窦炎长，鼻镜或鼻内镜检查可见鼻腔内有一个或多个表面光滑、灰白色、淡黄色或淡红色的如荔枝肉状半透明肿物，触之柔软，不痛，不易出血，可以帮助鉴别诊断。

4. 鼻腔鼻窦肿瘤

鼻腔鼻窦肿瘤分为良性与恶性，良性如内翻性乳头状瘤、血管瘤，恶性如鳞状细胞癌等。临床上常表现为持续性鼻塞、嗅觉减退、流脓涕甚则涕中带血及头痛、面部疼痛等症状。一般鼻内镜或者鼻窦 MRI 可以帮助鉴别诊断，最终确诊需依据病理结果。

二、中医辨病诊断

（一）诊断依据

1. 病史

可有受凉、过度疲劳史或伤风感冒病史。

2. 症状

（1）主症：鼻塞，嗅觉减退，鼻流浊涕，量多不止，头痛或面颊部疼痛。

（2）次症：发热恶风，汗出，咳嗽，痰多；或烦躁易怒，口苦，咽干，耳鸣耳聋，寐少梦多，小便黄赤；或头昏闷，头重胀，倦怠乏力，胸脘痞闷，纳呆食少，小便黄赤。

3. 检查

鼻腔红肿，尤以中鼻甲及中鼻道为甚，鼻道内可见大量脓涕。前额部、颌面部或鼻根部可有压痛。X 线及 CT 检查可见窦腔内密度增高影。

（二）类证鉴别

急鼻渊与伤风鼻塞

二者的病史及症状相似，发病前可有受凉或疲劳史，为风邪侵袭鼻窍而为病，临床上皆可有鼻塞、流涕、头痛等症状。伤风鼻塞多表现为鼻流清涕，偶有浊涕。此外，可见咽痛、咽干灼热、咳嗽及恶寒等症状；急鼻渊多表现为鼻流脓涕，量多不止，症状主要体现在鼻窍。一般急鼻渊多继发于伤风感冒，故临床上不易绝对区分。

三、审析病因病机

（一）肺经风热

鼻为肺系之首，易虚易实，外邪侵入，首先犯鼻。素体偏弱，加之起居失常，寒暖失调，受凉受湿或过度疲劳之后，为外邪侵袭，壅塞肺系，肺失宣畅，邪滞鼻窍而为病。

（二）胆腑郁热

肝胆互为表里，肝主疏泄，喜条达而恶抑郁，情志之变化，常影响其气机。胆为刚腑，内寄相火，其气上通于脑。若情志不遂，恚怒失节，肝胆疏泄失常，气郁化火，或邪热犯胆，胆火循经上犯，移热于脑，伤及鼻窍而为病。

（三）脾胃湿热

脾胃为后天之本，互为表里，主运化升清，有受纳、腐熟、输布水谷精微之功。脾主升，而胃主降。若饮食失节，起居失常，过食辛辣肥甘厚味，致脾胃失调，运化失职，湿热内蕴，熏蒸鼻窍，水湿痰浊停凝鼻内窍道，亦可发为本病。

总而言之，急鼻渊发病不外乎湿邪与热邪，邪气侵犯肺、肝胆、脾胃等脏腑导致肺失宣降、胆失疏泄、肝胆火盛、脾失健运，湿热之邪上犯鼻窍而为病。

四、明确辨证要点

（一）辨表里

肺位最高，形如华盖，其脏娇嫩，其气通于鼻，鼻为肺之外窍，乃气息出入之通道，故外邪侵犯首先犯肺。病在表者，常因起居不慎，冷暖失调，或过度疲劳，致风热或风寒之邪侵袭。外邪袭表伤肺，壅塞肺气，肺失清肃，邪聚鼻窍而发病。故临床常表现为鼻塞，鼻涕量多，白黏或黄稠，嗅觉减退，头痛。检查可见鼻黏膜充血肿胀，尤以中鼻甲为甚，中鼻道或嗅裂可见黏性或脓性分泌物。此外应有发热恶风，汗出或咳嗽，痰多，舌质红，苔薄白，脉浮数等表证。若无上述病邪在表之症状体征，当属里证。

（二）辨脏腑

急鼻渊的病位在鼻窍，与肺、肝胆、脾胃等密切相关。症见鼻塞，鼻涕量多，白黏或黄稠，并伴有发热恶风，汗出或咳嗽，痰多，舌质红，苔薄白，脉浮数等表证者，病位多在肺卫，因外邪侵袭肺卫，壅塞肺气，肺失清肃，邪聚鼻窍而为病；症见脓涕量多，色黄或黄绿，或有腥臭味，并伴有烦躁易怒，口苦，咽干，耳鸣耳聋，寐少梦多，小便黄赤，舌质红，舌苔黄或腻，脉弦数者，病位多在肝胆，因情志不遂，郁怒伤肝，肝胆疏泄失常，气郁化火，胆火循经移热于脑，伤及鼻窍所致；症见鼻塞重而持续，鼻涕黄浊而量多，并伴有头昏闷，或头重胀，倦怠乏力，胸脘痞闷，纳呆食少，小便黄赤，舌质红，苔黄腻，脉滑数者，病位多在脾胃，因饮食不节，过食辛辣及肥甘厚味，致脾胃失运，湿热内蕴，熏蒸鼻窍所致。

五、确立治疗方略

急鼻渊发病急，病程短，属实证、热证，应采取急则治其标的治疗原则，多用清热排脓通窍之法，但根据病变脏腑不同而有所差别，如肺热者治宜疏风清热，宣肺通窍；胆热者治宜清泻胆热，利湿通窍；脾胃湿热者治宜清热利湿，化浊通窍。

六、辨证论治

（一）肺经风热证

（1）抓主症：鼻塞，鼻涕量多，白黏或黄稠，嗅觉减退，头痛。检查见鼻黏膜充血肿胀，尤以中鼻甲为甚，中鼻道或嗅裂可见黏性或脓性分泌物。头额、眉棱骨或颌面部叩痛或压痛。

（2）察次症：发热恶风，汗出或咳嗽，痰多。

（3）审舌脉：舌质红，苔薄白，脉浮数。

（4）择治法：疏风清热，宣肺通窍。

（5）选方用药思路：本证为风热犯肺，肺失宣降，邪热循经上壅鼻窍所致，方选银翘散为基础方。方中金银花、连翘辛凉透邪，解毒清热；薄荷、牛蒡子辛凉宣散、解表祛邪，配以少量荆芥、淡豆豉，温而不燥，利于透邪；竹叶、芦根清热生津，桔梗、甘草宣肺气，祛痰排脓。

（6）据兼症化裁：若鼻涕量多者，可酌加蒲公英、鱼腥草、瓜蒌清热利湿通窍；若鼻塞甚者，可加苍耳子、辛夷通窍；若鼻涕带血者，可酌加白茅根、仙鹤草、茜草凉血止血；若头痛者，可酌加柴胡、藁本、菊花清利头目。

（二）胆腑郁热证

（1）抓主症：鼻涕脓浊，量多，色黄或黄绿，或有腥臭味，鼻塞，嗅觉减退，头痛剧烈。检查见鼻黏膜充血肿胀，中鼻道、嗅沟或鼻底可见黏性或脓性分泌物潴留。头额、眉棱骨或颌面部可有叩痛或压痛。

（2）察次症：烦躁易怒，口苦，咽干，耳鸣耳聋，寐少梦多，小便黄赤。

（3）审舌脉：舌质红，舌苔黄或腻，脉弦数。

（4）择治法：清泻胆热，利湿通窍。

（5）选方用药思路：本证多由胆腑郁热，循经上犯鼻窍所致，方选龙胆泻肝汤为基础方。方中柴胡疏肝解郁，龙胆草、黄芩、栀子清肝胆实火，清利肝经湿热；泽泻、车前子、木通清热利湿，导湿热下行；生地黄、当归滋阴养血，既可补肝体调肝用，又防过用苦寒伤正；甘草调和诸药。

（6）据兼症化裁：若鼻塞重者，可酌加苍耳子、辛夷、薄荷辛散通窍；若头痛重者，可酌加蔓荆子、菊花等清利头目。

（三）脾胃湿热证

（1）抓主症：鼻塞重而持续，鼻涕黄浊而量多，嗅觉减退。检查可见鼻黏膜红肿，尤以肿胀为甚，中鼻道、嗅沟或鼻底可见黏性或脓性分泌物。颌面、额头或眉棱骨可有压痛。

（2）察次症：头昏闷，或头重胀，倦怠乏力，胸脘痞闷，纳呆食少，小便黄赤。

（3）审舌脉：舌质红，苔黄腻，脉滑数。

（4）择治法：清热利湿，化浊通窍。

（5）选方用药思路：本证为脾胃湿热，循经上蒸鼻窍所致，方选甘露消毒丹。方中藿香、白豆蔻、石菖蒲、薄荷芳香化浊，行气醒脾；滑石、茵陈、木通清热利湿，连翘、黄芩清热解毒燥湿；辅以贝母、射干化痰止咳利咽。

（6）据兼症化裁：若鼻塞重者，可加苍耳子、辛夷、白芷等通利鼻窍；若头痛重者，可酌加川芎、菊花、白芷；若鼻涕带血者，可加仙鹤草、白茅根、鱼腥草、蒲公英等。

七、中成药选用

（1）千柏鼻炎片：适用于风热犯肺，内郁化火所致急鼻渊。

（2）鼻渊通窍颗粒：适用于肺经伏热型急鼻渊。

（3）香菊胶囊：适用于肺经风热型急鼻渊。

（4）龙胆泻肝丸：适用于胆腑郁热型急鼻渊。

（5）清鼻丸（黑龙江中医药大学附属第一医院院内制剂）：黄芩、鱼腥草、川贝母、天花粉、苍耳子、薄荷、葛根制成水丸，治疗急鼻渊。

八、单方验方

（1）鼻炎3号：周凌教授经验方，药物组成为鱼腥草、蒲公英、败酱草、皂角刺、菊花、连翘、白芷、辛夷、苍耳子、柴胡、黄芩、龙胆草、桔梗、石菖蒲、甘草等。用于治疗胆腑郁热型急鼻渊。

（2）吉雷通窍汤：由柴胡、黄芩、白芷、川芎、黄芪、苍耳子、辛夷、法半夏组成，1日1剂，分3次服，治疗胆热移脑所致急鼻渊。

（3）畅窦汤：辛夷9g、黄芩12g、桔梗12g、鱼腥草30g、薏苡仁30g、败酱草15g、川芎12g、白芷15g、甘草5g。每日1剂，水煎服，每日3次。治疗急鼻渊属实热证者。

（4）奇授藿香汤：藿香连枝带叶者15g，水一碗，煎七分钟，加公猪胆汁一枚和匀，食后口服。

（5）脑漏秘方：丝瓜藤三五尺许，烧存性，为细末，酒调服。

九、中医特色技术

（一）滴鼻法

滴鼻法是将芳香通窍的中药滴鼻剂滴鼻，以疏通鼻窍，利于引流。如《中医耳鼻咽喉科学》中记载的滴鼻灵，用鹅不食草 650g、辛夷花 150g、盐酸麻黄碱 3.75g、葡萄糖粉 15g。前二味水煎 2 次，将药液混合，浓缩成 1.5L，加入麻黄碱、葡萄糖粉，过滤消毒，瓶装备用。滴鼻时每侧 2～4 滴，每日 2～4 次。滴鼻时宜采用仰卧垂头位，肩下垫枕，使颏与外耳道口连线与床面垂直。

（二）洗鼻法

将 15g 苍耳子择净，加入清水，煮沸，先熏蒸双鼻孔，待药物温度下降时，以消毒棉签蘸药液擦洗鼻腔。每日 2 次，2 日 1 剂，连续治疗 1 个月。

（三）塞鼻法

将炒栀子 30g、冰片 10g，择净，研为细末，每次取药少许，用纱布包裹，或以消毒棉球用冷开水浸湿后蘸药末塞入患侧鼻孔，并留一线头在外，以便取出，每日 2 次，每次 20～30 分钟，连续治疗 2 个月。

（四）针灸治疗

（1）体针：选取手太阴肺经、足阳明胃经、足少阳胆经穴位及鼻部穴位为主，常用巨髎、四白、迎香、风池、合谷、丘墟、列缺、足三里、阴陵泉等，每日 1 次，留针 30 分钟，用泻法。

（2）耳针：取内鼻、上颌、额、肺、胃、肝、胆等穴，每次 2～3 穴，每日 1 次，留针 20～30 分钟，或用王不留行籽贴压。

（3）电针：取迎香穴，消毒后，将电极置穴位上固定，按患者病情及耐受程度调节电流强度，每日 1 次，每次 15 分钟，7 日为 1 个疗程。

十、预防与调护

（1）注意气候影响，做好防寒保暖，以防感冒。
（2）适当锻炼身体，增强体质，提高机体免疫力。
（3）宜戒烟酒，饮食宜清淡而富营养，忌辛辣肥甘炙煿之品，以免损伤脾胃致湿热内蕴。
（4）起居规律，劳逸结合，防止过度疲劳。
（5）怡情易性，防止情绪紧张等情志刺激。
（6）积极治疗上呼吸道感染及牙病，注意正确擤鼻，保持鼻腔通畅。
（7）游泳时避免跳水与呛水。

十一、各家发挥

从胆热论治

最早在《素问·气厥论》中有"胆移热于脑，则辛頞鼻渊"的论述，历代医家亦多从胆热论治。周凌教授根据多年的临床经验，认为急鼻渊患者以胆腑郁热证居多，外邪侵袭或情志因素造成肝火郁结，传病于胆，胆火循经上传，移热于脑，伤及鼻窍而发病。因此，临证时采用清胆泻热，利湿解毒，排脓通窍之法。药物为：柴胡、黄芩、龙胆草、鱼腥草、蒲公英、菊花、败酱草、皂角刺、连翘、白芷、辛夷、苍耳子、桔梗、石菖蒲等。此方标本兼治，临床用于胆腑郁热型急鼻渊，疗效甚佳。

（张竞飞）

第八节　慢性鼻窦炎

慢性鼻窦炎是指发生于鼻窦黏膜的慢性炎症性疾病，临床上表现为鼻塞、流鼻涕、嗅觉障碍、头痛等。本病的发生多与致病菌所导致的感染有关，大多数患者经药物治疗后可痊愈。

慢性鼻窦炎属于中医学"鼻渊"范畴，又有"脑漏""脑渗""脑崩""脑泻"等名称。

一、临床诊断标准与鉴别诊断

（一）诊断标准

1. 病史

可有急性鼻窦炎的反复发作史。

2. 临床表现

鼻塞，流鼻涕（前或后鼻孔），嗅觉功能减退或丧失，前额和（或）面部疼痛或胀痛。

3. 检查

中鼻甲肥大或呈息肉样变，中鼻道黏脓性分泌物，中鼻道黏膜水肿或肿胀。CT 检查见窦腔模糊、密度增高及混浊，或可见液平面。

（二）鉴别诊断

1. 慢性鼻炎

慢性鼻炎的主要症状为鼻塞、涕多，其中鼻塞症状依据病情轻重的不同可呈间歇性、交替性或持续性，病情严重者呈持续性鼻塞时可出现闭塞性鼻音、头痛、甚至嗅觉减退等症状，与慢性鼻窦炎症状相似，但慢性鼻炎患者所流鼻涕多为半透明的黏液性鼻涕，且多聚集于鼻腔底部、下鼻道或总鼻道，鼻腔检查多见双侧下鼻甲黏膜肿胀或肥厚。此外，鼻窦 CT 检查无异常，对鉴别有意义，但由于鼻腔及鼻窦黏膜是相互移行连为一体的，故二者常同时存在。

2. 鼻腔异物

鼻腔异物多见于儿童，常因好奇玩耍，在家长未留意时误将细小物品塞入鼻内，日久遗忘，直至症状出现才被发现。本病的主要症状是单侧鼻塞、流涕或涕中带血含脓，且伴有臭味，或伴有前鼻孔下方潮红，与鼻窦炎症状相似。若鼻腔异物并发鼻窦炎，则可出现鼻流脓涕、头昏、头痛等症状，进一步增加了与单纯鼻窦炎鉴别的难度，但鼻腔检查及影像学检查对鉴别诊断有较大的帮助，鼻腔异物患者的鼻腔内可见异物存留，影像学检查中可见鼻腔内异常密度影。

3. 鼻石

鼻石在临床上较少见，患者多为成人，临床表现为一侧鼻塞、流脓性或血性鼻涕，可有臭味，可伴有头痛、头昏等，与鼻窦炎症状相似。但本病患者在行专科检查时可见一侧总鼻道中有块状物，形状不规则，表面欠光滑，可呈白、黑或灰褐色，触之坚硬如石，CT 扫描呈高密度影。

4. 鼻腔及鼻窦牙

本病多为先天性异常，症状为一侧鼻腔鼻塞、流涕，呈进行性加重，与鼻窦炎症状相似，但本病患者在行鼻镜检查时可见鼻腔前端底部有白色或褐色突起硬物，触之质硬且不活动，CT 检查可见密度增高的牙样阴影。

5. 鼻腔及鼻窦恶性肿瘤

由于肿瘤生长于鼻腔或鼻窦的位置和大小不同，可出现不同程度的鼻塞，多为单侧，若肿瘤压迫鼻中隔，将其推向对侧，则可出现双侧鼻塞，本病亦可出现鼻分泌物带血、有臭味、头痛等症状，与鼻窦炎相类似，但此类患者通常经抗炎治疗无效，且只要通过鼻镜、鼻窦 CT 等相关检查均可鉴别。

二、中医辨病诊断

（一）诊断依据

1. 病史

常有伤风鼻塞病史。

2. 症状

鼻流多量脓涕，常伴鼻塞、头痛及嗅觉减退，可单侧发病或双侧发病，头痛性质多为闷痛，且部位常局限于前额、鼻根部、颌面部或头顶部等。

3. 检查

鼻黏膜充血、肿胀，以中鼻甲及中鼻道较为显著，中鼻道、嗅裂、下鼻道或后鼻孔可见脓涕潴留。鼻窦 CT 检查提示鼻窦内见密度增高影，或可见液平面。

（二）类证鉴别

1. 鼻渊与鼻窒

二者均有伤风鼻塞的反复发作史，以及鼻塞、流涕的症状，但鼻渊浊涕量多，可伴有头痛或头昏，专科检查见中鼻道或嗅裂有脓涕潴留，中鼻甲常肿胀，病程可长可短；鼻窒以下鼻甲肿胀为主，病程较长。鼻窦影像学检查可帮助鉴别诊断。

2. 鼻渊与鼻菌

二者均有鼻塞、流脓涕的症状表现，但鼻菌常涕中带血，症状呈进行性加重，可伴有鼻衄、鼻内疼痛、流泪、张口困难、眼球突出、牙龈肿痛、面部麻木等症状。此外，通过局部检查及影像学检查均可鉴别。

三、审析病因病机

（一）肺虚邪滞

肺主鼻，鼻为肺之窍，又为肺之官，若久病体弱，或病后失养，致肺脏虚损，肺卫不固，易受外邪侵犯，且正虚托邪无力，致邪滞窦窍而为病。

（二）脾虚湿滞

脾属土，鼻准居面之中央，而中央属土，故鼻准属脾土，而鼻为一身血脉多聚之处，脾主统摄血液，又为气血生化之源，故鼻的正常生理功能有赖于脾气的健旺，若饮食失节，过食肥甘厚味，日久湿热内生，郁困于脾胃，致脾胃运化失职，湿热邪毒循经熏蒸于窦窍而发为本病；此外，若素体气虚，或久病失养，或思虑过度，损及脾胃，致脾胃虚弱，运化失健，气血精微生化不足，窦窍失于濡养，加之脾虚不能升清降浊，湿浊内生，困于窦窍而发为慢鼻渊。

（三）肾阳虚衰

肾为气之根，肺为气之主，肺之气津濡养鼻窍的功能有赖于肾之精气的充养，若肾之阳气先天不足，或久病伤及肾脏，致肾阳亏损，鼻窍失于温煦，则可导致鼻渊的发生。

（四）痰浊阻肺

肺主宣发肃降，肺气清利，则嗅觉灵敏，若内外病邪犯肺，导致肺宣降失司，水津不布，聚湿生痰，痰浊上壅于窦窍，则可发为鼻渊。

（五）肺经蕴热

急鼻渊失治，邪热未清，稽留于肺经、鼻窍，致肺失清肃，邪聚窦窍，留而不去，亦可发为慢鼻渊。

（六）气血瘀阻

急鼻渊失治，邪毒滞留于窦窍，瘀阻脉络，气血运行不畅，窦窍肌膜渐而增厚，日久不愈，病情迁延而转变为慢鼻渊。

本病的发生多由脏腑功能失调所致，分为实证和虚证。一般实证多因肺、脾胃的病变所导致，亦有病久气血瘀阻之病因；虚证多因肺、脾、肾三脏虚损，邪气久羁，滞留于鼻窍而发病，且病情缠绵难愈。

四、明确辨证要点

（一）辨虚实

本病病程较长，多属本虚为主或虚实夹杂证。本虚主要为肺、脾、肾三脏的虚损。虚实夹杂证主要为在上述三脏虚损的基础上，进一步导致痰浊内生，壅塞鼻窍，或邪毒滞留不去，伤及鼻窍，或邪毒日久成瘀，阻于鼻窍。临证时应注意虚实的变化，虚证可夹实，实证可致虚。

（二）辨寒热

虚证多见寒证表现，虚实夹杂证可见寒证或热证表现。寒证多因素体阳虚，或久病伤及阳气，或湿浊内困所致，表现为鼻涕色白或清稀，量多不止，鼻塞，嗅觉减退，头昏头重，遇冷则加重。热证多因邪热稽留所致，表现为鼻涕色黄质黏稠、鼻塞、头痛等。临证时应注意寒热的相兼和转化。

（三）辨脏腑

脏腑虚证主要包括肺虚、脾虚、肾虚三者。肺气虚者，症见自汗恶风，气短乏力；脾气虚者，症见面色萎黄，神疲乏力，肢体困倦，纳少便溏；肾阳虚者，症见形寒肢冷，精神萎靡，夜尿频多。

（四）辨涕色及鼻黏膜色泽

一般而言，鼻涕色黄、鼻腔黏膜色红者，多属实证、热证；鼻涕色白质稀、鼻腔黏膜色淡者，多属虚证、寒证。

五、确立治疗方略

本病分为虚证和实证，虚证一般多从肺、脾、肾三脏的虚损进行论治，治宜虚则补之，扶正固本，肺气虚当补益肺气，脾气虚当健脾益气，肾阳虚当温补肾阳；实证多与痰湿、热邪、血瘀等因素关系密切，治宜实则泻之，常用除湿、祛邪、化瘀开窍等法，如痰浊阻肺者当宣肺化痰，除浊通窍，肺经蕴热者当宣肺清热，解郁通窍，气血瘀阻者当活血化瘀，解毒除渊。

六、辨证论治

（一）肺虚邪滞证

（1）抓主症：黏涕量多，色白不臭，或鼻涕清稀，鼻塞时轻时重，嗅觉减退，头部隐痛或胀闷不适。检查见鼻甲肿大，鼻黏膜色淡，鼻道内较多黏涕。

（2）察次症：平素易患感冒，遇冷病情加重，自汗恶风，气短乏力，咳嗽痰白。

（3）审舌脉：舌质淡红，苔白，脉弱。

（4）择治法：补益肺气，祛邪通窍。

（5）选方用药思路：本证为肺气虚弱，抗邪无力，宣降失司，邪滞窦窍所致，故选温肺止流丹。方中人参、诃子、甘草补肺敛气；桔梗、鱼脑石散结除涕；细辛、荆芥疏风散邪。

（6）据兼症化裁：若鼻塞较重，可加辛夷、苍耳子、白芷等以加强通窍化浊之力；若平素体虚，易患感冒而出现喷嚏、流清涕者，可合用玉屏风散；若头额冷痛，可酌加羌活、白芷、川芎等；若畏寒肢冷、遇寒加重者，可酌加防风、桂枝等；若鼻涕量多者，可酌加半夏、陈皮、薏苡仁等。

（二）脾虚湿滞证

（1）抓主症：黏涕色白量多不止，不臭，鼻塞较重，嗅觉减退，头昏痛。检查见鼻甲肿大，鼻黏膜色淡，或呈息肉样变，鼻道内可见较多黏涕。

（2）察次症：面色萎黄，神疲乏力，肢体困倦，纳少便溏。

（3）审舌脉：舌质淡胖，苔白腻，脉缓弱。

（4）择治法：健脾益气，祛湿通窍。

（5）选方用药思路：本证为脾虚运化失健，痰湿内蕴，滞留于窦窍所致，故选参苓白术散。方中党参、山药、莲子肉益气健脾；茯苓、白术、薏苡仁、扁豆渗湿健脾；砂仁醒脾和胃；桔梗宣肺排浊；甘草益气和中。

（6）据兼症化裁：若白涕量多者，可加泽泻、木通等健脾祛湿；若鼻涕浓稠量多者，可酌加陈皮、半夏、枳壳、瓜蒌等；鼻塞重者，加苍耳子、石菖蒲、藿香等化浊通窍。

（三）肾阳虚衰证

（1）抓主症：鼻涕清稀，量多不止，鼻塞，嗅觉差，鼻痒，或喷嚏时作，每遇风冷则症状加重。检查见鼻黏膜肿胀、色淡，鼻道内可见较多清涕。

（2）察次症：形寒肢冷，精神萎靡，夜尿频多。

（3）审舌脉：舌质淡，苔白，脉沉细无力。

（4）择治法：温补肾阳，散寒通窍。

（5）选方用药思路：本证为肾阳虚不能温化水液，寒水泛滥所致，故选济生肾气丸。方中六味地黄汤滋肾健脾，以资化源；附子、肉桂温肾壮阳；牛膝、车前子补肾利水。

（6）据兼症化裁：若涕多难止，可加金樱子、五味子等补肾固摄；若鼻塞不通，可加辛夷、苍耳子等宣通鼻窍。

（四）痰浊阻肺证

（1）抓主症：鼻涕白浊，量多，味腥，鼻塞，头昏蒙。检查见鼻黏膜肿胀，色淡红，鼻道内可见较多浊涕。

（2）察次症：咳嗽痰多，胸闷。

（3）审舌脉：舌质淡红，苔白腻，脉滑。

（4）择治法：宣肺化痰，除浊通窍。

（5）选方用药思路：本证为外邪袭肺，日久不去，致肺宣降失司，痰浊内生，上壅窦窍所致，应选用二陈汤。方用半夏、茯苓燥湿化痰；陈皮、甘草理气和中。

据兼症化裁：若鼻涕量多者，加白芷、厚朴、苍术以加强化浊除涕之力；若鼻塞较重者，加辛夷、苍耳子、石菖蒲以宣通鼻窍。

（五）肺经蕴热证

（1）抓主症：涕黄黏稠量少，可流向咽喉部，鼻塞。检查见鼻黏膜红肿，中鼻道有黏稠鼻涕潴留。

（2）察次症：头痛，咽痒，咳嗽，吐少量黄痰。

（3）审舌脉：舌质红，苔薄黄，脉数有力。

（4）择治法：宣肺清热，解郁通窍。

（5）选方用药思路：本证为肺经郁热，循经上灼于窦窍，故选用辛夷清肺饮。方用辛夷宣畅肺气，散邪通窍；升麻、枇杷叶、黄芩、山栀子、石膏、知母清热泻肺；百合、麦冬润肺养阴；甘草调和诸药。

（6）据兼症化裁：若黄涕量多，可加鱼腥草、皂角刺等以清肺排脓；若鼻塞甚者，可加苍耳子、白芷等宣肺通窍；若咽痒咳嗽，可加贝母、玄参、桑白皮等以清肺利咽。

（六）气血瘀阻证

（1）抓主症：鼻涕白黏或黄稠如脓，鼻塞较甚，迁延不愈。检查见鼻腔黏膜暗红增厚，鼻道内积有脓涕，窦腔黏膜增厚明显。

（2）察次症：头昏沉闷痛，痛无定时。

（3）审舌脉：舌暗红或有瘀点，脉细涩。

（4）择治法：活血化瘀，解毒除渊。

（5）选方用药思路：本证属邪毒滞留于鼻腔，日久气血瘀阻所致，故治疗选用通窍活血汤。方中桃仁、红花、川芎、赤芍活血化瘀，疏通脉络，导滞通窍；辅以麝香芳香通窍，老葱、姜、枣调和营卫。全方合用，共奏活血化瘀，通络开窍之功。

（6）据兼症化裁：若白黏鼻涕量多者，可加茯苓、泽泻、薏苡仁以化湿除渊；若黄脓涕量多者，可加黄芩、车前草、丝瓜络、藿香以清热化湿；若鼻塞症状较甚，可加苍耳子散、辛夷以芳香通窍。

七、中成药选用

（1）温肺止流丸（黑龙江中医药大学附属第一医院院内制剂）：功能补益肺气、祛邪通窍，用于慢性鼻窦炎肺气虚者。

（2）清鼻丸（黑龙江中医药大学附属第一医院院内制剂）：功能清热解毒、除湿排脓，用于慢性鼻窦炎肺经蕴热证者。

（3）鼻渊舒口服液：功能益气宣肺、清热化浊、排脓开窍，用于慢性鼻窦炎属肺热证者。

（4）鼻渊灵颗粒剂：功能祛风清热解毒、宣肺通窍、清疏胆火，用于慢性鼻窦炎属肺热证者。

（5）鼻渊舒滴鼻剂：功能通鼻窍止头痛，可有效缓解慢性鼻窦炎所伴发的鼻塞、头痛症状。

八、单方验方

（1）鼻炎3号：周凌教授经验方，由鱼腥草、蒲公英、连翘、苍耳子、柴胡、龙胆草、黄芩、桔梗、菊花、白芷、辛夷、皂角刺、败酱草、甘草等中药组成，每日1剂，水煎服。对于缓解鼻渊鼻塞、浊涕量多等症状有较好的疗效。

（2）新安鼻渊方：由败酱草、黄芪、鱼腥草、辛夷花、藿香、白芷组成，加水适量，每剂水煎2次，每次取汁200ml，混兑后分3次服用，每日1剂。此方源于新安医学郑氏喉科治疗鼻部疾患的家传秘方，主要针对肺经蕴热型和胆腑郁热型鼻渊有较好的疗效。

（3）通窍止渊汤：苍耳子12g、辛夷15g、防风12g、白芷12g、蔓荆子10g、鹅不食草15g、石膏15g、黄芩10g、金银花10g、菊花10g、蒲公英10g、柴胡10g、僵蚕5g、全蝎5g、甘草6g。煎后先熏鼻，后服用，每日1剂，分2次温服。本方标本兼治，对于慢鼻渊所出现的脓涕色黄腥臭、鼻塞、头痛、嗅觉减退等症状疗效明确。

（4）鼻渊宁汤：苍耳子、辛夷、石膏、茜草、黄芩、羌活、白芷、陈皮各 10g，金银花 12g，白术、黄芪各 15g。水煎 300mL，每日 1 剂，早晚分服。本方为自拟方，全方益气、除湿、化痰、清热、行瘀，药效周全，标本兼治。

（5）辛夷苍耳汤：辛夷花、苍耳子、白芷、藁本、川芎各 12g，桔梗、木通各 10g，葱白 3g，甘草 6g。煎药时可吸入药物蒸气，并用少量药液洗鼻，治鼻渊之鼻塞、头痛。

（6）鼻渊汤：苍耳子 15g、辛夷花 15g、薄荷（后下）6g、白芷 12g、黄芩 12g、栀子 9g、柴胡 9g、川芎 9g、黄芪 10g、桔梗 6g、川木通 6g、茯苓 12g。对于平素体虚易感，自汗恶风，鼻涕清稀量多等肺气虚寒者重用黄芪 20g，加白术 15g、防风 9g、细辛 3g 益气固表，散寒通窍；对于肢困乏力，或食少纳呆，腹胀便溏等脾气虚弱者加用党参 20g、白术 15g 益气健脾；湿浊重者加藿香 12g、薏苡仁 15g 化湿通窍；鼻渊日久，肢寒怕冷，肾阳虚衰者加附子 6g、肉桂 6g 温肾助阳；鼻涕常流，津液耗伤，口鼻干燥者加芦根清热养阴；对久病瘀血阻络，鼻甲肿大，鼻塞严重者加桃仁 10g、红花 6g、丝瓜络 10g、路路通 10g 活血化瘀，通络开窍。加入方中草药 5 倍量的水，浸泡 30 分钟，中火煮沸 15～20 分钟，共煎 3 次，混合约 600ml，每日 1 剂，饭后分 3 次口服。本方主要用治慢鼻渊之肺、脾、肾三脏虚损者。

（7）清热排脓汤：辛夷 15g、白芷 12g、川芎 10g、丹参 20g、香附 15g、紫花地丁 15g、蒲公英 15g、天葵子 10g、野菊花 10g、金银花 10g、黄芩 10g、穿山甲 5g、皂角刺 10g、路路通 15g、甘草 10g。鼻塞甚者加苍耳子 10g、王不留行 12g；咽痛者加牛蒡子 10g、玄参 10g；兼肺热咳嗽加杏仁 6g、鱼腥草 12g、桑白皮 12g；痰多者加陈皮 10g、法半夏 6g、浙贝母 12g；咽干、口干者加天花粉 10g、芦根 12g；鼻内干燥加沙参 12g、太子参 15g；痰难出者加桔梗 10g；兼鼻痒、咽痒者加蝉蜕 6g、威灵仙 10g。此方为自拟方，功能清热解毒化瘀，通窍排脓，针对肺热上蒸于鼻窍所引发的慢鼻渊有较好的疗效。

九、中医特色技术

（一）艾灸法

主穴取囟会、前庭、迎香、四白、上星等，配穴取足三里、三阴交、肺俞、脾俞、肾俞、命门等。根据患者证型，每次选取主穴与配穴各 1～2 个，悬灸至局部有焮热感、皮肤潮红为度，每日治疗 1 次，7～10 日为 1 个疗程。本法一般用于虚寒证。

（二）针刺疗法

主穴取迎香、攒竹、上星、口禾髎、印堂、阳白等，配穴取合谷、列缺、足三里、三阴交等。根据患者证型，每次选取主穴与配穴各 1～2 个，用捻转补法，留针 20 分钟，每日治疗 1 次，7～10 日为 1 个疗程。

（三）揿针

根据患者情况选择适宜型号的揿针，留置于穴位处，留针 3 日，每日可适当进行穴位按摩。若鼻塞重者取迎香穴，对改善鼻腔通气有明显效果；若嗅觉减退，取迎香、列缺及印堂。

（四）外治法

（1）滴鼻法选用芳香通窍的中药滴鼻剂滴鼻，如鱼腥草液、辛夷液、鹅不食草液等，每侧 2～3 滴，每日 3～4 次，以疏通鼻窍，利于引流。

（2）吹鼻法可用冰连散、苍耳子散等，吹入鼻内，每日 3～4 次。

（3）熏鼻法用芳香通窍、活血行气的药物，如苍耳子散、川芎茶调散等，放砂锅中，加水 2000ml，煎至 1000ml，倒入合适的容器中，先令患者用鼻吸入热气，从口中吐出，反复多次，待药液温度下降至不烫手时，用纱布浸药液热敷印堂、阳白等穴位。每日早晚各 1 次，7 日为 1 个疗程。

（4）鼻窦穿刺冲洗法多用于上颌窦病变者，按照常规操作方法进行上颌窦穿刺，先将窦内脓液冲洗干净，再注入适宜的药液，如鱼腥草液、黄连液等，每周 1～2 次。

（5）鼻窦负压置换法用负压吸引法将鼻窦内的脓液吸引出来，再将适宜的药物置换进入鼻窦，以达到局部治疗目的。

（6）局部超短波理疗可起到辅助治疗作用，多配合置换法运用。

（五）穴位按摩

选取迎香、合谷穴，进行自我按摩，每次 5～10 分钟，每日 1～2 次。或者用两手大鱼际，沿两侧迎香穴上下按摩至发热，每日可进行数次。

十、预防调护

（1）预防方面，应及时彻底治疗伤风鼻塞及邻近器官的疾病，如牙病、慢性鼻炎等，防止邪毒蔓延，引发鼻渊。

（2）鼓励患者根据个人身体情况，选择太极拳、内养功、八段锦、散步、慢跑、呼吸体操等方法长期锻炼，增强体质，提高机体抵抗力。

（3）在调护方面，鼻渊发作时，应注意保持鼻腔通畅，以利于鼻窦内分泌物排出，同时应注意正确的擤鼻方法，以免邪毒窜入鼻窍致病。此外，还应禁食辛辣刺激性食物，戒除烟酒，防止加重病情。

十一、各家发挥

（一）以清热排脓法论治

周凌教授根据 30 余年的临床经验，发现慢鼻渊患者因北方四季分明，气候寒热温差较大，往往在季节更替之时易受外邪侵袭，从而引发急鼻渊，若急鼻渊失治，邪气入里化热，邪热稽留于肺经，上犯窦窍，日久则可发为慢鼻渊，症见鼻流黄涕伴鼻塞、头痛等，且易反复感邪。对此，周凌教授根据多年的遣方用药经验，总结出经验方鼻炎 3 号，药物为：鱼腥草、蒲公英、连翘、苍耳子、柴胡、龙胆草、黄芩、桔梗、菊花、白芷、辛夷、皂角刺、败酱草、甘草等。此方疏风清热，宣肺通窍，适合北方地区常见的肺经风热，上犯窦窍的慢鼻渊急性发作者，临证时加减化裁，疗效确切。

（二）以祛湿通窍法论治

此论医家认为，鼻渊为病，以"鼻流浊涕量多不止"为特点，尤其是慢鼻渊，病程长、经久不愈，与湿邪的性质及其致病特点极为吻合。

湿邪之为病，既可单独侵袭鼻窍，又可兼夹其他病邪同时侵袭鼻窍，或为寒湿，或为湿热，或为风湿，或为虚实夹杂等。故慢鼻渊之病理特点为正虚邪实，寒热夹杂，且与肺、脾、肾、胆等脏腑密切相关。其病机是感受风寒，寒郁化火，熏蒸鼻之窦窍肌膜；或湿热之邪内犯，困于脾、胆两经，上犯鼻窦；或肺脾气虚，外邪乘虚而入，导致邪毒湿浊滞留鼻窦；或因久病耗伤正气，致使肺失清肃，脾失健运，邪毒湿浊停聚鼻之窦窍而为病。由此可知，本病病变的中心环节是病邪伏于窦腔深处，灼腐化脓。根据其流涕的量、色、质及伴随症状，结合现代医学鼻内窥镜检查，不难判断它的病因病机、寒热虚实。治疗宜根据病邪性质、兼症及舌脉，以祛湿为主，辅以清热、健脾、行气等以"断绝脓源，通窍畅窦，排脓引流"。同时重视湿与肾、脾、肺三脏的关系及行气药的运用。

（三）以通督升阳法论治

谢强教授认为鼻渊发病的病机关键是清阳失运、湿浊阻遏；而督阳空虚、督脉痹阻是鼻渊发病的经络学基础，因此在总结前贤经验基础上，极力倡导从疏通督脉、升阳祛霾立法治疗鼻渊病。在临床上，该治法能够促进督脉阳气运行复常，促使肺脾肾阳气正常运行敷布，得以温化阻遏于鼻窍之湿浊，从而达到升阳去霾、通利鼻窍之目的。

（张竞飞）

第九节　儿童鼻窦炎

儿童鼻窦炎是以脓涕、鼻塞、咳嗽为常见症状的鼻窦化脓性炎症，是临床常见病、多发病，东北地区由于气候寒冷，春秋季气温变化大，故本病发病率更高，因其症状缠绵，并发症多，近年来颇受患儿家长重视。儿童鼻窦炎病因、症状、诊断和治疗与成年人不尽相同。小儿各窦的发病率与其发育先后不同有一定关系，上颌窦和筛窦较早发育，故常先受感染，额窦和蝶窦一般在2～3岁后才开始发育，故较迟受累。其发病与儿童的鼻窦解剖、生理和身体的发育状态以及儿童特有的疾病、生活习性和行为等密切相关。一般经过治疗可以痊愈。

儿童鼻窦炎属于中医学"鼻渊"范畴，又有"脑漏""脑渗""脑崩""脑砂""脑渊""脑泻"等名称。

一、临床诊断标准与鉴别诊断

（一）诊断标准

1. 病史

可有免疫功能低下、感冒、上呼吸道感染和急性传染病等病史。

2. 临床表现

持续性鼻流脓涕，鼻塞，后鼻孔漏，咳嗽（通常在睡觉及起床时较重），呼吸有臭味，头痛，行为改变。

3. 检查

鼻前庭可有结痂，上唇及鼻翼附着处皮肤可能有脱皮或皲裂。急性者可能出现感染鼻窦的邻近软组织红肿，如筛窦炎可引起内眦部红肿。前鼻镜检查鼻腔内常有多量脓性鼻涕，收缩鼻黏膜和清除鼻腔内脓涕后一般可见鼻黏膜呈急性或慢性充血、肿胀，中鼻道或嗅裂可见脓性分泌物。鼻窦 CT 检查常显示窦腔模糊、密度增高及混浊，或可见液平面。

（二）鉴别诊断

1. 小儿急性鼻炎

小儿急性鼻炎多在气温变化较大时发病。疲劳、作息时间紊乱、体弱、偏食的儿童更易发病。初起鼻腔干燥，继而出现鼻塞，喷嚏，流大量水样鼻涕，2～7 日后鼻涕由稀薄转变为黏稠，量逐渐减少。全身症状相对较重，多有高热，甚至惊厥，常出现消化道症状，如呕吐、腹泻等。检查可见鼻黏膜充血、肿胀。一般 1～2 周内痊愈。

2. 小儿变态反应性鼻炎

小儿变态反应性鼻炎患儿多为过敏体质，有变态反应发作史。临床表现为阵发性鼻痒鼻塞，喷嚏，大量清水样鼻涕。与感冒不同的是，变应性鼻炎一般是在气候改变、早上起床或空气中有粉尘时发作，发作一般只持续数分钟，一日之中可能间歇出现。检查可见鼻黏膜苍白或紫灰色水肿，涕中可查到大量嗜酸性粒细胞。

3. 小儿慢性鼻炎

小儿慢性鼻炎其病变在鼻腔，首要症状以鼻塞为主，鼻涕黏而量少。轻者交替性鼻塞（左侧鼻塞而右侧通，右侧鼻塞而左侧通），或间歇性鼻塞（有时鼻塞，有时不塞；一般以早晚鼻塞为多，或遇冷则鼻塞）。重者持续性鼻塞，乳婴可有吮乳困难，张口呼吸，甚者睡眠时呼吸音重。检查可见鼻甲淡红或暗红，鼻甲肿胀，以下鼻甲较甚，中鼻道以上无脓涕，鼻底可有黏液。

二、中医辨病诊断

（一）诊断依据

1. 病史

常有伤风鼻塞史或鼻窒等病史，多因气候突变、冷暖失调、起居失常、情绪变化、饮食不当、疲劳过度等诱发。

2. 症状

发病急或呈反复发作。急性者，除鼻流脓涕、鼻塞等局部症状，全身可见头痛、咳嗽、高热、脱水、精神不振、呼吸急促、拒食。严重者会出现烦躁，抽搐。慢性者，可有间歇性或经常性鼻塞，流黏脓性或黏液性鼻涕，常拖挂于上唇，或鼻涕倒流入咽部，表现为咳嗽及恶心、呕吐、腹泻等胃肠道功能紊乱症状，全身可有精神萎靡、或急躁易怒、胃纳不佳、形体消瘦、发育不良、低热等症状。

3. 检查

鼻腔内可见多量脓性鼻涕，鼻黏膜呈急性或慢性充血、肿胀，中鼻道或嗅裂可见脓性分泌物。鼻窦 CT 检查常显示窦腔模糊、密度增高及混浊，或可见液平面。

（二）类证鉴别

鼻窒、鼻鼽、鼻槁

鼻渊是以鼻流浊涕、量多、时间久为特征的鼻病。"渊"即渊深之意。如鼻塞，黄涕初起，兼有外感病史多为伤风鼻塞。鼻塞日久，时轻时重，交替性或持续性，流白黏涕，多为鼻窒。阵发性鼻塞，喷嚏，流清涕，多为鼻鼽。鼻塞，鼻涕黏稠或呈块状，多为鼻槁。小儿单侧鼻塞，流污秽脓血涕，多为鼻腔异物。

鼻窦炎患儿，常因不会擤鼻，鼻涕倒流而出现咳嗽症状。因此，小儿有咳嗽症状，按咳嗽治疗无明显疗效的，要认真检查鼻腔、咽腔。

三、审析病因病机

中医学认为鼻渊虽病在鼻，但与脏腑虚弱，经脉失畅，气血不和有关，小儿则主要与肺脾两脏虚损关系密切。肺脾气虚，清肃不力，清阳不升，气血运行不畅，致湿浊停聚窦窍，使鼻窍窒塞，浊涕不断，浊阴上扰清窍，则头痛脑涨；肺脾气虚，卫外不固，易为邪毒所犯，邪毒滞留鼻窍而为病。其正气虚弱是发病的重要因素，贯穿疾病的始终，而热、毒、痰、瘀是儿童鼻窦炎发作期主要因素。

（一）热

小儿为稚阴稚阳之体，脏腑娇嫩，形气未充，又寒温不知自调，与成人相比更易被六淫邪气所伤。小儿又为纯阳之体，若外感六淫邪气，六气皆易从火化。肺为娇脏，位在上焦，易遭邪侵，肺主气，司呼吸，外合皮毛，开窍于鼻，机体感邪，邪多自口鼻或皮毛侵犯于肺，肺失宣降，外邪若未得及时表散，则邪气内蕴鼻窍不解，鼻窍不利，郁而化热，邪热循经上壅鼻窍，燔灼黏膜，故本病可见流脓浊涕。

（二）毒

在中医学中，"毒"的含义有多种。关于本病之"毒"，含义有二：一是指热毒；二是指脓毒。小儿为病具有"发病容易，传变迅速""易虚易实，易寒易热"的病理特点。小儿"稚阴未长"易见阴伤阳亢，若感受外邪，外邪很快入里化热，火热毒邪内蕴机体，阻滞气血运行，使气血壅聚，邪毒与气血相搏而瘀积蒸酿，血败肉腐成脓。

（三）痰

正常生理情况下，机体水液的输布排泄主要依靠肺脾肾三脏的功能活动。肺居上焦，主气，具有宣发肃降、通调水道的作用；脾居中焦，主运化，具有运输水谷精微的功能。慢性鼻窦炎患儿多肺脾气虚，肺气虚则皮毛不固，腠理疏松，卫外无力，机体易感外邪，外邪侵袭，若未能及时表散，致邪蕴于肺，壅阻肺气，则肺气失宣，通调失司，津液失于布散，故津聚为痰；脾胃为后天之本，化生水谷精微，以滋养机体脏腑组织。若脾胃虚弱，则气血生化无源，土不生金，肺失滋养，亦可致肺气亏虚，气不布津，津聚为痰。另外，脾虚健运失职，水湿停蓄，凝聚不散同样可变化为痰。再者，慢性鼻窦炎患儿机体邪热壅肺，热邪煎灼津液，亦可炼液成痰。

（四）瘀

中医理论认为，气为血之帅，血为气之母。机体血液的正常循行依靠气的推动和固摄。慢性鼻窦炎患儿肺脾气虚，气虚则无力推动血液运行，血行迟滞故成瘀血，另外，机体热邪内蕴，血液受热煎熬而黏滞，其运行不畅亦可形成瘀血。中医学有"久病从瘀"之说，小儿慢性鼻窦炎反复发作、迁延不愈、病久则邪气入络影响机体血液正常循行，此亦可导致瘀血发生。由此可见，热、毒、痰、瘀既是本病的主要病理产物，又可成为疾病发展过程中的新病因，在本病的发生发展中相互影响，彼此促进，加重病情。因此，热、毒、痰、瘀是小儿慢性鼻窦炎发作期主要矛盾。

四、明确辨证要点

（一）辨虚实

本病的发生，实证多为外邪侵袭，引起肺、脾胃、胆之脏腑病变而发病，以外感风热，风热壅肺，脾胃湿热，胆腑郁热居多。实证多为新病，鼻塞，黄黏涕，头痛，发热，咳嗽，舌红苔黄，脉浮数或弦数。虚证多因肺脾气虚，邪毒滞留鼻窍所致。虚证多为久病，鼻塞，白或淡黄黏涕，头晕头昏，咳嗽痰多，体弱无力，舌淡苔白，脉细弱。

（二）分寒热

小儿阳气偏盛，或肺热、胆郁（胆热）、脾湿（湿热），热邪循经上炎，灼伤鼻窍，而表现出热证，如鼻流黄涕、发热，头痛，小便黄赤，舌红苔黄，脉数等。而素体阳虚，卫外不固，邪滞鼻窍，而表现出寒证如鼻塞或重或轻，鼻涕黏白，稍遇风冷则鼻塞加重，鼻涕增多，喷嚏时作，头昏头涨，气短乏力，面色苍白，自汗畏风，舌质淡，苔薄白，脉缓弱。

（三）辨脏腑

脏腑受损是小儿鼻窦炎发病的主要原因。古代医家提出"肝常有余，脾常不足"。在肝为病者，因情志不遂，肝失疏泄，气郁化火，或邪热犯胆，胆热移热于脑，伤及鼻窍而为病。在肺者，肺气虚弱，邪滞鼻窍，或肺经蕴热，上壅鼻窍而为病。在脾者，因饮食不节，损及脾胃，气血不足，鼻窍失养，或脾胃虚弱，湿浊内生，湿热困聚鼻窍而为病。

五、确立治疗方略

本着"急则治其标，缓则治其本"的治疗原则。病初，为表证、热证，以疏风清热（泻火），除湿化浊，散邪通窍为主；病久，为里证、虚寒证，以补气敛肺，健脾和胃，利湿通窍为主。

（一）实热证

（1）疏风：肺为娇脏，不耐寒热，易被邪侵。疏风法，可驱散肺之外邪，肺得宣降，鼻窍通利。

（2）清热：鼻为肺之外窍，热邪蕴积于肺，常上灼鼻窍而为涕为渊。清热法，清肺、脾胃、肝胆之邪热，肺无郁热，宣降通利；胆无郁热，疏泄有常；脾无湿热，熏蒸鼻窍，鼻窍通利。

（3）通窍：用轻清、辛散、芳香、走窜的药物治疗鼻窍闭塞之鼻塞，以透邪外出，疏畅气机，清除壅滞，通利鼻窍，鼻塞消除。

（4）除涕：湿浊之邪上犯鼻窍而鼻流浊涕不止。清热利湿，化浊通窍，以达通利鼻窍的作用。

（二）虚寒证

（1）补肺：中医提倡"正气存内，邪不可干。"补肺脏，固肺卫，不为邪犯，鼻窍通利。

（2）补脾：脾为后天之本，脾气足，气血充，鼻得养，浊不生，鼻窍通利。

六、辨证论治

（一）实证

1. 外邪袭肺证

（1）抓主症：涕多色白或微黄，鼻塞，嗅觉减退，头痛。

（2）察次症：患儿可有发热恶风，汗出、咳嗽、咯痰，鼻黏膜充血，鼻甲肿大，中鼻道和嗅沟可见黏性或脓性分泌物，头额、眉棱骨或颜面部有叩痛或压痛。

（3）审舌脉：舌苔薄白，脉浮。

（4）择治法：疏风散邪，宣肺通窍。

（5）选方用药思路：本证为风热之邪袭表伤肺，上犯鼻窍，应选用银翘散，方中重用连翘、金银花为君药，既有辛凉解表，清热解毒的作用，又具有芳香避秽的功效；薄荷、牛蒡子疏散风热，清利头目，还可解毒利咽；荆芥穗、淡豆豉有发散解表之功，透热外出，此二者虽为辛温之品，但辛而不烈，温而不燥，反佐用之，可增辛散透表之力，为臣药。竹叶清热除烦清上焦之热，且可生津，芦根功在清热生津，桔梗可宣肺止咳，三者同为佐药。甘草调和诸药。

（6）据兼症化裁：若无汗者，可以加大荆芥穗、淡豆豉用量，助君药发散表邪；若鼻涕量多者，可酌加蒲公英、鱼腥草、瓜蒌等解毒排脓；若鼻塞甚者，可酌加苍耳子、辛夷等散邪通窍；若咳嗽痰多，可酌加杏仁、前胡、瓜蒌仁、贝母等止咳化痰。

2. 肺经蕴热证

（1）抓主症：鼻涕量多，色黄黏稠，鼻塞，嗅觉减退，头痛。

（2）察次症：患儿可有汗出、咳嗽、痰多，鼻黏膜充血，中鼻甲肿大，中鼻道和嗅沟可见脓性分泌物，头额、眉棱骨或颜面部有叩痛或压痛。

（3）审舌脉：舌红，苔黄，脉数。

（4）择治法：清宣肺脏，泻热通窍。

（5）选方用药思路：本证为邪热蕴肺，肺失宣降，壅遏鼻窍，应选用泻白散。方中桑白皮清泻肺热，平喘止咳为君药；地骨皮清降肺中伏火为臣药；君臣相合，清泻肺热，以使金清气肃。炙甘草、粳米养胃和中以扶肺气，共为佐使。本方清中有润、泻中有补，既不是清透肺中实热以治其标，也不是滋阴润肺以治其本，而是清泻肺中伏火以消郁热，对小儿稚阴之体具有标本兼顾之功，与肺为娇脏、不耐寒热之生理特点亦甚吻合。

（6）据兼症化裁：若肺热甚，可以加黄芩、栀子以清泻肺热；若鼻涕量多难出者，可酌加皂角刺等消肿排脓；若鼻塞甚者，可酌加苍耳子、辛夷等散邪通窍；若咳嗽痰多，可酌加杏仁、紫菀、款冬花等止咳化痰；若涕中带血，可酌加白茅根、仙鹤草、茜草等凉血止血；若热重，可酌加石膏、败酱草、芦根等清热泻火；若便秘，可酌加大黄等泻热通便。

3. 胆经郁热证

（1）抓主症：脓涕量多，色黄或黄绿，或有臭味，嗅觉差，鼻塞，头痛较甚。

（2）察次症：患儿可见发热，口渴，大便干燥，鼻黏膜充血明显且肿胀，鼻腔内可见较多脓性分泌物。急性上颌窦炎，在婴幼儿可引起患侧面部红肿，较大的儿童可表现为患侧上颌处疼痛和压痛，以下午明显，呈隐痛，深在；而额窦炎疼痛多在上午，咳嗽、用力、吹冷风均可使疼痛加剧。

（3）审舌脉：舌红，苔黄腻，脉弦数。

（4）择治法：清泻肝胆，利湿通窍。

（5）选方用药思路：本证为胆热移脑，伤及鼻窍，应选用龙胆泻肝汤，方中龙胆草泻肝胆实火，除下焦湿热，泻火燥湿为君药；黄芩清热燥湿，栀子苦寒，泻三焦火，利尿除湿共为臣药；泽泻、木通、车前子清热利湿，使邪有出路；生地黄滋阴生津，当归、柴胡养血疏肝共为佐药；使以甘草调和诸药。

（6）据兼症化裁：热甚，可酌加羚羊角、夏枯草、菊花清肝泻火；鼻塞重，可酌加石菖蒲、辛夷等芳香通窍；便秘，可酌加大黄、玄明粉泻火导滞；头痛剧烈，可根据头痛不同部位选药，如额、眉棱、颞部疼痛者，加柴胡、蔓荆子等以清解少阳风热；头顶、枕部疼痛者，加用藁本，以清散太阳风热；颊及上牙疼痛者加白芷、川芎以疏散阳明经风热。病程日久，黄绿浊涕不止，可配合奇授藿香丸。

4. 脾胃湿热证

（1）抓主症：鼻涕黄浊而量多，鼻塞重而持续，嗅觉减退，头昏闷，或头重涨。

（2）察次症：患儿可见倦怠乏力，胸脘痞闷，纳呆食少，小便黄赤，鼻黏膜红肿，尤以肿胀更甚，中鼻道、嗅沟或鼻底见有黏性或脓性分泌物，颌面、额头或眉棱骨压痛。

（3）审舌脉：舌质红，苔黄腻，脉滑数。

（4）择治法：清热利湿，化浊通窍。

（5）选方用药思路：本证为脾胃湿热，上蒸鼻窍，应选用甘露消毒丹，方中重用滑石、茵陈、黄芩清热利湿为君药；石菖蒲、藿香、白豆蔻行气化湿，悦脾和中，令气畅湿行，木通清热利湿通淋，导湿热从小便而去，以益其清热利湿之力，共为臣药；连翘、射干、贝母、薄荷清热解毒，散结消肿为佐药。

（6）据兼症化裁：若鼻塞甚，可酌加苍耳子、辛夷等芳香通窍；若头痛剧烈，可酌加白芷、川芎、菊花疏风通络，解毒止痛；若涕中带血，可酌加白茅根、仙鹤草、鱼腥草、蒲公英等解毒止血。

（二）虚证

1. 肺气虚寒证

（1）抓主症：鼻塞或重或轻，鼻涕黏白，稍遇冷则鼻塞加重，鼻涕增多，喷嚏时作，嗅觉减退，头昏，头涨。

（2）察次症：患儿可见气短乏力，语声低微，面色苍白，自汗畏风寒，咳嗽痰多，鼻黏膜淡红肿胀，中鼻甲肥大或息肉样变，中鼻道有黏性分泌物。

（3）审舌脉：舌质淡，苔薄白，脉缓弱。

（4）择治法：温补肺脏，散寒通窍。

（5）选方用药思路：本证为肺气虚弱，卫表不固，邪滞鼻窍，应选用温肺止流丸。方中人参、诃子补肺敛气为君药；细辛、荆芥疏散风寒为臣药；桔梗、鱼脑石散结除涕为佐药；甘草健脾和中，调和诸药为使药。

（6）据兼症化裁：临床应用时可加苍耳子、辛夷、白芷等芳香通窍；若头额冷痛，可酌加羌活、白芷、川芎祛风止痛；若鼻涕多，可酌加半夏、陈皮、薏苡仁健脾除湿；若形寒肢冷遇寒加重，可酌加防风、桂枝祛风解表，温经通阳；若喷嚏、流清涕，可酌加黄芪、白术益气固表。

2. 脾气虚弱证

（1）抓主症：鼻涕白黏或黄稠，量多，嗅觉减退，鼻塞较重，头昏或头闷涨。

（2）察次症：患儿可见食少纳呆，腹胀便溏，脘腹胀满，肢困乏力，面色萎黄，鼻黏膜淡红，中鼻甲肥大或息肉样变，中鼻道、嗅沟或鼻底见有黏性或脓性分泌物潴留。

（3）审舌脉：舌淡胖，苔薄白，脉细弱。

（4）择治法：健脾利湿，益气通窍。

（5）选方用药思路：本证为脾胃虚弱，湿浊内生，困聚鼻窍，应选用参苓白术散。方中人参、白术、茯苓益气健脾渗湿为君药；山药、莲子肉健脾益气，白扁豆、薏苡仁健脾渗湿为臣药；砂仁醒脾和胃，行气化滞为佐药；桔梗宣肺利气，通调水道，载药上行，培土生金。炙甘草健脾和中，调和诸药，共为佐使药。

（6）据兼症化裁：若鼻塞甚，可酌加苍耳子、辛夷等芳香通窍；若鼻涕浓稠量多，可酌加陈皮、半夏、枳壳、瓜蒌等健脾行气，化痰除涕。

七、中成药选用

（1）鼻乐颗粒（黑龙江中医药大学附属第一医院院内制剂）：散风寒，通鼻窍。适用于风邪外袭型小儿慢性鼻窦炎。

（2）温肺止流丸（黑龙江中医药大学附属第一医院院内制剂）：补气敛肺，散寒通窍。适用于肺气虚型小儿慢性鼻窦炎。

（3）清鼻丸（黑龙江中医药大学附属第一医院院内制剂）：清热燥湿，排脓解毒。适用于急性小儿鼻窦炎。

（4）利鼻消炎丸（黑龙江中医药大学附属第一医院院内制剂）：清热解毒，疏风通窍。适用于急性小儿鼻窦炎。

（5）鼻窦炎口服液：疏散风热，清热利湿，宣通鼻窍。适用于小儿急性鼻窦炎或慢性鼻窦炎急性发作者。

（6）通窍鼻炎片：散风固表，宣肺通窍。适用于风热蕴肺、表虚不固所致的小儿鼻窦炎。

（7）鼻渊舒口服液：疏风散热，祛湿通窍。适用于肺经风热及胆腑郁热型小儿鼻窦炎。

（8）防芷鼻炎片：清热消炎，祛风通窍。适用于小儿慢性鼻窦炎。

（9）辛芳鼻炎胶囊：发表散风，清热解毒，宣肺通窍。适用于小儿慢性鼻窦炎。

（10）鼻渊通窍颗粒：疏风清热，宣肺通窍。适用于小儿急性鼻窦炎或慢性鼻窦炎急性发作者。

（11）鼻炎片：祛风宣肺，清热解毒。适用于风热蕴肺型小儿鼻窦炎。

（12）鼻炎康片：清热解毒，宣肺通窍，消肿止痛。适用于肺经风热及胆经郁热所致的小儿鼻窦炎。

（13）胆香鼻炎片：消炎清热，祛风散寒，通窍止痛。适用于小儿急、慢性鼻窦炎。

（14）藿胆丸：芳香化浊，清热通窍。适用于湿浊内蕴、胆经郁火所致的小儿鼻窦炎。

（15）甘露消毒丹：利湿化浊，清热解毒。适用于湿热并重所致的小儿鼻窦炎。

八、单方验方

（1）蕺菜：鲜蕺菜适量洗净，捣烂绞汁，取汁滴鼻，每日数次。另用蕺菜5～10g，水煎服，每日2次。

（2）荆芥穗：取荆芥穗5～10g，煮水热服，每日2次。用于外感风邪所致小儿鼻渊。

（3）白及末，蜜糊为丸，每次服3～9g。用于小儿实证鼻渊。

（4）冬瓜仁30g，芦根15g，水煎，早晚分服。用于脾胃湿热所致小儿鼻渊。

（5）猪胆汁100ml，藿香100g，红糖60g。先将藿香研为细末，再用胆汁、红糖共调匀，阴干，研碎，开水送服。每晚服2～5g。用于胆经郁热、脾胃湿热所致小儿鼻渊。

（6）选丝瓜藤近根处，烧灰存性为末，每次1～3g，每日2次，水冲服。可用于小儿鼻渊初起时。

（7）鼻炎3号：周凌教授经验方，由鱼腥草、蒲公英、败酱草、皂角刺、菊花、连翘、白芷、辛夷、苍耳子、柴胡、黄芩、龙胆草、桔梗、石菖蒲、甘草等中药组成。用于治疗胆腑郁热型急鼻渊。

九、中医特色技术

（一）针灸治疗

（1）取穴迎香、鼻通、印堂或攒竹。留针的同时可配合TDP照射：患者仰卧位，直接照射鼻部，照射距离约30cm，以患者自觉舒适为宜。每日1次，每次20分钟，10日为1个疗程。

（2）选用迎香、印堂、太阳、合谷、风池、曲池、足三里等穴位，每次2～3穴，强刺激，每日1次，每次20分钟。

（3）主穴：迎香、攒竹、上星、印堂、阳白等；配穴：合谷、列缺、足三里、三阴交等。每次选主穴和配穴各1～2穴，每日针刺1次，7～10日为1个疗程，手法以捻转补法为主，留针20分钟。

（二）耳针疗法

可选神门、胆、肺、鼻、内分泌等穴配脾、大肠穴，每次选3～4个穴位，用毫针法，每日1次，也可用三棱针点刺耳尖放血，每日1次。

（三）穴位埋藏疗法

取肺、鼻、神门、内分泌等耳穴，每次选3～4个，以王不留行药籽双耳贴压，10次为1

个疗程。

（四）艾灸疗法

主穴：前顶、迎香、四白、上星等。配穴：足三里、三阴交、肺俞、脾俞、肾俞、命门等。每次选取主穴及配穴各1～2穴，悬灸至局部有焮热感、皮肤潮红为度，7～10日为1个疗程。此法一般用于虚寒证。

（五）推拿按摩

（1）以食中二指指尖叩打鼻翼两旁，每日2次，每次10分钟，10日为1个疗程。

（2）取穴上星、印堂、鼻通、迎香。头痛者，加推坎宫、开天门、揉太阳、揉耳后高骨；失眠者，加神门、三阴交；眼眶痛者，加攒竹、睛明、鱼腰、四白。手法以按揉为主。推拿治疗6次为1个疗程，在治疗过程中，停用一切药物。治疗1个疗程观察结果。

（3）双手拇指贴眶内上角，自上而下推移，由鼻梁下鼻唇沟而至鼻翼，用力要均匀，深透病所，而不伤表皮。每次推拿5～10分钟，每日数次。睡前最好配合按揉合谷、迎香、山根、口禾髎、印堂、攒竹、列缺等穴，至局部发红、透热。

（4）双足按摩，左右各1次，随后在足部反射区敏感点定点按摩，此敏感点在趾甲根部偏内侧0.5cm处，范围较小，深度较深，用指甲尖或圆珠笔头稍用力才能触到，一般采用圆珠笔头施术，每按一下，患儿觉鼻腔有舒通感，一般按压数次以后，鼻腔即觉麻苏、酸痛，随即阻塞的鼻腔豁然开通，立即感觉能呼吸新鲜空气，此时令患儿从鼻腔深吸一口气，往往有一股脓涕从鼻窦部吸到喉部，随即从口腔吐出，整个鼻窦有一股空洞轻松感觉，额窦部胀痛也随之消失，头痛随之消失。巩固治疗4日，每日双足各1次。

（5）选取迎香、合谷按摩。每次5～10分钟，每日1～2次。或用两手大鱼际沿两侧迎香穴上下按摩至发热，每日数次。

（六）中药贴敷治法

主药：白芥子、甘遂、辛夷、元胡、白芷。实证加鹅不食草、徐长卿、鲜栀子。虚证加细辛、肉桂。上药共研细末，生姜汁调成糊状备用。取穴：大椎、肺俞、胆俞、肾俞、天突、中府。治疗：选定穴位后常规消毒，梅花针叩刺微微出血，根据病证的虚实选用不同中药糊外敷诸穴，麝香壮骨膏外贴，保持6～24小时后取下。10日1次，3次为1个疗程，连续治疗2个疗程。

（七）熏鼻法

采用金银花、白芷、薄荷、辛夷、苍耳子等中药开水冲泡，取其热气熏鼻。

十、预防调护

（1）饮食起居要有规律，保持充足睡眠。提倡患儿锻炼身体，增强身体的抵抗力，防止感冒的发生，同时有助于身体康复和阻止病情恶化。

（2）儿童平时可用冷水洗脸，也可常做鼻部按摩，以有效增强鼻腔黏膜的抗病能力。

（3）采用正确擤涕方法，即按塞一侧鼻孔，稍稍用力外擤。之后交替而擤。鼻涕过浓时可用生理盐水洗鼻，避免伤及鼻黏膜。

（4）急性发作时，多休息，保持室内空气流通，但避免直接吹风及阳光直射。

（5）对慢性鼻窦炎患儿，家长要有信心与恒心，遵医嘱及时给药。注意加强患儿锻炼以增强体质。

（6）加强营养，多食新鲜水果（柑橘类、葡萄、黑莓）和蔬菜，以摄取维生素 C 和生物类黄酮；多食贝类和坚果，以摄取锌；多食全谷类和豆类，以摄取维生素 B；多食葵花籽、种子油，以摄取维生素 E。

（7）有牙病的患儿要彻底治疗牙病，避免引发或加重鼻窦炎。

（马　莉）

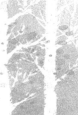

第四章 咽科疾病

第一节 急性咽炎

急性咽炎为咽黏膜、黏膜下组织的急性炎症，多累及咽部淋巴组织。病因主要有感染因素和非感染因素，临床以感染因素为主，主要由病毒、细菌感染引起。一般起病较急，病程较短，临床常表现为咽痛，吞咽时尤甚，伴咽干、咽部灼热感、咽部异物感等。本病可单独发生，亦常继发于急性鼻炎或急性扁桃体炎，多在秋冬季及冬春季之交时发病。

急性咽炎属于中医学"急喉痹"范畴，又有"红喉""风热喉痹""嗌痛""嗌肿"等名称。

一、临床诊断标准与鉴别诊断

（一）诊断标准

1.病史

常有受凉、疲劳、烟酒过度、各种物理和化学刺激等诱因。

2.临床表现

起病较急，咽部疼痛，吞咽时尤甚，咽部干燥、灼热、异物感；可伴有发热、头痛、食欲不振、四肢酸痛等全身症状。

3.检查

咽部黏膜急性弥漫性充血肿胀，颜色鲜红，咽后壁淋巴滤泡充血肿胀，咽侧索红肿，局部或有黄、白分泌物附着，悬雍垂、软腭水肿。下颌下淋巴结肿大、压痛。咽拭子培养可有致病菌或阴性；血象可增高或正常。

（二）鉴别诊断

1.急性扁桃体炎

急性扁桃体炎与急性咽炎相比症状更加明显，常表现为剧烈咽痛，可放射至耳部，伴吞咽困难，全身可有畏寒高热、头痛、食欲下降、乏力、便秘等不适。患者常呈急性病容，检查见咽部黏膜弥漫性充血，以扁桃体及两侧腭弓最为明显，腭扁桃体肿大，可见黄白脓点附着。急性扁桃体炎大多继发急性咽炎。

2. 咽白喉

咽白喉为白喉杆菌引起的急性传染病，儿童多见。临床表现为咽痛、发热。检查可见扁桃体肿大，扁桃体及邻近黏膜表面附有灰白色假膜，不易剥离，剥之易出血。咽拭子培养及涂片检查可找到白喉杆菌。

3. 樊尚咽峡炎

樊尚咽峡炎是一种由梭形杆菌及樊尚螺旋体感染的亚急性扁桃体炎，其特征为明显的局限性炎性反应和溃疡形成，常表现为单侧咽痛，可伴有低热、头痛、关节疼痛。检查可见一侧扁桃体覆盖灰色或黄色假膜，擦去后可见溃疡，咽拭子涂片中可找到梭形杆菌及樊尚螺旋体。

4. 单核细胞增多症

单核细胞增多症是由 EBV 病毒所致的急性自限性传染病。临床表现为发热、咽痛、淋巴结肿大、肝脾肿大、皮疹等症状。其中以咽峡炎表现为主要症状者易与急性咽炎混淆。检查外周血象异常：淋巴细胞、单核细胞增多可占 50% 以上，血清嗜异性凝集试验阳性。

5. 麻疹

麻疹为儿童常见急性呼吸道传染病，在前驱期尚未出疹时，可表现为类似上呼吸道感染的症状，出现发热，咽部不适，检查见咽部黏膜充血。除此之外，眼部症状突出，检查口腔颊黏膜可见麻疹黏膜斑，故不难鉴别。

6. 猩红热

猩红热在前驱期可有咽痛、畏寒发热症状，检查见咽部红肿，咽部黏膜可见米粒大小的红色斑疹或出血点，为黏膜内疹，一般先于皮疹出现。多在起病 1～2 日后出现皮疹，5～15 岁儿童多见，易于鉴别。

二、中医辨病诊断

（一）诊断依据

1. 病史

常有感受风寒，过度疲劳，过食辛辣，吸烟嗜酒史。

2. 症状

起病较急，咽痛，吞咽不利，咽干灼热，咽部异物感；全身可伴有发热恶寒、咳嗽、头痛、四肢酸痛、纳差等。

3. 检查

咽部充血肿胀，颜色鲜红，咽后壁颗粒状隆起，充血，可见黄白分泌物附着。

（二）类证鉴别

急喉痹与急乳蛾

二者有相同病史，且皆表现为发病急骤，以咽部红肿疼痛为主，吞咽时咽痛加重等主要症状的咽部疾病。但是喉痹的病变在咽部，一般不波及喉核，而乳蛾的病变主要在喉核，但可波及咽部。喉痹病名最早见于帛书《五十二病方》。

急喉痹咽部黏膜充血、肿胀，悬雍垂色红、肿胀，咽后壁或见脓点，喉核肿胀不明显为其特征。急喉痹多不伴有全身症状，起病急者，若得到及时恰当的治疗，多可痊愈。

急乳蛾咽部黏膜弥漫性充血，以扁桃体及双侧腭弓最为明显，腭扁桃体肿大。急性化脓性扁桃体炎时在其表面可见黄白色脓点，或在隐窝口处有黄白色或灰白色点状豆渣样渗出物，可连成一片，形似假膜，不超出扁桃体范围，较易拭去而不遗留出血创面，双侧下颌角淋巴结肿大、压痛。全身症状表现为畏寒、高热、头痛、食欲下降、疲乏无力、全身不适、便秘等。患儿可因高热而引起抽搐、呕吐及昏睡。

三、审析病因病机

（一）外邪侵袭，上犯咽喉

气候骤变，起居不慎，肺卫失固，易为风邪所中。

风邪多有夹寒夹热，风热外邪乘虚侵袭，邪从口鼻而入，内犯于肺，宣降失司，邪热上壅咽喉，而为喉痹；

风寒之邪外袭，外束肌表，卫阳被遏，不得宣泄，壅结咽喉，亦可发为喉痹。

（二）肺胃热盛，上攻咽喉

外邪不解，壅盛传里；或过食辛热煎炒、醇酒之类，肺胃蕴热，复感外邪，内外邪热搏结，蒸灼咽喉而为病。

本病常见于失调质偏热型，或夹偏湿及偏瘀型个体。外感病失治误治，邪热传里，肺胃热盛或平素过食辛辣炙煿、醇酒厚味，肺胃积热，循经上蒸，蒸灼咽喉而发病。

四、明确辨证要点

（一）辨寒热

病因于寒者，常由于风寒外袭，侵袭肺卫，卫阳郁而不达，邪聚咽部所致。故常表现为咽痛不甚，恶寒发热，头痛，四肢酸痛，检查见咽部淡红或淡紫，不甚肿，舌红苔薄白，脉浮紧。若咽痛，咽部红肿，同时伴恶寒发热，舌红苔薄白，脉浮，多为风寒入里化热。

病因于热者，常为风热邪毒侵袭，热毒搏结咽喉或肺胃实热熏蒸咽喉所致。咽痛、咽干灼热，发热恶风，检查见咽部红肿，咽后壁颗粒突起，舌边尖红，苔薄黄，脉浮数者为风热侵袭；咽痛剧烈，吞咽不利，咽干口渴，口臭，发热，便秘，检查见咽部红肿甚，舌红苔黄，脉数者为肺胃里热炽盛；若咽痛甚，咽部红肿伴黄白脓点附着，舌红苔黄腻，脉滑数，多为肺胃湿热熏灼。

（二）辨表里

病在表者，除表现为咽痛不甚剧烈，咽部淡红或红肿，咽后壁颗粒突起外，常伴有恶寒发热或恶风发热、头痛、舌苔薄白或薄黄、脉浮等表证；

病在里者，表现为咽痛剧烈，吞咽时尤甚，咽部灼热，咽干口渴，口臭，大便秘结，小便黄赤，舌红苔黄，脉数。检查可见咽部鲜红肿胀，可伴有黄白脓点附着。

（三）辨脏腑

咽痛不甚，咽痒，咽干灼热，恶寒或恶风发热，头痛，舌苔薄白或薄黄，脉浮，检查见咽部淡红或微红肿胀，咽后壁颗粒突起者，多为病在肺卫；咽痛剧烈，吞咽不利，咽部灼热，咽干口渴，口臭，大便秘结，小便黄赤，舌红苔黄，脉数，检查可见咽部鲜红肿胀，伴黄白脓点附着者，多为病在肺胃，属于肺胃热盛。

五、确立治疗方略

喉痹起病急者，多属肺胃之热证，如《丹溪心法》指出："喉痹大概多见痰热"，因此治疗上，应适当配合清热化痰利咽的药物。外感风寒邪气客于肺卫，卫阳被遏，邪不外达，凝聚于咽，治则祛风散寒，宣肺利咽；风热邪毒侵袭，客于肺系，结聚于咽，治则疏风清热，解毒利咽；肺胃火热上蒸咽喉，治则泻热解毒，利咽消肿。

六、辨证论治

（一）肺经风寒证

（1）抓主症：咽部微痛不适，吞咽不利，口淡不渴。咽部黏膜微红带紫，悬雍垂轻度水肿。

（2）察次症：周身不适或有恶寒，发热，头痛无汗，鼻塞。

（3）审舌脉：舌质淡红，苔薄白，脉浮紧。

（4）择治法：祛风散寒，宣肺利咽。

（5）选方用药思路：本证为外感风寒邪气客于肺卫，卫阳被遏，邪不外达，凝聚于咽，故选用六味汤加减。方中荆芥、防风辛温，疏风解表散寒为君药；薄荷、僵蚕助君药疏风解毒利咽，为臣药；桔梗解毒利咽，甘草宣肺利咽，调和诸药，功兼佐使。诸药合用，共奏祛风散寒，宣肺利咽之功。

（6）据兼症化裁：若感邪重，可用荆防败毒散；若咳嗽痰多者，可加杏仁、紫苏叶、前胡以宣降肺气，止咳化痰；若鼻塞流涕，可加苍耳子、辛夷、白芷疏风散寒，通利鼻窍；若头痛，加川芎、羌活以祛风散寒，活血止痛。

（二）肺经风热证

（1）抓主症：咽部干燥、灼热、疼痛、异物感，吞咽不顺，咽中有痰涎。咽部色红肿胀，咽后壁颗粒突起。

（2）察次症：发热恶寒，咳嗽痰黄。

（3）审舌脉：舌边尖红，苔薄黄，脉浮数。

（4）择治法：疏风清热，解毒利咽。

（5）选方用药思路：本证为风热邪毒侵袭，客于肺系，结聚于咽，故选用疏风清热汤加减。方用金银花、连翘疏散风热，清热解毒为君药；荆芥、防风助君药疏风解表为臣药；黄芩、玄参、桔梗泻火解毒利咽，天花粉、桑白皮清肺泻火，浙贝母、牛蒡子清热化痰利咽，赤芍凉血活血，共为佐药；甘草既可解毒利咽又能调和诸药，功兼佐使。全方合用，共奏疏风清热，解毒利咽之功。

（6）据兼症化裁：若咳嗽痰黄，酌加前胡、瓜蒌、胆南星之类以清化热痰；若鼻塞流黄涕，可加白芷、鱼腥草、石菖蒲以清热化湿，通利鼻窍；若咽干明显，可加麦冬、石斛、玉竹以滋阴泻火。

（三）肺胃热盛证

（1）抓主症：咽喉疼痛较重，痰涎多而黏稠，吞咽困难，言语艰涩，咽喉梗阻感。咽部鲜红肿胀，咽后壁颗粒色红肿大，颌下淋巴结肿大压痛。

（2）察次症：咳嗽痰黄，发热，口干喜饮，大便秘结，小便黄。

（3）审舌脉：舌红，苔黄，脉洪数。

（4）择治法：泻热解毒，利咽消肿。

（5）选方用药思路：本证为肺胃火热上蒸咽喉，故选用清咽利膈汤加减。方中黄芩、黄连、栀子清热泻火解毒，清泻三焦火热；大黄、玄明粉通腑泻热；金银花、连翘清热解毒，疏散风热；薄荷、牛蒡子疏散风热，化痰利咽；防风、荆芥疏散表邪；玄参、桔梗、甘草解毒利咽。此方清上泻下，解表疏里，使热毒得清，咽喉通利。

（6）据兼症化裁：若咳嗽痰黄，颌下淋巴结疼痛明显，可加射干、贝母、瓜蒌皮以清热化痰，散结消肿；持续高热者，加石膏、天竺黄以清解热毒。

七、中成药选用

（1）牛黄利咽丸（黑龙江中医药大学附属第一医院院内制剂）：适用于肺胃热盛型急喉痹。

（2）银黄颗粒或清喉利咽颗粒：适用于肺经风热型急喉痹。

（3）芩石利咽口服液：适用于肺胃实热兼外感风邪型急喉痹。

（4）小儿咽扁颗粒：适用于小儿肺卫热盛型急喉痹。

八、单方验方

（1）清咽利喉汤：周凌教授经验方，由金银花、连翘、蒲公英、板蓝根、菊花、黄芩、黄连、大黄、桑白皮、天花粉、浙贝母、牛蒡子、赤芍、桔梗等中药组成。用于治疗肺胃热盛型急喉痹。

（2）金灯汤：锦灯笼15g、牡丹皮12g、连翘12g、马勃（包）9g、生甘草6g、桔梗12g、牛蒡子12g、射干9g、玄参12g、党参12g、芦根12g，水煎服，早晚温服，每日服1剂，连用3日，3日为1个疗程，治疗外感风热型急喉痹。

（3）喉痹散（黑龙江中医药大学附属第一医院耳鼻咽喉科经验方）：由金银花、连翘、桑白皮、牛蒡子、赤芍、桔梗、山豆根、甘草、天花粉、浙贝母、荆芥、防风、黄芩、玄参、薄荷、芦根等中药组成。用于治疗外感风热型急喉痹。

九、中医特色技术

（一）吹药法

吹药以散剂为主，多将具有清热解毒、消肿止痛作用的芳香药物研为细末，密闭封存。使用时，用竹管或鹅毛管等管状物将药末少许吹喷入咽喉，以清热解毒利咽。如《外科正宗》中的冰硼散，以泻热解毒、祛腐消肿为主；《焦氏喉科枕秘》中的人中白散，以苦寒清热、消肿止痛为主。

（二）噙化法

噙化法以丸剂为主，方药中多由清热解毒、除痰消肿、清利咽喉的药物组成。所用药物研制为末后，用蜜或醋为丸，使用时取丸入口中噙化，徐徐咽下，使药物缓慢而持久地发挥作用，每日数次。如《喉科紫珍集》中的噙化丸、《喉证秘方》中的秘传噙化丸、《咽喉秘授》中的上清噙化丸等药物均属此类。

（三）含漱法

将具有清热解毒利咽功效的药物煎汤含漱，如金银花、连翘、薄荷、甘草煎汤，桔梗、甘草、菊花煎汤等。

（四）中药雾化吸入法

可用具有疏散风热、清热解毒利咽功效的中药煎水，如金银花、菊花、连翘、板蓝根、蒲公英等，每次用 20~30ml 做超声雾化，每日 1~2 次，使药物直接作用于咽部患处。

（五）针灸疗法

（1）针刺疗法主要选用手太阴经、手足阳明经及任督脉等经络的穴位。常用穴位有：少商、鱼际、列缺、商阳、尺泽、合谷、内庭、曲池、内关、足三里、肺俞、人迎及天突等，以泻法为主，每日 1 次，留针 30 分钟。

（2）放血疗法可选少商、商阳，拇指三商穴（老商、中商、少商），耳尖、耳轮三点或耳背浅显小静脉，用三棱针点刺放血；或者用 5 寸长毫针以丛刺法点刺咽部红肿患处放血；亦可针刺大椎穴并立即出针，加拔火罐，留罐 5 分钟以放血。

（3）耳针疗法选咽喉、肺、心、神门等穴，用耳针刺或用王不留行籽贴压，每日按压数次。

（4）穴位注射取脾俞、曲池穴，选用柴胡注射液 0.5～1ml 穴位注射。

十、预防调护

（1）注意气候变化，适寒暖，谨防伤风感冒。
（2）注意生活环境卫生，避免有害气体刺激。
（3）宜戒烟酒，饮食宜清淡而富营养，忌肥甘、辛辣、海膻发物等，以免脾胃积热。
（4）锻炼身体，增强体质，提高机体抵抗力。
（5）注意劳逸结合，规律作息，保持心情舒畅，防止过度疲劳和情志刺激。
（6）积极治疗伤风鼻塞、鼻渊、乳蛾等原发病，以减少急喉痹发病。

十一、各家发挥

（一）风寒外袭

《名医指掌》中有："少阴伤寒，不传太阳，寒邪抑郁，……上行于咽门经会之处，寒热相搏，而成咽痹。"《喉科指掌》云："痹者，闭也。有风，有寒，……淡白而牙紧者，风寒也。"说明外感风寒可为其致病因素。风寒犯于皮毛，侵袭于肺，致使营卫失和，肺气失于宣降，气机不利，邪郁于内而不能外达，凝聚咽喉，脉络痹阻，而发为喉痹。风寒学说是古代医家认识相对较少的学说。

（二）风热外袭

窦汉卿在《疮疡经验全书》曰："风热喉闭，其因皆由病人久积热毒，因而感风，风热相搏，故而发作。"《喉科金针》曰："因肝胃肺经热毒，外感时邪而发。"风邪热毒，侵犯咽喉，或者寒邪化热，内犯于肺，肺失清肃，热毒循经上蒸，搏结于咽喉导致其红肿疼痛，而发为急喉痹。

周凌教授根据 30 余年的临床经验，认为临床上风热邪毒侵袭，客于肺系，结聚于咽喉可致急喉痹。当治以疏风清热，解毒利咽，并运用经验方喉痹散加减：金银花、连翘、桑白皮、牛蒡子、赤芍、桔梗、山豆根、甘草、天花粉、浙贝母、荆芥、防风、黄芩、玄参、薄荷、芦根等，每日 1 剂，分 2 次口服，治疗外感风热型急喉痹，临床效果显著。

（三）脏腑火热炽盛

《血证论·卷六》曰："凡咽痛而饮食不利者，胃火也。"《诸病源候论·卷十三》中有"喉咽者，脾胃之候，气所上下，脾胃有热，热气上冲，则喉咽肿痛……"的论述。《圣济总录》曰："咽喉中妨闷，如有物者，乃肺胃壅滞，风热客搏，结于咽喉使然。"外感病失治、误治，邪热传里，肺胃热盛或平素过食辛辣炙煿、醇酒厚味，肺胃积热，循经上蒸，熏灼咽喉而发病。

周凌教授认为本病的发生大多与肺、脾胃脏腑功能失调有关，多由于素体虚弱之时，感受风寒、风热邪毒，外邪不解，壅盛入里或嗜食辛辣炙煿之品致肺胃热盛，火热上攻咽喉所导致。自拟经验方清咽利喉汤，药用金银花、连翘、蒲公英、板蓝根、菊花、黄芩、黄连、大黄、桑白皮、天花粉、浙贝母、牛蒡子、赤芍、桔梗等。治疗肺胃热盛型急喉痹，疗效甚佳。

（四）风热痰火

《干祖望中医五官经验集》认为："本病为风邪外袭，侵入肺胃，循经犯及咽喉，致风热蕴结，炼液为痰，终致风热痰三者作祟而致病。"《张赞臣临床经验选编》认为："急喉痹为风热痰火为病。"

（李　岩）

第二节　慢　性　咽　炎

慢性咽炎为咽部黏膜、黏膜下及淋巴组织的弥漫性慢性炎症，常为上呼吸道慢性炎症的一部分，可分为慢性单纯性咽炎、慢性肥厚性咽炎、萎缩性咽炎或干燥性咽炎。临床常表现为咽部异物感、痒感、灼热感、干燥感、微痛感。本病多见于成年人，为耳鼻咽喉科常见病，病程长，症状顽固，较难彻底治愈。

慢性咽炎属于中医学"慢喉痹"范畴，又有"虚火喉痹""阴虚喉痹""格阳喉痹""帘珠喉痹"等名称。

一、临床诊断标准与鉴别诊断

（一）诊断标准

1. 病史

多有急性咽炎反复发作史，病程在 3 个月以上。

2. 临床表现

咽部不适，可表现为咽干、咽痒、咽部异物感、灼热感、咽痛感，刺激性干咳，晨起刷牙时恶心等。

3. 检查

咽部黏膜慢性充血增厚，呈暗红色，咽后壁淋巴滤泡增生，散在或融合成片，咽侧索充血肥厚，可见少量黏稠分泌物附着于咽后壁；或者咽部黏膜干燥，萎缩变薄，色苍白发亮，伴黏稠分泌物或带臭味的黄痂附着。血常规大多正常，胸部 X 线片提示肺部无明显异常。

（二）鉴别诊断

1. 慢性扁桃体炎

慢性扁桃体炎可出现咽部异物感、咽痒、咽干、咽痛、刺激性干咳等类似慢性咽炎的不适症状。但是慢性扁桃体炎检查可见腭扁桃体慢性充血肿大，超出咽腭弓甚或中线，挤压扁桃体可见隐窝口有黄白色干酪样物溢出，扁桃体表面可见瘢痕，与周围组织粘连，咽后壁可无明显异常。临床上慢性扁桃体炎常与慢性咽炎兼见。

2. 反流性咽喉炎

反流性咽喉炎是指胃内容物及胃液反流至咽喉引起的疾病，主要是由食管上、下括约肌功能障碍及食管的蠕动能力减弱所致。临床可出现咽部异物感、灼热感、咽痛、慢性咳嗽等慢性咽炎的症状，除此之外还常表现为声嘶、发音困难、吞咽困难、胃灼热、反酸等。检查咽喉部除了慢性咽炎的表现外，纤维喉镜检查下可见喉黏膜充血肥厚，后联合水肿和充血，尤其是杓间区水肿、充血为其典型表现。

3. 茎突过长

茎突是颞骨岩部底面茎乳孔前方的细长圆柱骨质，有多条肌肉和韧带附着，附近有舌咽神经、副神经、迷走神经和颈内、外动脉。茎突发育过长或茎突舌骨韧带骨化，压迫周围肌肉、韧带、神经或血管，可出现咽部异物感、咽痛，常为刺痛、牵拉痛，可放射至颈部、耳部或肩背部，多为单侧性。扁桃体窝触诊可在扁桃体窝偏后方触及坚硬条索状物或茎突尖锐末端。茎突正侧位片及茎突断层片可帮助诊断。

4. 舌骨综合征

舌骨综合征是由于附着于舌骨诸肌的肌腱或二腹肌中间腱的退行性变、腱鞘炎、滑膜囊炎或舌骨大角骨质增生钙化引起，常表现为吞咽时一侧颈部疼痛，可放射至耳部、面部和下颌等处，可伴有咽部异物感，检查患侧舌骨大角处有触痛。舌骨 X 线片及 CT 可帮助诊断。

5. 咽异感症

咽异感症表现为咽部异常感觉，咽部异物感如树叶、发丝、线头、肿物及痰黏着感、蚁行感、灼热感、紧束、闷塞、狭窄等感觉，症状常随患者情绪起伏波动，一般无疼痛或仅有轻度咽痛。检查咽部常无明显异常。

6. 咽部及邻近部位良、恶性肿瘤

鼻咽、口咽、喉咽的良、恶性肿瘤均可出现咽部异物感，通过详细的专科检查和纤维喉镜检查可确诊。早期的食管癌患者在出现吞咽功能障碍以前，常仅有咽部不适或胸骨后压迫感，较易与慢性咽炎混淆。

二、中医辨病诊断

（一）诊断依据

1. 病史

常有急喉痹反复发作史，亦可有粉尘、烟酒、刺激性气体长期接触史及嗜食辛辣史。

2. 症状

咽部异物感，梗梗不利，咽干咽痒，灼热感，咽微痛，可伴有咳嗽、恶心等。

3. 检查

咽部慢性充血，呈暗红色，咽后壁淋巴滤泡增生，咽侧索充血肥厚，或咽部干燥萎缩，色苍白发亮，可伴黏稠分泌物或带臭味的黄痂附着。

（二）类证鉴别

乳蛾

"喉痹"一词最早出现于《五十二病方》，之后《黄帝内经》对其做了具体论述，《素问·阴阳别论》曰："一阴一阳结，谓之喉痹。"后代医家根据病程及发病情况，又将喉痹分为急喉痹与慢喉痹。急喉痹和慢喉痹都可有咽痛、咽干灼热及咽部异物感等表现，急喉痹以咽痛为主症，咽痛症状较慢喉痹明显，且可伴有全身症状。检查时急喉痹多表现为以咽部红肿为主的实热证候，慢喉痹则多以虚证为主。急喉痹起病急，病程短；慢喉痹起病缓，病程长。急喉痹反复发作，迁延不愈易转变为慢喉痹，同时慢喉痹急性起病也可表现为急喉痹的证候。

乳蛾又名喉蛾，因喉核肿似乳头，状若蚕蛾而得名。乳蛾之病名，首载于张子和的《儒门事亲·卷三》："单乳蛾，双乳蛾……结搏于喉之两侧旁，近处肿作，因其形似，是为乳蛾。"《医林绳墨·卷七》有"近于上者，谓之乳蛾、飞蛾；近于下者，谓之喉痹、喉闭；近于咽嗌者，谓之喉风、缠喉风……"的记载。清代沈善谦的《喉科心法·单蛾双蛾》曰："凡红肿无形为痹，有形是蛾。"分别从位置和形态上对喉痹与乳蛾做区分。慢乳蛾与慢喉痹均有咽部异物感、咽干、咽微痛不适等症状。慢乳蛾患者检查可见咽部暗红，最突出表现为喉核肿大，表面凹凸不平，瘢痕粘连，隐窝口可见黄白脓栓，而慢喉痹患者喉核无明显异常。临床上，二者常兼见。

三、审析病因病机

（一）肺肾阴虚，虚火上炎

温热病后，或劳伤过度，耗伤肺肾阴液，使咽喉失于滋养，加之阴虚则虚火亢盛，上炎而灼于咽喉，发为喉痹。

（二）脾胃虚弱，咽喉失养

因思虑过度，劳伤脾胃，或饮食不节，或久病伤脾，致脾胃受损，水谷精微生化不足，津不上承，咽喉失养，发为喉痹。

（三）脾肾阳虚，咽失温煦

房劳过度，或操劳过度，或久病误治，或过用寒凉之品，以致脾肾阳虚，肾阳虚则虚阳浮越，上扰咽喉；或脾肾阳气亏损，失去温运固摄功能，寒邪凝闭，阳气无以上布于咽喉而为病。

（四）痰凝血瘀，结聚咽喉

饮食不节，损伤脾胃，运化失常，水湿停聚为痰，凝结咽喉；或喉痹反复发作，余邪滞留于咽喉，久则经脉瘀滞，咽喉气血壅滞而为病。

四、明确辨证要点

（一）辨虚实

慢喉痹以虚证为主，可分为阴虚、阳虚、气虚。阴虚者，常因急喉痹反复发作，余邪留恋，迁延日久，或因燥热之邪侵袭，损耗津液，导致肺阴虚；或房劳过度，或久病失养，而致肾阴亏虚。阳虚者，多因用药寒凉，攻伐太过，或操劳过度，或泄泻伤及脾肾阳气，命门火衰，以致火不归原，上熏咽喉而为病。气虚者，多因饮食不节，思虑过度，损伤脾胃，可致脾气虚弱，咽喉失养。虚实夹杂证者主要为素体气虚，或久病损气，气虚帅血无力，气血运行不畅，瘀滞于咽喉而为病；或饮食不节，脾胃虚弱，无力运化水湿，聚湿生痰，脉络痹阻而为病。实证者，多为过食肥甘厚味，滋腻碍胃，郁滞气机，或情志不遂，肝失疏泄，致气滞血瘀而为此病。

（二）辨阴阳

虚证分阴虚与阳虚，阴虚者，多为肺肾阴虚与肝肾阴虚。津液耗伤，阴津亏虚，咽喉失于濡养，故有咽干不适、痰少而稠；阴虚而生内热，虚火上灼咽喉，故可有痰中带血，盗汗颧红，五心烦热等。阳虚者，多为脾肾阳虚，命门火衰，以致火不归元，上熏咽喉，故可见痰涎稀白，面色苍白，形寒肢冷，腰膝冷痛，腹胀纳呆，下利清谷，舌质淡胖，苔白，脉沉细弱。

（三）辨脏腑

脏腑虚证有肺肾阴虚、肝肾阴虚、脾胃虚弱、脾肾阳虚之异。肺肾阴虚者，症见干咳痰少而稠，或痰中带血，午后潮热，盗汗颧红，手足心热，舌红少津，脉细数；肝肾阴虚者，症见腰膝酸软，头目眩晕，健忘耳鸣，五心烦热，舌红少苔，脉细数；脾胃虚弱者，症见平素容易感冒，倦怠乏力，短气懒言，动则汗出，胃纳欠佳，或腹胀，大便不调，舌质淡红，边有齿印，苔薄白，脉细弱；脾肾阳虚者，症见痰涎稀白，面色苍白，形寒肢冷，腰膝冷痛，腹胀纳呆，下利清谷，舌质淡嫩，舌体胖，苔白，脉沉细弱。

五、确立治疗方略

若久病不愈，反复发作，则因体质不同，可有阴虚、气虚、阳虚、痰劣等不同证型。肺肾阴虚耗伤肺肾阴液，使咽喉失于滋养，加之阴虚则虚火亢盛，上炎而灼于咽喉，发为喉痹，治则滋养阴液，降火利咽。因思虑过度，劳伤脾胃，或饮食不节，或久病伤脾，致脾胃受损，水谷精微生化不足，津不上承，咽喉失养，发为喉痹，治则益气健脾，升清利咽。因于房劳过度，或操劳过度，或久病误治，或过用寒凉之品，以致脾肾阳虚，肾阳虚则虚阳浮越，上扰咽喉；或脾肾阳气亏损，失去温运固摄功能，寒邪凝闭，阳气无以上布于咽喉而为病，治则补益脾肾，温阳利咽。饮食不节，损伤脾胃，运化失常，水湿停聚为痰，凝结咽喉；或喉痹反复发作，余邪滞留于咽喉，久则经脉瘀滞，咽喉气血壅滞而为病，治则化痰散结，祛瘀利咽。

六、辨证论治

（一）肺肾阴虚证

（1）抓主症：咽部干燥，灼热疼痛不适，午后较重，或咽部异物感。检查可见咽部黏膜潮红，咽后壁淋巴滤泡增生，或咽部黏膜干燥少津。

（2）察次症：干咳痰少而稠，或痰中带血，午后潮热，手足心热，盗汗颧红。

（3）审舌脉：舌红少津，脉细数。

（4）择治法：滋养阴液，降火利咽。

（5）选方用药思路：本证多为温热病后，或劳伤过度，耗伤肺肾阴液，使咽喉失于滋养，加之阴虚则虚火亢盛，上炎而灼于咽喉，发为喉痹。肺阴虚为主者，宜养阴清肺，可选用养阴清肺汤。方中重用生地黄，养阴清热为君药；玄参滋阴泻火解毒，麦冬养阴清肺，共为臣药；佐以牡丹皮清热凉血消肿，白芍敛阴养血，贝母润肺化痰，清热散结；少量薄荷疏风利咽；生甘草泻火解毒，调和诸药，功兼佐使。诸药合用，具有养阴清肺，解毒利咽之功。肾阴虚为主者，宜滋阴降火，清利咽喉，可选用六味地黄丸加减。方中熟地黄滋肾填精，山茱萸养肝肾而涩精，山药补益脾肾而固精，三药同用，以达到三阴并补之功；茯苓健脾渗湿，泽泻清泄肾浊，可清降肾中虚火，牡丹皮清泻肝火。各药合用，三补三泻，使滋阴而不恋邪，降泄而不伤正。若咽喉微红、干燥燃热较重、大便秘结，此为虚火旺盛，宜加强降火之力，可加知母、黄柏，组成知柏地黄汤。

（6）据兼症化裁：喉底颗粒增多者，可酌加桔梗、香附、郁金等以行气活血、解郁散结。

（二）脾胃虚弱证

（1）抓主症：咽喉不利，或痰黏着感，咽燥微痛，口干而不欲饮或喜热饮，易恶心作呕，或时有呃逆反酸，若受凉、疲倦、多言则症状加重。检查见咽黏膜淡红或微肿，淋巴滤泡增生，可呈扁平或融合，或有少许分泌物附着。

（2）察次症：平素容易感冒，倦怠乏力，短气懒言，动则汗出，胃纳欠佳，或腹胀，大便不调，舌质淡红边有齿印。

（3）审舌脉：苔薄白，脉细弱。

（4）择治法：益气健脾，升清利咽。

（5）选方用药思路：本证因思虑过度，劳伤脾胃，或饮食不节，或久病伤脾，致脾胃受损，水谷精微生化不足，津不上承，咽喉失养，发为喉痹。故选用补中益气汤加减。方中黄芪健脾益气升阳为君药；党参、白术、炙甘草甘温益气，补益脾胃，为臣药；加陈皮理气健脾，燥湿化痰；升麻、柴胡升清利咽，当归养血补血，均为佐药；升麻又可引药入脾胃经，功兼使药。诸药合用，共奏益气健脾，升清利咽之功。

（6）据兼症化裁：若咽部脉络充血，咽黏膜肥厚者，可加丹参、川芎、郁金以活血行气利咽；痰黏者可加贝母、香附、枳壳以理气化痰、散结利咽；咽干较甚、苔干少津者，可加玄参、麦冬、沙参、百合等以利咽生津；易恶心呕吐、呃逆者，可加法半夏、厚朴、佛手等以和胃降逆；若纳差、腹胀便溏、苔腻者，可加砂仁、藿香、茯苓、生薏苡仁等以健脾利湿、降浊利咽。

（三）脾肾阳虚证

（1）抓主症：咽部异物感，梗梗不利。检查见咽部黏膜淡红、咽后壁清稀痰涎。
（2）察次症：痰涎稀白，面色苍白，形寒肢冷，腰膝冷痛，腹胀纳呆，下利清谷，舌质淡嫩。
（3）审舌脉：舌体胖，苔白，脉沉细弱。
（4）择治法：补益脾肾，温阳利咽。
（5）选方用药思路：本证因房劳过度，或操劳过度，或久病误治，或过用寒凉之品，以至脾肾阳虚，肾阳虚则虚阳浮越，上扰咽喉；或脾肾阳气亏损，失去温运固摄功能，寒邪凝闭，阳气无以上布于咽喉而为病。故选用附子理中丸加减。方中人参、白术益气健脾；干姜、附子温补脾肾之阳气；甘草调和诸药。
（6）据兼症化裁：若腰膝酸软、冷痛者，可酌加枸杞子、熟地黄、山茱萸、制何首乌等；若咽部不适、痰涎清稀量多者，可酌加半夏、陈皮、茯苓等；若腹胀纳呆者，可酌加砂仁、木香等。

（四）痰凝血瘀证

（1）抓主症：咽部异物感、痰黏着感、焮热感，或咽微痛，痰黏难咯，咽干不欲饮。检查见咽黏膜暗淡或暗红，咽后壁滤泡增多或融合成片，咽侧索肥厚。
（2）察次症：恶心呕吐，胸闷不适，舌质暗红，或有瘀斑瘀点。
（3）审舌脉：苔白或微黄，脉弦滑。
（4）择治法：化痰散结，祛瘀利咽。
（5）选方用药思路：本证为饮食不节，损伤脾胃，运化失常，水湿停聚为痰，凝结咽喉；或喉痹反复发作，余邪滞留于咽喉，久则经脉瘀滞，咽喉气血壅滞而为病。故选用贝母瓜蒌散加赤芍、牡丹皮、桃仁。方中贝母、瓜蒌清热化痰润肺；橘红理气化痰；桔梗宣利肺气、清利咽喉；茯苓健脾利湿。加赤芍、牡丹皮、桃仁活血祛瘀散结。
（6）据兼症化裁：若咽部不适、咳嗽痰黏者，可酌加杏仁、紫菀、款冬花、半夏等；若咽部刺痛、异物感、胸胁胀闷者，可酌加香附、枳壳、郁金等。

七、中成药选用

（1）清咽甘露丸（黑龙江中医药大学附属第一医院院内制剂）：适用于肺肾阴虚型慢喉痹。

（2）杞菊地黄丸：适用于肝肾阴虚型慢喉痹。

（3）咽炎片：适用于肺阴虚型慢喉痹。

（4）补中益气颗粒：适用于脾胃虚弱型慢喉痹。

（5）肾气丸：适用于脾肾阳虚型慢喉痹。

八、单方验方

（1）复方桔梗散：桔梗 20g、薄荷 20g、射干 10g、南沙参 20g、麦冬 20g、薏苡仁 10g、甘草 20g。烘干，研粉，用滤纸分装成包，每次 8g，1 日 2 次，代茶饮。

（2）会厌逐瘀汤加减：当归、赤芍、红花、桃仁、生地黄、枳壳、柴胡、桔梗、甘草、玄参、浙贝母、瓜蒌、红藤、海浮石等，每日 1 剂，分早晚 2 次口服，治疗痰凝血瘀型慢喉痹。

（3）养阴润肺汤：周凌教授经验方，药物组成为熟地黄、生地黄、麦冬、天冬、黄芪、桑叶、石斛、百合、玄参、黄芩、石膏、浙贝母、牡丹皮、赤芍、桔梗等。治疗肺肾阴虚型慢喉痹。

（4）逍遥散合桔梗汤加味：柴胡、白芍、当归、白术、茯苓、益母草、枳壳、薄荷、桔梗、甘草，每日 1 剂，分早晚各 1 次，水煎服，治疗女性肝郁血虚型慢喉痹。

（5）旋覆代赭汤加减：旋覆花 9g、人参 6g、生姜 15g、代赭石 6g、甘草 9g、半夏 9g、大枣 9g。每日 1 剂，分早晚 2 次服，治疗肝气上逆，胃气虚弱，痰阻于咽中所致的慢喉痹。

九、中医特色技术

（一）吹药法

同第四章第一节急性咽炎。

（二）噙化法

同第四章第一节急性咽炎。

（三）含漱法

同第四章第一节急性咽炎。

（四）中药雾化吸入法

同第四章第一节急性咽炎。

（五）割治法

用镰状刀对患者咽后壁黏膜、淋巴滤泡及咽侧索行割治，每次割约 3～5 点，深 2mm，长度 3mm 左右为宜，令患者吐出恶血。

（六）灸法

可将当归粉做成药饼，敷于天突穴，隔当归饼灸天突穴治疗慢喉痹。

（七）穴位贴敷

把药物研成细末，用水、醋、酒、凡士林等制成软膏、丸剂或饼剂，直接贴敷穴位，通过药物直接刺激穴位达到治疗目的。如《外治心悟》中用吴茱萸、生附子、麝香研为细末，加大蒜汁调匀，贴敷涌泉穴治疗喉痹引起的咽喉肿痛。亦可用药物贴敷天突穴、大椎穴、廉泉穴、涌泉穴等治疗慢喉痹。

（八）针灸疗法

（1）针刺疗法主要选用手太阴肺经、足少阴肾经的穴位。常用穴位有：合谷、内关、尺泽、太溪、曲池、足三里、肺俞、照海、复溜、人迎及天突等，以补法为主，每日1次，留针30分钟。

（2）耳针疗法选穴：咽喉、肺、肾、肾上腺、内分泌、神门，用耳针刺或用王不留行籽、六神丸贴压，每日按压数次。

（3）人迎穴皮内针刺，向喉结方向刺入；璇玑穴皮内针刺，向天突方向平刺。

（4）穴位注射取廉泉、人迎、天突、合谷、大椎、三阴交穴，选用曲安奈德或地塞米松与利多卡因混合穴位注射。

十、预防调护

（1）注意气候变化，适寒暖。

（2）注意生活环境卫生，避免有害气体刺激。

（3）宜戒烟酒，饮食宜清淡而富营养。

（4）锻炼身体，增强体质，提高机体抵抗力。

（5）注意劳逸结合，规律作息，保持心情舒畅，防止过度疲劳和情志刺激。

（6）积极治疗急喉痹，以防止迁延为慢喉痹。

十一、各家发挥

（一）阴虚火旺

《喉舌备要秘旨·喉部·论喉证》曰："盖少阴之脉始于横骨，终于会厌，系于舌本。凡阴火遂冲于上，多为喉痹。但少阴之火有虚有实，不得类从火断。若果因实火，自有火症火脉现出，亦易知也。若因酒色过度，以致真水亏损者，此肾中之虚火证也，非壮水不可。"故认为肾阴亏虚，无以制相火，虚火上炎，灼伤咽喉而为病。

周凌教授根据30多年的临床经验，认为慢喉痹以素体肺肾阴虚、虚火上炎灼伤咽喉最为多见。治疗当滋肾养阴、润肺生津为主，并自拟经验方养阴润肺汤，药物为：熟地黄、生地黄、麦冬、天冬、黄芪、桑叶、石斛、百合、玄参、黄芩、石膏、浙贝母、牡丹皮、赤芍、桔梗等。用于临床治疗慢喉痹，疗效满意。

（二）真寒格阳

《景岳全书·卷二十八·咽喉》曰："格阳喉痹，由火不归元，则无根之火客于咽喉而然，其证则上热下寒，全非火证。凡察此者，但诊其六脉微弱，全无滑大之意，且下体绝无火证，腹不喜冷，即其候也。盖此证必得于色欲伤精，或泄泻伤肾，或本无实火，而过服寒凉，以伤阳气者，皆有此证。速宜用镇阴煎为上，八味地黄汤次之，或用蜜附子含咽亦妙；若再用寒凉，必致不救。"此乃肾中真寒证，肾阳虚衰，以致火不归元，无根之火上灼咽喉而为病。

（三）脾胃虚弱学说

《医学心悟·卷六》有"喉间肿痛，名曰喉痹。古人通用甘桔汤主之。然有虚火、实火之分，紧喉、慢喉之别，不可不审。虚火者，色淡，微肿，便利，脉虚细，饮食减少，此因神思过度，脾气不能中护，虚火易致上炎，乃内伤之火……"的论述。认为脾胃虚弱，气虚内热，虚火上炎致喉痹。

（李　岩）

第三节　急性扁桃体炎

急性扁桃体炎为腭扁桃体的急性非特异性炎症或慢性扁桃体炎急性发作，也称为急性腭扁桃体炎。常继发于上呼吸道感染，并常伴有不同程度咽黏膜和淋巴组织的急性炎症，是一种很常见的咽部感染性疾病。多发于儿童及青年，在季节更替、气温变化时易发病。临床上将急性扁桃体炎分为两类，即急性卡他性扁桃体炎和急性化脓性扁桃体炎，后者包括了急性滤泡性扁桃体炎和急性隐窝性扁桃体炎两种类型。

急性扁桃体炎属于中医学"急乳蛾"范畴，中医称腭扁桃体为"乳蛾"或"喉蛾"，急性扁桃体炎则有"烂乳蛾"或"喉蛾风"等名称。

一、临床诊断标准与鉴别诊断

（一）诊断标准

1. 病史

有反复发作咽喉疼痛伴发热病史。

2. 临床表现

局部症状主要为剧烈咽痛，多伴有吞咽痛，疼痛常放射至耳部。因颌下淋巴结肿大，有时感到转头不便，由于口咽部黏膜肿胀故言语声弱。全身症状多见于急性化脓性扁桃体炎。起病急，表现为畏寒、高热、头痛、食欲下降、疲乏无力、全身不适、便秘等。小儿患者可因高热而引起抽搐、呕吐及昏睡。

3. 检查

患者呈急性病容。局部检查可见咽部黏膜弥漫性充血，以扁桃体及双侧腭弓最为明显，腭扁桃体肿大。急性化脓性扁桃体炎时在其表面可见黄白色脓点，或在隐窝口处有黄白色或灰白色点状豆渣样渗出物，可连成一片，形似假膜，不超出扁桃体范围，较易拭去而不遗留出血创面，双侧下颌角淋巴结肿大、压痛。咽分泌物涂片可见链球菌、葡萄球菌、肺炎球菌等。血常规检查可见白细胞增高，中性粒细胞大多明显升高，红细胞沉降率和C-反应蛋白增高。

（二）鉴别诊断

1. 咽白喉

咽痛较轻，灰白色假膜常超出扁桃体的范围，假膜坚韧不易擦去，强行剥离易出血；颈淋巴结有时肿大呈"牛颈"状；全身表现为精神萎靡不振、低热、面色苍白、脉搏微弱，呈现中毒症状。实验室检查咽分泌物涂片发现白喉杆菌；血常规检查白细胞一般无变化。

2. 樊尚咽峡炎

表现为单侧咽痛，一侧扁桃体覆有灰色或黄色假膜，擦去后可见下面有溃疡，牙龈常见类似病变；患侧淋巴结有时肿大；全身症状较轻。咽分泌物涂片可见棱形杆菌及樊尚螺旋体；血常规检查见白细胞稍有增多。

3. 单核细胞增多症性咽峡炎

咽痛轻，咽部检查可见扁桃体红肿，有时覆有白色假膜，易擦去；全身淋巴结多发性肿大，有"腺性热"之称；常有高热、头痛等急性病容，有时出现皮疹，肝脾肿大等。实验室检查见咽分泌物涂片常为呼吸道常见菌群或阴性；血液检查见异常淋巴细胞、单核细胞增多，可占50%以上；血清嗜异性凝集试验阳性。

4. 粒细胞缺乏症性咽峡炎

咽痛程度不一，咽部见坏死性溃疡，上面覆有深褐色假膜，周围组织苍白、缺血。软腭、牙龈有同样病变；颈部淋巴结无肿大；脓毒性弛张热，全身情况迅速恶化。实验室检查见咽分泌物涂片阴性或查到一般细菌；血液检查见白细胞显著减少，中性粒细胞锐减或消失。

5. 白血病性咽峡炎

一般无咽痛，咽部早期为一侧扁桃体浸润肿大，继而表面坏死，覆有灰白色假膜，常伴有口腔黏膜肿胀、溃疡或坏死，牙龈肿胀、苍白；全身淋巴结肿大；急性期体温升高，早期出现全身性出血，全身系统衰竭。化验室检查见咽分泌物涂片阴性或查到一般细菌；血液检查见白细胞增多，分类以原始白细胞和幼稚白细胞为主。

二、中医辨病诊断

（一）诊断依据

1. 病史
常有受凉、疲劳、外感病史。

2. 症状
（1）主症：咽痛剧烈，吞咽困难，痛连耳窍。

（2）次症：全身可伴有畏寒、高热、头痛、纳差、乏力、周身不适等。小儿患者可有高热、抽搐、呕吐、昏睡等症。

3. 检查
喉核红肿，连及喉关，喉核上可有黄白色脓点，重者喉核表面腐胀成片，但不超出喉核范围，且易拭去，颌下有臀核。

（二）类证鉴别

急喉痹与急乳蛾

二者有相同病史，且皆表现为发病急骤、以咽部红肿疼痛为主、吞咽时咽痛加重等主要症状的咽部疾病。但是喉痹的病变在咽部，一般不波及喉核，而乳蛾的病变主要在喉核，但可波及咽部。喉痹病名最早见于帛书《五十二病方》。

急喉痹患者咽部黏膜充血、肿胀，悬雍垂色红、肿胀，咽后壁或见脓点，喉核肿胀不明显为其特征。急喉痹多不伴有全身症状，起病急者，若得到及时恰当的治疗，多可痊愈。

三、审析病因病机

（一）风热外袭，肺经有热

风热邪毒从口鼻而入，咽喉首当其冲，风热外侵，肺气不宣，肺经风热循经上犯，结聚于咽喉而为乳蛾。

（二）邪热传里，肺胃热盛

若风热邪毒壅盛，乘势传里，或平素肺胃蕴热较重，里热炽盛，热毒之气不得越泄，复夹外邪上攻，搏结喉核，灼腐肌膜，煎炼津液，则致喉核红肿，亦可发为乳蛾。咽喉为胃之系，脾胃有热，胃火炽盛，亦上冲咽喉，故有过食辛辣、煎炒、醇酒厚味，致脾胃热毒炽盛，上攻喉核发为本病，或有腐物脓液，并见胃腑热盛之证。

总之，本病病变主要在肺胃，若日久迁延，继则肺、脾、肾三脏相互影响，乳蛾病程演变过程中，常见由实转虚、因虚致实或虚实夹杂等，临证时既要把握乳蛾的总体病机，又要明确每个证的病机乃至具体症状所对应的内在病机。

四、明确辨证要点

（一）辨缓急

乳蛾，病生喉核，有急慢之别。急乳蛾起病较急，病程较短，有发热，检查可见扁桃体充血呈鲜红或深红色肿大，表面有脓点，严重者有小脓肿；急乳蛾反复发作则转化为慢乳蛾，病程较长，不发热或有低热，检查见扁桃体肿大，充血呈暗红色，或不充血，表面有脓点，或挤压后有少许脓液溢出。临证时应注意疾病的传变与转化。

（二）辨脏腑

本病属肺经伏热证者可见咽喉干燥灼热、疼痛，全身伴头痛、发热、微恶风、咳嗽等，舌质红、苔薄白、脉浮数。肺胃热盛证可见咽痛剧烈、连及耳根，全身症见高热、口渴引饮、咳嗽痰黄稠、口臭、腹胀、便秘溲黄，舌质红、苔黄厚、脉洪大而数等。

（三）辨表里

病初起，火热不甚，喉核表面黄白色腐物不多；发热、微恶风、头痛、咳嗽、舌质红、苔薄黄、脉浮数为风热在表之证。邪热传里，胃腑热盛，则发热、口臭、腹胀；热盛伤津，则口渴引饮、痰稠而黄；热结于下，则大便秘结、小便黄赤；舌质红、苔黄厚、脉洪数为热势传里之象。

（四）辨虚实

乳蛾发作，急性期以邪实为主，慢性期以本虚标实为多。乳蛾由于其致病因素不同、发病原因不同、病程长短不一，其病情演变亦有虚实之分。急乳蛾多为风热外侵、肺胃热盛、内外邪热相搏，一派热象，是谓实证。久病失治，邪热伤阴，或温热病后阴液不足虚火上扰，致使出现的慢性乳蛾，为正虚邪恋，是谓虚证。实证多为新病，咽部红肿疼痛，吞咽时重，或有黄白脓点附着，高热烦渴，便秘溲黄，脉数有力等症状。因此，在临证时要注意急慢性的辨病及辨证相结合以辨别虚实。

五、确立治疗方略

乳蛾治疗当分清虚实、寒热、表里辨证论治，但总不离解毒利咽之法。急性乳蛾总属火毒，所以清热解毒、利咽消肿为治疗基本法则。热有内外轻重之分，证有表里兼夹之辨，本病发病急骤，多为实证、热证。但热有表里之别，每多内外相引为患，故以辛凉解表和清热解毒为主，或表里同治。若风热为患，治以辛凉透表为主，以疏散风热之邪，佐以利咽消肿；若积热偏重，当重用清热解毒之品以清泻里热，如有肠腑不通者，可配伍通下泻火药，助清除积热，并佐以利咽消肿；若积热与风热并重则宜表里两清并重，二法同用，必取药到病除之效。临证用药，全在审机辨证，详察主客，对证用药，方能取效。

六、辨证论治

（一）风热外袭证

（1）抓主症：病初起咽喉干燥灼热，疼痛逐渐加重，吞咽时更重。检查见喉核红肿，连及喉关，喉核表面有少量黄白色腐物。

（2）察次症：头痛，发热，微恶风，咳嗽等。

（3）审舌脉：舌质红，苔薄黄，脉浮数。

（4）择治法：疏风清热，利咽消肿。

（5）选方用药思路：本证风热外侵，肺气失宣，热邪循经上犯咽喉发病，方选疏风清热汤为基础方，全方旨在疏风清热，解毒利咽。方中以荆芥、防风辛温宣散，祛其在表之风邪；金银花、连翘、黄芩、赤芍寒凉泻热、活血解毒，清其邪热，且金银花具有强大的清热解毒功能，气味清香，辅以用之，即可清气分之热，又能解血分之毒；天花粉清胃热，生津液，且能消肿散结；玄参清热生津，泻火解毒；桑白皮、浙贝母泻肺热、清热痰；牛蒡子、桔梗、甘草散结解毒，清利咽喉。诸药合用，奏效尤捷。

（6）据兼症化裁：若热甚者，可加生石膏，酌加黄芩用量；大便秘结者，加大黄、芒硝；若风热偏盛，头痛不利者，加蔓荆子、菊花等。

（二）肺胃热盛证

（1）抓主症：咽部疼痛剧烈，连及耳根，吞咽困难，痰涎较多。检查见喉核红肿，有黄白色脓点，甚者喉核表面腐脓成片，咽峡红肿，颌下有臖核。

（2）察次症：高热，口渴引饮，咳嗽痰黄稠，口臭，腹胀，便秘溲黄。

（3）审舌脉：舌质红，苔黄厚，脉洪大而数。

（4）择治法：泻热解毒，利咽消肿。

（5）选方用药思路：本证由内有积热、外感风热，风热相搏，上熏咽喉所致。内外受邪，为病尤重，宜早诊急治，故选用泻热解毒，利咽消肿的清咽利膈汤。此方中荆芥、防风、薄荷疏散未解之邪；栀子、黄芩、连翘、金银花、黄连清热泻火，解毒消肿；桔梗、甘草、牛蒡子、玄参缓急止痛，消肿利咽；生大黄、芒硝通腑泻热，使热毒从下而泻。全方清上泻下，解表疏里，而以疏腑泻热为主，共奏泻热解毒，利咽消肿之效。

（6）据兼症化裁：若颌下有臖核，加射干、瓜蒌、浙贝母清热化痰散结；若喉核腐脓成片，加马勃、蒲公英等祛腐解毒；持续高热者，加石膏、天竺黄以清热泻火、除痰利咽；若烦渴引饮者，加天花粉、淡竹叶以清肺热、生津液；痰涎壅盛者，可加胆南星豁痰消肿；肿痛甚者可含服六神丸，以清热解毒、消肿止痛。

七、中成药选用

（1）蒲地蓝口服液、银黄口服液：清热解毒，消肿止痛，用于肺经伏热型乳蛾。

（2）牛黄利咽丸（黑龙江中医药大学附属第一医院院内制剂）、黄连上清片：泻热通便，解毒利咽，用于肺胃热盛型乳蛾。

（3）清开灵口服液或注射液：清热解毒，用于急性扁桃体炎高热不退者。

（4）牛黄解毒片：泻热解毒，用于急性扁桃体炎大便干结者。

（5）六神丸：清热解毒，利咽止痛，用于急性扁桃体炎。

八、单方验方

（1）清咽利喉汤：周凌教授经验方，由连翘、蒲公英、桔梗、板蓝根、黄芩、桑白皮、浙贝母、黄连、大黄、菊花、赤芍、金银花、天花粉、牛蒡子等中药组成。用于治疗肺胃热盛型急乳蛾。

（2）二根汤：板蓝根、土茯苓各 20g，山豆根 15g，射干、金银花各 12g，黄芩、防风各 10g，甘草 4g。水煎服，每日 1 剂。

（3）三黄解毒化浊汤：黄芩、黄连各 9～15g，大黄（后下）6～20g，栀子 9～12g，桔梗 3～9g，藿香、佩兰各 10～24g。水煎服，每日 1 剂。

（4）咽喉消肿汤：金银花 15～30g，山豆根 9～15g，硼砂（冲服）1.5g，生甘草 9g。水煎服，每日 1 剂。

（5）青叶板蓝根汤：大青叶、板蓝根、金银花、连翘各 15g，牛蒡子、紫花地丁、桂枝、葛根、牛膝、赤芍各 12g，甘草 6g。水煎服，每日 1 剂。

（6）蒲公英、黄芩、射干、金银花、连翘、牛蒡子各 9g。水煎服，每日 1 剂。

（7）金银花、玄参、青果各 9g，煎水代茶，频频饮之。

九、中医特色技术

（一）含漱

分冷漱和热漱。冷漱的作用是清凉止痛，解热收敛。热漱是将药液趁热含漱，一方面使药液直接作用于患处，另一方面借温热之气行气活血，有清热解毒消肿的作用。用金银花、甘草、桔梗适量，或荆芥、菊花适量煎水含漱，每日数次。

（二）雾化吸入

用清热解毒利咽的中草药煎水，用超声雾化机将药液雾化吸入口中，每日 1~2 次。

（三）刺血法

喉核红肿疼痛、高热者，可点刺扁桃体、耳尖等耳穴或耳背静脉放血，亦可点刺少商或商阳放血，每穴放血数滴，每日 1 次，以泻热消肿。

（四）穴位注射

实热证者，选脾俞、肩井、曲池、天突、曲池、孔最等，每次取一侧的 1~3 穴，每穴注射柴胡注射液或鱼腥草注射液 2ml。

（五）擒拿法

实热证见咽痛剧烈、吞咽困难、汤水难下者，可用擒拿法以泻热消肿止痛，以利吞咽。

1. 单侧擒拿法

患者正坐，单手侧平举，拇指在上，小指在下。术者站于患者举手之正侧面，作用于患者同侧手的食、中、无名指，紧按患者鱼际背部（相当于合谷穴处），小指扣于腕部，拇指与患者拇指螺纹面相对，并用力向前压紧，另一手拇指按住患者术侧锁骨上缘肩关节处（相当于肩髃穴处），食、中、无名指紧握腋窝处，并用力向外拉开。如此反复多次，此时患者咽喉疼痛明显减轻，助手则将汤药或稀粥喂给患者缓缓咽下。

2. 双侧擒拿法

患者坐在没有靠背的凳上，术者站在患者背后，用两手从患者腋下伸向胸前，并以食、中、无名指按住锁骨上缘，两肘臂压住患者胁肋，术者胸前紧贴患者背部。位置固定好后，两手用力向左右两侧拉开（沿锁骨到肩甲），两肘臂和胸部将患者胁肋及背部压紧，三方面同时用力，以使患者咽喉部放松，便于吞咽，助手则将汤药或稀粥喂给患者缓缓咽下。

十、预防与调护

（1）增强体质，提高机体抵抗力。

（2）饮食有节，忌食辛辣炙煿之品，以免脾胃蕴热。

（3）注意劳逸结合，保持心情舒畅，防止过度疲劳和情志刺激。

（4）注意口腔卫生护理，教育小儿养成刷牙漱口的良好习惯。

（5）随气温变化及时为小儿增减衣被，尽量避免与上呼吸道感染患者接触。

（6）患病后要保持室内空气流通，冷暖适中。

（7）本病具有传染性，患者应适当隔离，注意休息，多饮水。

（8）保持大便通畅，进食易消化、清淡食物，以防助长邪势。

（9）及时治疗鼻渊、喉痹等邻近组织疾病，高热患者可配合物理降温。

（10）应积极治疗急性扁桃体炎，以免迁延日久，缠绵难愈或变生他病。

十一、各家发挥

（一）从风论治

"风为百病之长，风邪善行而数变"，风邪侵袭经络，经气阻滞不通，上扰清窍，则见头痛、发热、咳嗽等症，邪毒结聚喉核，可见咽喉不适。正如《疡科经验全书·卷一》云："乳蛾由肺经积热，受风凝结而成，生咽喉旁，其色微黄，其形若蚕蛾之状。"许多古代医家认为急乳蛾与风邪有着密切的关系。

（二）从热论治

风热侵袭首犯喉核，胃火炽盛上冲咽喉，皆致乳蛾形成。周凌教授根据多年的临床经验，发现乳蛾"热者居多"。临床上多为风热外犯证和肺胃热盛证。由于急乳蛾发病急，传变快，临床中两者又以肺胃热盛证居多。因此临床治疗多从肺、胃、大肠经着手，临证时应采用清热解毒、泄腑通便、消肿止痛之法。药物为：连翘、蒲公英、桔梗、板蓝根、黄芩、桑白皮、浙贝母、黄连、大黄、菊花、赤芍、金银花、天花粉、牛蒡子。此方内外兼治，临证时加减化裁，疗效确切。

（王殿一）

第四节　慢性扁桃体炎

慢性扁桃体炎定义为扁桃体的持续感染性炎症，通常发生在大龄儿童和年轻人，多由于急性扁桃体炎治疗不彻底反复发作，或因腭扁桃体隐窝引流不畅，隐窝内细菌、病毒滋生感染而演变为慢性炎症。慢性扁桃体炎在大体病理和组织形态学上可分为三型，即慢性增生型扁桃体炎、慢性纤维型扁桃体炎和慢性隐窝型扁桃体炎。

慢性扁桃体炎属于中医学"慢乳蛾""虚火乳蛾"范畴，中医称腭扁桃体为"乳蛾"或"喉蛾"，慢性扁桃体炎则有"阴蛾"或"死蛾"等名称。

一、临床诊断标准与鉴别诊断

（一）诊断标准

1. 病史

常有急性扁桃体炎反复发作病史。

2. 临床表现

发作期咽痛明显，发作间歇期可有咽干、发痒、异物感、刺激性咳嗽等轻微症状。若扁桃体隐窝内潴留干酪样腐败物或有厌氧菌感染，则可出现口臭。有些患者，尤其是小儿患者，由于扁桃体过度肥大，可出现睡眠打鼾、呼吸不畅、吞咽或言语共鸣障碍。由于扁桃体隐窝内脓栓排出被咽下，刺激胃肠道，或由于隐窝内细菌毒素等被吸收，可导致消化不良或头痛、乏力、低热等全身反应。

3. 检查

扁桃体及舌腭弓呈暗红色慢性充血，用压舌板挤压舌腭弓时，隐窝口有时可见黄、白色干酪样点状物溢出。扁桃体大小不定，成人扁桃体多已缩小，但可见瘢痕，凹凸不平，且常与周围组织粘连，隐窝口常有碎屑或化脓性物质。

（二）鉴别诊断

1. 扁桃体生理性肥大

多见于小儿和青少年，无自觉症状，扁桃体光滑、淡红色，隐窝口结构清晰，无分泌物潴留，与周围组织无粘连，触之柔软，无反复急性炎症发作病史。

2. 扁桃体角化症

常易误诊为慢性扁桃体炎。扁桃体角化症为扁桃体隐窝口上皮过度角化，出现白色尖形砂粒样物，触之坚硬，附着牢固，不易擦拭掉。如用力擦除，则遗留出血创面，类似角化物也可见于咽喉壁和舌根等处。

3. 扁桃体肿瘤

良性肿瘤以乳头状瘤多见，恶性肿瘤以鳞状细胞癌、淋巴肉瘤、或非霍奇金氏淋巴瘤较常见。局部表现为单侧扁桃体肿大，伴有溃烂，并可累及腭弓或软腭，常伴有同侧颈淋巴结肿大。诊断需依靠组织病理学检查。

二、中医辨病诊断

（一）诊断依据

1. 病史

急乳蛾反复发作史。

2. 症状

（1）主症：咽干痒不适，梗梗不利，或咽痛、发热反复发作，有时伴刺激性咳嗽。

（2）次症：可伴有头痛、乏力、低热等症，症状时轻时重，或时有时无。小儿患者扁桃体过度肥大，可引起睡眠、呼吸、吞咽或言语障碍等症。

3. 检查

喉关暗红，喉核肥大或干瘪，表面凹凸不平，色暗红，上有白星点。挤压喉核，有白色腐物自喉核隐窝口溢出。

（二）类证鉴别

慢喉痹与慢乳蛾

二者皆为以咽干、咽痒、微痛、异物感等为主要症状的咽部疾病。但是喉痹的病变在咽部，一般不波及喉核，而乳蛾的病变主要在喉核，但可波及咽部。

慢喉痹患者咽部黏膜暗红肿胀，或有萎缩，或有暗红色斑块状、树枝状充血，或有咽侧索肿大，咽后壁淋巴滤泡增生，喉核无肿大，无脓点，隐窝无溢出物。主要病变在喉底，喉核无病态改变，有道是"无形为痹，有形为蛾。"根据其局部体征可分为四型：慢性单纯性、慢性肥厚性、干燥性及萎缩性。本病一般预后较好，不伴有全身并发症，但病程较长，常反复发作，缠绵难愈。

三、审析病因病机

（一）肺肾阴虚，虚火上炎

中医认为咽是气息出入及饮食水谷的共同通道，有司饮食吞咽、助言语、御外邪的功能。邪毒滞留，灼伤阴津或温热病后，肺肾阴虚，津液不足，不能上承滋养咽喉，阴虚内热，虚火上炎，与余邪互结喉核而为病。

（二）脾胃虚弱，喉核失养

素体脾胃虚弱，不能运化水谷精微，气血生化无源，清阳不升，喉核失养，脾虚湿困，湿浊内生，结聚喉核发为乳蛾。

（三）痰瘀互结，凝聚喉核

久病入络，气血不畅，气滞血瘀，余邪滞留，日久不退，痰浊内生，痰瘀互结，脉络闭阻而为本病。

总之，本病病根在肺、脾、肾三脏虚损，功能失调，喉核失养。乳蛾病程演变过程中，常见由实转虚、因虚致实或虚实夹杂等，临证时既要把握乳蛾的总体病机，又要明确每个证的病机乃至具体症状所对应的内在病机。

四、明确辨证要点

（一）辨缓急

乳蛾，病生喉核，有缓急之别。急乳蛾起病较急，病程较短，有发热，检查可见扁桃体充血呈鲜红或深红色肿大，表面有脓点，严重者有小脓肿；反复发作则转化为慢乳蛾，病程较长，不发热或有低热，检查见扁桃体肿大，充血呈暗红色，或不充血，表面有脓点，或挤压后有少许脓液溢出。

（二）辨扁桃体形态色泽

扁桃体肿大暗红或干瘪，表面不平，或有细白星点。扁桃体被挤压时，有黄白色腐物自隐窝口内溢出，多属肺肾阴虚；扁桃体淡红或淡暗，肥大，溢脓白黏，多属脾胃虚弱；咽部黏膜暗红，扁桃体肥大质韧，表面凹凸不平，多属痰瘀互结。

（三）辨脏腑

本病属肺肾阴虚证者，见咽部干燥、微痒微痛、梗梗不利，全身可伴午后颧红、手足心热、失眠多梦、或干咳痰少而黏、耳鸣眼花、腰膝酸软，舌质干红苔少、脉细数。脾胃虚弱证，可见咽干痒不适、异物梗阻感、咳嗽痰白，胸脘痞闷、易恶心呕吐、口渴不欲饮、大便不实，舌质淡、苔白腻、脉缓弱等。

（四）辨虚实

乳蛾发作，急性期以邪实为主，慢性期以本虚标实为多。乳蛾由于其致病因素不同、发病原因不同、病程长短不一，其病情演变亦有虚实之分。急乳蛾多为风热外侵、肺胃热盛、内外邪热相搏，一派热象，是谓实证。久病失治，邪热伤阴，或温热病后阴液不足，虚火上扰，致使出现的慢乳蛾为正虚邪恋，是虚证或虚实夹杂证。虚证多为久病，红肿始退，身热已平，咽部干痒不适，异物梗阻感，手足心热，倦怠乏力，懒动少言，脉细弱，体质虚弱；虚实夹杂可见喉关暗红，喉核肥大表面凹凸不平，痰黏难咯，舌质暗有瘀点，苔白腻，脉细涩等。本病既可由虚致实而成本虚标实之证；亦可由实致虚而成实中夹虚之证；或由实致实而成痰气交结或气滞血瘀等证。因此，在临证时要注意急慢性的辨病及辨证相结合以辨别虚实。

五、确立治疗方略

慢乳蛾偏于本虚，然余邪尚存，亦见虚实夹杂。虚证之中有气虚、血虚和阴虚，而尤以阴虚为多。实证之中，有热毒、气滞、血瘀和痰浊，又尤以血瘀和气滞为多见。凡治虚证，须先审明病因，辨清病位，以定病之所由，再辨证之兼夹。偏于肺阴虚者，宜养阴清肺，生津润燥；偏于肾阴虚者，宜滋阴降火，清咽利喉；脾胃虚弱者，宜健脾和胃，祛湿利咽。阴虚生热，热极生燥或热盛动风而成多种变证，治宜滋阴降火、或润燥、息风并治，或在主治方中加入清热降火、润燥、息风之品，随证治之。凡治实证，应以理气行滞，活血化瘀为主，随证再加入清热、降火、化痰和燥湿之品。虚实兼夹之治最宜斟酌，若一味补虚则碍邪，一味攻邪则伤正，因此治宜攻补并用。

六、辨证论治

（一）肺肾阴虚证

（1）抓主症：咽部干燥灼热，异物感、疼痛不甚，开合不利，午后症状加重。检查见喉核肥大或干瘪，表面不平，色潮红，或有细白星点。喉核被挤压时，有黄白色腐物自隐窝口内溢出。

（2）察次症：兼见干咳痰少而黏，唇赤颧红，潮热盗汗，手足心热，失眠多梦，耳鸣眼花，腰膝酸软，大便干燥。

（3）审舌脉：舌质干红少苔，脉细数。

（4）择治法：滋养肺肾，清利咽喉。

（5）选方用药思路：本证为肺肾阴虚、虚火上炎，故选用百合固金汤为基础方，治宜滋养肺肾，清利咽喉。方中百合、生地黄、熟地黄滋补肺肾，养阴清热，共为君药；麦冬协百合以滋阴清热，润肺止咳。玄参助二地滋阴壮水，以清虚火，均为臣药；当归、芍药养血和阴，贝母、桔梗清肺利咽，化痰散结，俱为佐药；甘草清热泻火，调和诸药为使药。诸药合用，滋肾保肺，金水并调，可使阴液渐充，虚火自清。

（6）据兼症化裁：偏于肺阴虚者，宜用养阴清肺汤加减；偏于肾阴虚者，宜用六味地黄丸加玄参、桔梗之类。

（二）脾胃虚弱证

（1）抓主症：咽部不适，异物感，咽干不欲饮、口淡、纳呆、咽痒，咳嗽痰白。检查见喉核淡红或淡暗，肥大，溢脓白黏。

（2）察次症：兼见脘腹痞闷，恶心呕吐，少气懒言，四肢倦怠，形体消瘦，大便溏清。小儿可伴见鼾眠、吞咽不利、纳呆、反复发作性头昏痛、发育迟缓等。

（3）审舌脉：舌质淡，苔白腻，脉缓弱。

（4）择治法：健脾和胃，祛湿利咽。

（5）选用用药思路：本证以六君子汤为基础方，全方旨在健脾和胃，燥湿利咽。方中人参大补元气，健脾养胃；白术健脾益气，苦温燥湿；茯苓渗湿健脾，与白术配伍共奏健脾祛湿之功；炙甘草补气和中，调和诸药；陈皮燥湿化痰；半夏降逆和胃。

（6）据兼症化裁：湿邪重者加厚朴、枳壳宣畅气机、祛湿利咽；若喉核肿大不消加浙贝、生牡蛎。

（三）痰瘀互结证

（1）抓主症：咽干不适，咽部异物感，吞咽不利，或咽部刺痛，喉核肿痛反复发作，迁延不愈。检查见喉关暗红，喉核肥大质韧，表面凹凸不平。

（2）察次症：或可见痰涎黏稠量多，不易咯出。

（3）审舌脉：舌质暗有瘀点，苔白腻，脉细涩。

（4）择治法：活血化瘀，祛痰利咽。

（5）选用用药思路：本证为痰瘀互结，脉络闭阻，凝聚喉核，故选会厌逐瘀汤合二陈汤，全方旨在活血化瘀、祛痰利咽。会厌逐瘀汤中桃仁、红花、赤芍、当归、生地黄活血祛瘀；配合柴胡、枳壳行气理气；桔梗、甘草、玄参清利咽喉；配合二陈汤祛痰利咽。

（6）据兼症化裁：若喉核暗红，质硬不消者，加昆布、莪术；复感热邪，溢脓黄稠，加黄芩、蒲公英、车前子等。

七、中成药选用

（1）清咽甘露丸（黑龙江中医药大学附属第一医院院内制剂）、玄麦甘桔颗粒：滋阴清热利咽，用于肺肾阴虚型乳蛾。

（2）金嗓利咽丸：健脾化痰，利咽清喉，用于脾胃虚弱型乳蛾。

（3）健民咽喉片、薄荷喉片：含服，清咽利喉，用于慢性扁桃体炎。

（4）开喉剑喷雾剂：清热解毒，消肿止痛，用于小儿急慢性扁桃体炎。

（5）桂林西瓜霜喷剂：清热解毒，消炎止痛，用于慢性扁桃体炎。

八、单方验方

（1）养阴润肺汤：周凌教授经验方，药物组成为熟地黄、生地黄、麦冬、天冬、黄芪、桑叶、石斛、百合、玄参、黄芩、石膏、浙贝母、牡丹皮、赤芍、桔梗等。用以治疗肺肾阴虚型慢乳蛾。

（2）芪附四君子汤：黄芪6～20g、制附片3～10g、太子参或党参10g、白术10g、茯苓15g、甘草6g。可随症加减清热化痰、凉血活血等药物，水煎服，每日1剂。

（3）牛蒡子、昆布各6g、海藻9g。水煎服，每日1剂。用于虚火乳蛾。

（4）山豆根、桔梗、玄参、甘草各15g。水煎服，每日1剂。

（5）白花蛇舌草6g、乌梅3g、橘络3g、红花3g、生甘草3g。泡水代茶饮。

（6）金银花20g、菊花20g、玄参20g、麦冬20g、胖大海10g、生甘草5g。开水冲泡代茶饮。

（7）玄参9g、青果4个。煎水代茶频饮。

（8）鲜橄榄（连核）60g，酸梅10g，稍捣烂，加清水3碗，煎成1碗，去渣，加白糖适量调味饮用，用于治疗慢性扁桃体炎。

九、中医特色技术

（一）含服法

适应于各型慢乳蛾，多用清热解毒利咽的中药含片或丸剂含服，每日4～6次。常用药物如西瓜霜含片、铁笛丸、润喉丸等。

（二）吹药法

一般选用具有清热解毒、利咽消肿的中药粉剂吹于患处，每日数次。常用药物如消肿化腐散、珠黄散、麝黄散、锡类散等。

（三）烙治法

适用于喉核肥大反复发作者，本法用火烙患处，以破坏病变组织而达到消蛾目的。使用时，局部麻醉后，将特制的烙铁在酒精灯上烧红，待稍凉，灼烙肿起的扁桃体，每次烙10～20下。烙时需注意烙铁勿触及其他部位，一般隔日1次，至喉核逐渐缩小平复为止，约需20次左右。

（四）啄治法

用三棱针或扁桃体手术弯刀，在扁桃体上做雀啄样动作，每侧4～5下，伴少量出血，以吐2～3口血为度。2～3日1次，5次为1个疗程，一般不超过3个疗程。扁桃体组织啄治需循序渐进、由浅入深，操作动作要迅速、轻柔，不可伤及扁桃体被膜及扁桃体以外的组织。

（五）体针疗法

选太溪、鱼际、三阴交、足三里，针刺，平补平泻，留针20～30分钟，每日1次。

（六）耳针疗法

取咽喉、肾上腺、皮质下、脾、肾等穴埋针，每日以手中强度按压2～3次，亦可用王不留行籽贴压，每日以手中强度按压 3～4 次，以加强刺激。

（七）按摩

按摩部位：颈部，沿喉结旁开 1 寸和 2 寸处，取纵向平行线；项部，自第一颈椎棘突至第七颈椎棘突，旁开 1 寸、2 寸、3 寸，取纵向平行线。施以揉按点压的手法，以达到疏通经络、通畅气血、散结消肿的作用。

十、预防与调护

（1）增强体质，提高机体抵抗力。
（2）饮食有节，忌食辛辣炙煿之品，以免脾胃蕴热。
（3）注意劳逸结合，防止过度疲劳和情志刺激。
（4）注意口腔卫生，教育小儿养成刷牙漱口的良好习惯。
（5）保持大便通畅，进食易消化、清淡食物，以防助长邪势。
（6）及时治疗鼻渊、喉痹等邻近组织疾病。

十一、各家发挥

（一）从虚论治

乳蛾迁延或反复发作者，多为虚证。现代医家的肺肾不足学说与其一致，亦认为急性乳蛾治疗不彻底，迁延日久，由肺及肾，金燥水涸，肾阴亏虚，肺肾阴虚则津不上承，咽喉失养，虚火上炎，久灼喉核为病。皆一派虚证之象。现代医家的正虚阳浮学说与其一致，皆认为因先天禀赋不足，肾阳亏虚，咽窍失于温煦，邪滞喉核而为病，或因禀赋不足，饮食劳倦，损伤肺脾，致邪毒不去，结聚喉核而为病。

（二）从瘀论治

此类医家认为，慢乳蛾因先天禀赋不足，后天肺脾气虚，余邪虽不重，但因正气不足，祛邪无力，邪毒集聚于喉核，日久不去，虚中夹瘀，气血凝结不散，发为乳蛾。因此治疗多以化痰散结、活血祛瘀为主。

（王殿一）

第五节　腺样体肥大

腺样体又称咽扁桃体、增殖体，是位于鼻咽顶壁和后壁交界处的一团淋巴组织。腺样体在出生后就存在，6～7 岁发育为最大，10 岁以后逐渐萎缩。腺样体增生肥大且引起相应症状者称腺样体肥大，发病年龄以 3～7 岁儿童最为常见，而成年人发病率极低，是儿童常见病、多发病。临床表现为鼻塞、流涕、打鼾、睡眠呼吸困难、张口呼吸，长期可引起腺样体面容，易并发慢性鼻窦炎、分泌性中耳炎等。常因鼻咽部及其毗邻部位或腺样体自身的炎症反复刺激，或其他原因诱发自身变态反应，使腺样体发生病理性增生，压迫气道所致。

根据其临床表现，大致可归于"鼾眠"的范畴。中医学记载的"鼻窒""痰核"等病症亦可作为参考。

一、临床诊断标准与鉴别诊断

（一）诊断标准

1. 病史

可有急、慢性鼻窦炎、变应性鼻炎、鼻咽炎、感冒、慢性扁桃体炎等反复发作史。

2. 临床表现

（1）主要症状：鼻塞、打鼾、张口呼吸。

（2）伴随症状：①局部症状：耳鸣、听力下降、耳痛、耳胀闷；流涕、闭塞性鼻音；咽喉不适、咳嗽、支气管炎样表现。②全身症状：营养发育不良、反应迟钝、注意力不集中、夜惊、磨牙、遗尿等症状。

3. 检查

鼻内镜或纤维鼻咽镜检查可见鼻咽部红色块状隆起，超过咽腔 1/2 以上；鼻咽部 X 线侧位片、CT 提示腺样体增生肥大或 A/N 值＞0.6。

（二）鉴别诊断

1. 慢性鼻窦炎

慢性鼻窦炎为鼻窦的慢性化脓性炎症。临床常表现为鼻塞、鼻流脓涕，鼻塞可于擤净鼻涕后暂时减轻，常伴有头痛、嗅觉减退。鼻腔检查示鼻甲肥大，鼻道可见脓性分泌物附着。鼻窦 CT 检查示窦腔内可见密度增高影，常提示窦腔黏膜增厚或有液平面，腺样体不大。但有时两者可以同时存在，互为因果。

2. 慢性鼻炎

慢性鼻炎是鼻黏膜及黏膜下层的慢性炎症，可分为慢性单纯性鼻炎和慢性肥厚性鼻炎，前者是以鼻黏膜肿胀、分泌物增多为特征的鼻黏膜慢性炎症，后者是以黏膜、黏膜下层甚至骨质的局限性或弥漫性增生肥厚为特点的鼻腔慢性炎症。临床表现为间歇性或持续性鼻塞，张口呼吸，活动后减轻。鼻腔检查可见黏液样分泌物，鼻甲充血肿胀或增生肥厚，腺样体不大。

3. 慢性扁桃体炎

急性扁桃体炎反复发作或因隐窝引流不畅，窝内细菌、病毒滋生感染而演变为慢性炎症。慢性扁桃体炎伴随增生肥大时，会出现张口呼吸、打鼾、鼻塞等腺样体肥大症状。但除此之外，此病还有咽痛、发热、咽部异物感等症状，常反复发作。咽部检查可见腭扁桃体充血或可见肥大，超出咽腭弓甚或中线，挤压扁桃体可见隐窝口有黄白色干酪样物溢出，扁桃体表面可见瘢痕，与周围组织粘连，腺样体不大。本病临床上常与腺样体肥大同时发病，儿童常见。

4. 扁桃体生理性肥大

本病 3～5 岁儿童多见，检查扁桃体可肿大至Ⅲ度，虽有打鼾、呼吸困难、吞咽困难等症状，但无鼻塞、流涕及其他症状。

腺样体肥大常与上述疾病相互并发，临床上不易绝对区分。

二、中医辨病诊断

（一）诊断依据

1. 病史

可有鼻窒、鼻渊、伤风鼻塞、乳蛾等反复发作史。

2. 症状

（1）主症：睡时鼾声阵阵，鼻塞不畅，张口呼吸。

（2）次症：颃颡部不适，口咽干燥，咳嗽，流涕，耳内胀闷，听力下降，表情淡漠，发育障碍，体弱多病，形体消瘦，头痛健忘，夜卧不宁等。

3. 检查

颃颡部触之肿大，质柔软。

（二）类证鉴别

1. 腺样体肥大与鼻窒

腺样体肥大的主要表现为鼾眠，其次还有鼻塞、流涕等鼻窒的症状。鼾眠表现为睡时打鼾，对其症状的描述最早见于《素问·逆调论》。历代医家虽对鼾眠一病有所描述，但多为其他疾病所表现出的临床症状之一，极少有将鼾眠作为一个独立疾病进行论述者。

鼻窒是以间歇性或反复性甚则持续鼻塞，乃至嗅觉失灵，久治不愈为主要特征的慢性鼻病。"鼻窒"一词首次出现在《素问·五常政大论》中，岐伯曰："少阳司天，火气下临，肺气上从……大暑以行，咳嚏鼽衄鼻窒，曰疡，寒热胕肿。"鼻窒可不伴有鼾眠的症状。

2. 腺样体肥大与慢乳蛾

慢乳蛾在喉核肥大时，也常会出现睡时打鼾，张口呼吸，有时合并鼻塞、流涕症状，与腺样体肥大症状相似。但慢乳蛾有反复发作的咽痛、发热病史，检查见咽部充血，两侧喉核肿大充血，腺样体可以不大。有时两者亦可以兼病。

3. 腺样体肥大与石蛾

石蛾多见于3～5岁儿童，可有睡时打鼾，张口呼吸的症状，无鼻塞、流涕，检查可见两侧喉核肿大，接近中线，无充血，腺样体可不大。有时石蛾与腺样体肥大亦可以兼见。

三、审析病因病机

1. 肺肾阴虚，虚火上炎

小儿形气未充，脏器娇嫩，肺常不足，脾常不足，肾常虚，易受外邪，肺首当其冲。鼻窒、鼻渊、伤风鼻塞、乳蛾等病反复急性发作，缠绵日久，邪热伤阴或温热病后，余邪未清，耗伤阴津或由于先天禀赋不足，肾阴亏损等原因，均可出现肺肾阴虚之候。阴津不足，则津液不能上布颃颡，从而导致腺样体失于濡养，阴虚日久，必生内热，虚火上炎，搏结于腺样体，致腺样体肿胀增大，日久不消，而成此疾。

2. 肺脾气虚，痰湿凝结

小儿肺常不足，或由于久病体弱病后失养，或鼻窒、慢鼻渊等反复发作耗伤肺气，均可致肺脏虚弱；小儿脾常不足，或由于饮食不节，或过食寒凉等均可损伤脾胃阳气，而出现中焦虚弱之候。肺为水之上源，肺气虚不能布津，脾虚不能运化水湿，则易致湿邪内停，循经上犯颃颡，湿停日久则凝聚为痰，痰湿与邪毒搏结于腺样体，使其肿胀不消，而成此病。

3. 邪毒久留，气血瘀阻

鼻渊、鼻窒、伤风鼻塞、乳蛾等失治误治导致外邪屡犯颃颡，滞而不去；或腺样体肥大早期失治，迁延不愈等，均可致邪浊阻于腺样体脉络，壅遏气血，使气血运行不畅，渐滞成癥，以致腺样体肿实难消，并由此影响肺气宣降畅通，无力助心气推动心血运行，从而出现胸闷、心悸气短、唇舌紫暗等心脉闭阻表现。

总而言之，腺样体肥大多由于肺肾阴虚，虚火上炎，或肺脾气虚，痰湿凝结，或邪毒久留，气血阻滞所致，其病理因素离不开"痰湿""气滞""血瘀"，病之脏腑为肺，与脾肾密切相关。

四、明确辨证要点

（一）辨虚实

腺样体肥大之因有虚有实。素体多病，发育障碍，头痛健忘，形体瘦弱，神疲乏力，面色㿠白，脉细无力者多属虚证；形体壮实，呼吸气粗，鼾声有力，腺样体硬实，舌暗红，或有瘀斑者多属实证。实者，多责之于气血瘀阻或痰湿凝结；虚者，则多归咎于肺肾阴虚或脾肺气虚。一般而言，病程短，年龄小者，以虚火上炎者居多；病程长，年龄偏大者，则以痰湿困结者居多；发病久远，屡屡反复者，又以气血瘀阻者居多。在病程不断迁延变化中，以上情况也常互相转化或互相兼夹而为病。肺肾阴虚者，虚火灼烁血脉日久，血脉涩滞，变生阴虚血瘀之证；虚火灼津为痰，亦可变生阴虚痰结之候；肺脾气虚，日久不复，则无力推动血行，渐成气虚血瘀证。

（二）辨腺样体形态色泽

腺样体肿大色红或暗红，触之不硬，分泌物为黄白色，量不多者，多属肺肾阴虚；腺样体肿大色淡，触之柔软，分泌物色白量多者，多属肺脾气虚；腺样体肿大暗红，上布血丝，触之较硬实者，多属气血瘀阻。

（三）辨脏腑

病之脏腑主要在肺，与脾肾相关。常见肺肾阴虚或肺脾气虚。肺肾阴虚者，证见涕黄白，量不多，口咽干燥，夜间打鼾，形体消瘦，少寐多梦，腺样体肿大红色或暗红，触之不硬；肺脾气虚者，证见涕黏白或清稀，睡眠时有鼾声，咯痰色白，肢体倦怠，纳少腹胀，大便溏泄，表情淡漠，颜面色白，腺样体肿大色淡，触之柔弱。

五、确立治疗方略

腺样体肥大的病理因素主要为痰浊、气滞、血瘀，当分别予以化痰、行气、活血治法。然而小儿形气未充，肺脾常不足，肾常虚，在治法上当健脾补肺以杜生痰之源，肾阴虚当滋肾填精，阳虚当补肾助阳。

六、辨证论治

（一）肺肾阴虚证

（1）抓主症：鼻塞，涕黄白，量不多，颅额不适，口咽干燥，睡眠中时有鼾声，检查见腺样体肿大红色或暗红，触之不硬，分泌物黄白量不多。

（2）察次症：体弱多病，发育障碍，形体消瘦，头痛健忘，少寐多梦，夜卧不宁。

（3）审舌脉：舌红少苔，脉沉细弱或细数。

（4）择治法：养阴润肺，补肾填精。

（5）选方用药思路：本证多由阴精不足，津液不能上乘，腺样体失于濡养；阴虚日久，必生内热，虚火上炎，搏结于腺样体，致其肿胀增大，日久不消，而成本病。方选六味地黄丸合百合固金汤加减。方中生地黄、熟地黄、百合滋养肺肾，填精益髓为主药；辅以山茱萸养肝肾而涩精；山药补肺脾肾而固精；麦冬助百合润肺化痰；玄参助二地以滋阴清热；茯苓助山药以补后天而助先天之不足；泽泻清泻肾火，防二地之滋腻；牡丹皮清热并制山茱萸之温性；贝母、桔梗清肺化痰，软坚散结，与玄参相伍，可消腺样体之肿；当归、芍药养阴活血化瘀，以消腺样体之壅滞，功兼佐使。合方共奏养阴润肺，补肾填精之功，并消痰化瘀，可消腺样体壅滞。

（6）据兼症化裁：若鼻塞重者，可加苍耳子、辛夷以助散邪通窍；阴损及阳而遗尿者，可加入金樱子、覆盆子；头痛健忘重者，加益智仁、女贞子、枸杞子以增强固肾增智之效；夜卧不宁，易惊醒者，加龙骨、牡蛎以镇惊安神。

（二）肺脾气虚证

（1）抓主症：鼻塞，涕黏白或清稀，睡眠时有鼾声，检查见腺样体肿大色淡，触之柔软，分泌物色白量多。

（2）察次症：咳嗽，咳痰色白，肢体倦怠，纳少腹胀，大便溏泄，表情淡漠，面色㿠白。

（3）审舌脉：舌淡肿有齿痕，苔白，脉缓弱。

（4）择治法：补益肺脾，化痰散结。

（5）选方用药思路：本证多由肺脏虚弱，卫外功能下降，易为邪毒侵犯，正气不足，清肃无力，则邪毒易滞留颅额，久而不去。脾胃运化失健，易致湿邪内停，循经上犯颅额，湿停久则凝聚为痰，痰湿与邪毒搏结于腺样体，使其肿胀不消，而成本病。方以补中益气汤合二陈汤加减。方中以黄芪、人参补益肺脾之气为主药；辅以白术、茯苓、甘草益气健脾，和中渗湿，以消生痰之源；半夏、陈皮燥湿利气，化痰散结，使气顺湿除而痰消；当归以养血，少量升麻、柴胡以助阳气提升，均为佐使。诸药配伍，使肺脾之气充盛，脾胃健运，痰湿浊邪得以蠲除，而诸症自解。

（6）据兼症化裁：若腺样体肥大不消，可加入僵蚕、贝母、夏枯草以助化痰散结之功；鼻塞重者，加入苍耳子、辛夷花以散邪通窍；纳少腹胀者，加入麦芽、谷芽以醒脾开胃。

（三）气血瘀阻证

（1）抓主症：鼻塞日久，持续不减，睡中鼾声时作。检查可见腺样体肿大暗红，上布血丝，触之较硬实。

（2）察次症：耳内闷胀，听力下降。

（3）审舌脉：舌质暗红或有瘀斑，脉涩。

（4）择治法：行气活血，软坚散结。

（5）选方用药思路：本证为邪浊阻于腺样体脉络，壅遏气血，气血运行不畅，渐滞成瘀，以致腺样体肿实难消，方以会厌逐瘀汤加味。方中以桃仁、红花、当归、川芎、生地黄活血祛瘀；枳壳、柴胡理气行血；玄参、桔梗、甘草化痰清热。方中可加入海浮石、海蛤壳、瓦楞子、瓜蒌仁、贝母、三棱、莪术之类，以软坚散结。诸药配伍，共行血分之瘀滞，又散气分之郁结，祛瘀生新，软坚散结。

（6）据兼症化裁：若鼻塞重者，加入苍耳子、石菖蒲以通窍；耳闷、听力下降重者，加路路通以活血通窍；伴有肺脾气虚者，加黄芪、党参；伴肺肾阴虚者，可加入生地黄、麦冬、百合。

七、中成药选用

（1）小儿咽扁颗粒：适用于咽部不适较明显的腺样体肥大。

（2）鼻渊通窍颗粒或利鼻消炎丸（黑龙江中医药大学附属第一医院院内制剂）：适用于鼻塞症状较重的腺样体肥大。

八、单方验方

（1）消腺方：由桃仁、红花、郁金、香附、柴胡、赤芍、当归、川芎、枳壳、延胡索、桔梗、石菖蒲等药物组成。用于治疗气血瘀阻型腺样体肥大。

（2）清腺方：蒲公英15g、金银花10g、炙麻黄3g、莪术6g、川贝母6g、山慈菇5g、桂枝10g、炒栀子6g。制成中药免煎颗粒，每日1剂，早晚冲服，治疗痰瘀互结型小儿腺样体肥大。

（3）白虎加人参汤加减：生石膏、党参、玄参、薄荷、连翘、浙贝母、赤芍、地龙、山药。治疗瘀热互结型小儿腺样体肥大。

（4）六君消瘰汤加减：党参20g、白术20g、茯苓15g、陈皮15g、法半夏10g、玄参15g、牡蛎15g、浙贝母15g、桔梗10g、甘草10g。治疗肺脾气虚型儿童腺样体肥大。

（5）炙麻黄5g、辛夷（包）6g、白芷6g、苍耳子5g、炒栀子9g、浙贝母6g、南沙参9g、生甘草6g、太子参12g、瓜蒌仁9g、薏苡仁12g。水煎，每日1剂，分2次服。用于外感风寒，内有郁热，兼痰湿内阻型腺样体肥大。

（6）山豆根10g、野菊花10g、甘草3g、党参10g、黄芪10g、生白术10g、茯苓10g、木香6g、砂仁3g、辛夷6g、桔梗6g、制附子3g、薏苡仁10g。制成散剂，每次3g，每日2次，治疗肺经湿热型腺样体肥大。

（7）苍耳子散：苍耳子、辛夷、白芷、薄荷，醋调，灸百会穴。

九、中医特色技术

（一）啄治法

患者取坐位，头部放在有靠背的椅子上，儿童需家长抱扶固定头部，张口。以压舌板暴露腭扁桃体，用一次性扁桃体手术弯刀，在扁桃体隐窝口及周围做点刺、挑割动作，每刀深度约 2～3mm，每侧 4～5 下，伴少量出血，以吐 2～3 口血为度。每周 1～2 次，5 次为 1 个疗程，一般不超过 2 个疗程。腺样体肥大伴有慢性扁桃体炎患者适用，此种疗法可泻热消炎，提高机体免疫力。

（二）针灸疗法

（1）针刺疗法以取肺、肾、脾、胃经穴位为主。如肺经的尺泽、孔最、列缺、鱼际；胃经的足三里、丰隆、内庭、厉兑；脾经的三阴交、阴陵泉；肾经的太溪、照海；亦可选膀胱经的肺俞、胃俞、脾俞、肾俞等。临床辨证取穴。

（2）耳针疗法各证型均可应用。可取肺、肾、脾、胃、咽喉、内鼻、内分泌、皮质下、肾上腺等穴，每次选 2～3 穴，埋针，或以王不留行籽贴压耳穴，令患者每日自行揉按 1～2 次。

（三）推拿按摩法

（1）开天门，推坎宫，揉太阳，按揉耳后高骨，配合擦鼻翼两侧，热透为度来预防外感。

（2）肺热伤阴型：清肺经 300 次，以手指轻轻按揉合谷穴 1～2 分钟。清天河水 200 次，如果容易便秘则加清大肠 200 次、推下七节骨 300 次、顺时针摩腹 3～5 分钟。点按太溪、涌泉穴各 1 分钟，二马穴按揉 1～2 分钟，可滋阴清火。

（3）俯卧，以掌根直推脊柱及脊柱两侧的肌肉，再擦热肩胛骨内侧的肺俞穴、擦热腰骶部，以热为度，配合捏脊 5～10 遍，三捏一提做 2 遍，双手搓热，然后温热肾俞；捏背 10 次，擦脊背"工字型"100 次，热透为度，按揉双侧足三里 1～2 分钟。可补益气血，增强体质。

（四）中药超声雾化

金银花 25g、鱼腥草 25g、野菊花 20g、黄芩 20g、薄荷 10g。制成中药制剂超声雾化治疗。

十、预防调护

（1）鼻塞严重，鼻涕较多时，不可强行擤鼻，以免鼻涕窜入耳窍，引发或加重耳闭、脓耳，或使鼻涕窜入窦腔，引发鼻渊。

（2）积极彻底治疗鼻窒、鼻渊、伤风鼻塞、乳蛾等鼻咽部疾病，以防病情迁延，邪毒滞留。

（3）饮食宜清淡，忌生冷、肥甘、辛辣等刺激性食物；忌过饱过饥。

（4）小儿当加强营养及日常生活调护，增强机体抗病能力。

（5）慎起居，避免外邪侵袭。

十一、各家发挥

（一）从风寒论治

《诸病源候论·卷四十八·小儿杂病诸候四》云："肺气通于鼻，而气为阳，诸阳之气上荣头面。其气不和，受风冷，风冷邪气入于脑，停于鼻间，即气不宣和，结聚不同，故鼻塞也。"可见外感风寒邪气犯肺而导致打鼾、鼻塞。

（二）从气论治

《灵枢·忧恚无言》曰"颃颡者，分气之所泄也。……人之鼻涕不收者，颃颡不开，分气失也。"颃颡即相当于鼻咽部的腺样体，气从此出入，故认为"分气失职"为发病关键，气滞津停则浊液聚，日久聚湿生痰，痰湿内停，气滞血瘀而发病。

周凌教授根据多年的临床经验，认为小儿腺样体肥大的病机在肺气壅滞，气滞则血瘀、湿停，因此，临证时应采用宣通肺气，兼以活血化瘀，化湿通窍。药物为：桔梗、川芎、桃仁、红花、郁金、赤芍、当归、细辛、白芷、辛夷（包）、苍耳子、石菖蒲等。

（三）从虚论治

《保婴撮要》论小儿鼻塞："此因风邪客于肺，而鼻塞不利者……若久病元气以亏，食少发热，属形病俱虚，以补正气为要。"小儿鼻塞亦属腺样体肥大的主要症状，肺气亏虚，正气不足皆可诱发本病。《医学入门》云："鼻塞久不愈者，必内伤脾胃，清气不能上升，非外感也。"可见脾胃虚弱亦可致本病发生。

（王殿一）

第六节　咽异感症

咽异感症是指除疼痛以外的各种咽部异常感觉。患者自觉咽部似有异物，有似蝼蚁爬行的瘙痒感或树叶、细线、发丝贴附的黏着感、烧灼感及无咽下困难的吞咽梗阻感等。另有一类患者以颈部如束带样的紧迫感，衣领不能扣甚则不能触及肌肤，自觉呼吸憋闷为主诉，检查时并无呼吸困难体征。咽部异物感多出现在环状软骨或甲状软骨高度，在咽中线上或是偏于一侧，亦可出现于胸骨上区附近，而出现在舌骨高度者较为少见，更有部分患者无法明确不适部位或不适处较为广泛。咽异感症是一种临床常见的症状，既可为器质性病变所引起，也可为非器质性病变引起者，后者以30～40岁女性患者较多。

咽异感症属于中医学"梅核气"范畴，又有"梅核风""梅核""炙脔""喉节"等名称。

一、临床诊断标准与鉴别诊断

（一）诊断标准

1. 病史

可有焦虑症、各种类型精神病或多种器质性疾病病史，如上呼吸道慢性炎症、茎突过长、反流性食管炎、胃炎、咽肌痉挛等。

2. 临床表现

咽部或颈部中线有团块阻塞感、烧灼感、痒感、紧迫感、黏着感等。

3. 检查

在引起咽异感症的因素中，器质性病变多于精神性，咽喉部因素多于其他部位的因素。

所以，首先应考虑器质性因素，以免误诊。应仔细检查鼻咽、口咽和喉咽，观察有无黏膜充血、肿胀、萎缩、淋巴组织增生、瘢痕或肿瘤等。还应注意咽黏膜皱褶之间的微小黏膜糜烂、鼻咽顶部的咽囊开口、咽隐窝内的粘连、黏膜下型鼻咽癌、扁桃体实质内的病变等。除视诊外，扪诊常能发现许多视诊不能发现的问题，可采用下列方法进行：①咽部触诊；②颈部触诊；③一手咽内一手颈部联合触诊。常可发现：咽异感所在部位，病变的性质（如黏膜下恶性肿瘤，埋藏性异物，茎突、舌骨、喉软骨、椎体及翼突钩等处的畸形，颈动脉、项肌及颈椎等处的压痛等）。此外，可结合相关辅助检查，如纤维喉镜，食道钡透检查，食管镜、胃镜检查，茎突 X 线检查，颈部及甲状腺 B 超检查。

（二）鉴别诊断

根据症状、检查的全部资料进行综合分析后方可做出诊断。一般无需鉴别，诊断中注意区分器质性因素和功能性因素；区分全身性因素和局部因素。

二、中医辨病诊断

（一）诊断依据

（1）以咽部异物阻塞感为主要症状。其状或如梅核，或如炙脔，或如贴棉絮，或如虫扰，或如丝如发，或如痰阻，或如球如气，咯之不出，咽之不下，不痛不痒，不碍饮食及呼吸。多于情志不舒、心情郁闷时症状加重。

（2）咽喉部及食道无异常。

（二）类证鉴别

虚火喉痹

梅核气和虚火喉痹都有咽部异物感，梅核气多见于青中年女性，多因情志抑郁而起病，症状与情绪波动有关，在心情愉快，工作繁忙时症状减轻或消失，而当心情郁闷或注意力集中于咽部时，则症状加重。虚火喉痹以青中年男性发病较多，多因感冒、长期烟酒及嗜食辛辣而引发。虚火喉痹除咽部异物感外，尚觉咽干、咽灼热、咽痒。且咽部症状与情绪无关，过度辛劳或感受外邪时症状加剧。

三、审析病因病机

咽异感症是一种临床常见但病因复杂的疾病，中医药辨治具有很好的疗效，因其病因复杂，诸多因素亦影响着治疗效果。

该病主要因于情志所伤，气郁痰凝是本病最基本的病机。脏腑主要责之于肝和脾胃，并涉及肺、肾。治疗应抓住痰气互结的关键病机，以健脾疏肝，理气化痰为主。在治病求本和辨证施治的理论指导下，注重顾护脾胃和阴津，并重视饮食、情志调护在本病康复中的重要作用。

本病虽与气、痰有关，但与湿、瘀、虚关系也十分密切，乃本虚标实之证。肝主疏泄，主一身之气，行津布液，以气机条达为顺，气滞则湿聚痰生；脾主运化，喜燥宜升，为生痰之源；胃主受纳，和降为顺；肺主宣降，为贮痰之器。若肝脾失调，脾失健运，痰湿内生，肝郁气滞，无形之气和有形之痰互结，影响肺之宣发和胃之和降，并随肺胃之气上逆，结于肺之门户，凝结不散，而久聚成核。气、痰、湿、瘀交结难解，遇诱因而复发或加重。现代社会激烈的竞争、复杂的人际关系和社会环境因素，干扰着人的心理状态，咽异感症患者因其特殊的心理素质而备受影响，常伴有忧郁、焦虑、紧张、敏感等情绪。因此，除使用药物治疗外，还应注重心理、生活、环境的调适。临床实践也证明，药物与心理等综合调治同步进行，收效更好。

四、明确辨证要点

（一）辨脏腑

肝郁气滞，证见咽喉异物感，或如梅核，或如肿物，吞之不下，吐之不出，但不碍饮食。时见抑郁多疑，胸胁胀满，心烦郁怒，喜叹息。舌质淡红，苔薄白，脉弦。脾失健运者证见咽喉异物感，或如梅核，或如肿物，吞之不下，吐之不出，面色萎黄，口干不欲饮，或口腻多痰，脘腹胀满，食少纳呆，乏力，大便清稀或先干后溏。舌淡或淡胖，边有齿痕，苔白，脉缓弱、沉迟。肾阳虚寒凝证，证见咽喉异物感，或如梅核，或如肿物，吞之不下，吐之不出，面色苍白，畏寒肢冷，神疲乏力，痰多色白，咳吐无力，下肢尤甚，大便稀溏，或五更泻，尿频清长，夜尿多，舌淡苔白，脉沉细无力等。

（二）辨虚实

现代学者根据梅核气的发病人群、年龄、起病缓急、体质以及伴随症状等大致将其分为虚实两方面，实证多见于肝郁气滞、肝火上扰、痰气互结、湿热蕴结或痰瘀互阻等；虚证则多见于气郁阴虚、肾气亏虚、脾胃虚弱或心脾两虚等。在临证时要注意全身及局部辨证相结合以辨别虚实。

（三）辨寒热

病因于寒者，常由素体阳虚或久病口服苦寒药物，损伤阳气，阳虚则阴寒内生，寒则痰凝，聚于咽喉。若肾阳亏虚，则津液蒸腾无力，寒水内停；冲脉下连少阴，肾阳亏虚，固摄失司，则冲气转而上逆，冲气挟寒水上犯，结于咽喉，咽部异物感。并见畏风怕冷或形寒肢冷，肾居下焦则下肢尤甚，面色苍白或无华，尿频清长，夜尿多，大便稀溏或五更泻；舌质淡，苔薄白，脉沉滑或沉弱无力。病源于热者，多见于湿热蕴结之实热证及阴虚火旺证。属实证者，湿热蕴结脾胃，运化失司，气机阻滞，郁阻日久化热，灼津为痰，呈于咽喉，则咽感异物；咽部黏腻感，或干痒；若湿浊困阻脾胃升降之机，则胃脘闷胀、呃逆、嗳气、便溏或便秘；舌质红，舌苔白腻或黄腻，脉浮滑或滑数。阴虚火旺，灼伤咽喉则口咽干燥，或灼伤血络则痰中带血，火灼津伤，炼液成痰，则痰少或痰黄质黏，不易咯出。

五、确立治疗方略

"梅核气"的发生多与七情郁结，气机不利有关。其中与肝的关系尤为密切，若只着眼于局部气郁痰结之标而忽略病变之本，则治疗多难收到理想功效。肝属木，性喜条达，体阴而用阳，职司疏泄，为一身阴阳之体，气血调节之枢。若情志不遂则肝失调达，肝气郁结，气机阻滞，肝气上逆，阻结于咽部，而发为"梅核气"。治宜疏肝理气，散结解郁。脏腑气机不利，痰气相互搏结的结果。治以行气导滞，散结除痰。肝郁日久，气机失于调畅，气为血之帅，气郁则血行不利，痹阻咽喉部脉络，气血阻滞则咽部梗阻不适。治宜行气散结，活血祛瘀。痰气为患，导致湿热内郁，治宜利湿化浊，清热解毒。饮食劳伤或素体脾虚之人，脾失健运，无以运化水液致痰湿内生，一则脾为生痰之源，肺为贮痰之器，痰湿上注于肺，循肺经结于咽喉而成梅核气。二则中气不旺，胃气无以息息下行，乘虚上干，致痰涎随逆气上并，结于咽喉。治宜补中益气，调补脾胃。阴虚体质或从事教师、演说等长期高声职业，肺气阴两虚，津液不能上乘，咽喉失于濡养，虚火内生，炼液为痰，痰聚喉中则堵塞感，日久则咽中如梗；肾为水火之宅，一身阴阳之根，肾阴不足，则诸阴不足，太阴、少阴、厥阴之经均循行于咽喉，阴精亏虚，则咽失濡养，故而出现梅核气。治宜滋养肺肾，利咽散结。肾主水，若肾阳亏虚，无以蒸腾气化，则寒水内停；冲脉下连少阴，肾阳亏虚，固摄失司，则冲气转而上逆，冲气挟寒水上犯，结于咽喉。治宜温阳散寒，化痰利咽。

六、辨证论治

（一）肝气郁滞证

（1）抓主症：咽喉异物感，或如梅核，或如肿物，吞之不下，吐之不出，但不碍饮食。

（2）察次症：抑郁多疑，胸胁胀满，心烦易怒，喜叹息。

（3）审舌脉：舌质淡红，苔薄白，脉弦。

（4）择治法：疏肝理气，散结解郁。

（5）选方用药思路：本证若情志不遂则肝失调达，肝气郁结，气机阻滞，肝气上逆，阻结于咽部，而发为"梅核气"。方选逍遥散为基础方，方中柴胡疏肝解郁，薄荷助柴胡疏肝，使肝气得以条达；当归、白芍养血柔肝，与柴胡同用，补肝体而助肝用，使血和则肝和，血充则肝柔；白术健脾、茯苓祛湿；生姜、甘草补益中气，诸药合用共奏理气疏肝，解郁散结之效。

（6）据兼症化裁：若气机不利明显，咽部堵闷感重可加苏梗、香附、绿萼梅等以利咽行气；若气机郁滞日久化火，可加牡丹皮、栀子以清热疏肝；如有口干加玄参、生地黄、麦冬；口苦加黄芩、夏枯草；咽部见滤泡增生加浙贝母、瓜蒌皮。若见失眠者可加首乌藤、酸枣仁、五味子等以安神益智；若情志不畅，抑郁，可合越鞠丸同用。

（二）痰气交阻证

（1）抓主症：咽喉异物感，或如梅核，或如肿物，吞之不下，吐之不出，但不碍饮食。

（2）察次症：咽喉多痰，咳吐不爽，或咳嗽痰白。肢倦纳呆，脘腹胀满，嗳气。

（3）审舌脉：舌淡红，苔白腻，脉弦滑。

（4）择治法：行气导滞，散结除痰。

（5）选方用药思路：本证由于脏腑气机不利，痰气相互搏结而发为梅核气。多选用半夏厚朴汤加减。方中半夏、生姜辛温苦燥之品，半夏擅化痰散结，降逆和胃；生姜辛温行气散结；厚朴行气导滞；茯苓渗湿健脾以运湿，使痰无以生；苏叶疏散行气，助厚朴以开郁，且能入肺，宣肺上行以达病所。诸药合用，辛可行气散结，苦能燥湿降逆，共奏散结行滞，化痰降逆之功。

（6）据兼症化裁：若气郁较甚，情志抑郁，加香附、郁金以增加行气解郁之功；见胁痛则加川楝子、延胡索以疏肝止痛；郁久化热，心烦失眠，加栀子、黄芩以清热除烦。

（三）气滞血瘀证

（1）抓主症：咽喉异物感，或如梅核，或如肿物，吞之不下，吐之不出，但不碍饮食。

（2）察次症：胁肋疼痛，面色晦暗，口苦心烦，失眠，或腹部脘痞，纳少呃逆，妇女可见月经不调，痛经。

（3）审舌脉：舌暗或有瘀斑瘀点，苔白或腻，脉涩或弦滑。

（4）择治法：行气散结，活血祛瘀。

（5）选方用药思路：本证肝郁日久，气机失于调畅，气为血之帅，气郁则血行不利，痹阻咽喉部脉络，气血阻滞则咽部梗阻不适而为梅核气。多选用血府逐瘀汤加减。本方以活血祛瘀药为主，桃仁为君，祛瘀通络，当归、红花、赤芍、牛膝、川芎助桃仁活血，牛膝逐瘀通经，引血下行；柴胡疏肝理气，升达清阳；桔梗、枳壳同调气机，一升一降，气行则血行，气血调和则咽部堵闷不适感自消；生地黄养阴、清热、凉血，使邪祛而正不伤。

（6）据兼症化裁：若瘀血引起的月经不调、痛经，可去桔梗，加香附、益母草、泽兰以调经活血止痛；如有瘀热，则重用生地黄、赤芍、牡丹皮；失眠、多梦者加茯神、酸枣仁、夜交藤、琥珀养心安神。

（四）湿热蕴结证

（1）抓主症：咽喉异物感，或如梅核，或如肿物，吞之不下，吐之不出，但不碍饮食。

（2）察次症：咽部干痒，或痰多胸满，痰声辘辘，脘腹闷胀，呃逆不舒，嗳气，大便稀溏或秘结不爽。

（3）审舌脉：舌质红，舌苔白腻或黄腻，脉浮滑或滑数。

（4）择治法：利湿化浊，清热解毒。

（5）选方用药思路：本证因湿热内郁，痰气凝结发为梅核气。多选用猪苓汤或甘露消毒丹加减。方中滑石性寒滑利，既清热解暑，又渗利清热，使湿热从小便而出；黄芩清热解毒而燥湿；茯苓、泽泻及猪苓利水渗湿，猪苓又能清热；木通利水湿而清心火；茵陈清中焦湿热；射干、贝母化痰散结而宣肺利咽；连翘清热解毒、薄荷芳香清热解毒且载药上行，同用奏疏泄上焦热毒之效；阿胶滋阴补血而润燥；石菖蒲、白豆蔻、藿香芳香化浊，醒脾和中。全方相合，湿去热清，气机调畅，诸症自解。

（6）据兼症化裁：咽部红肿痛甚，可用板蓝根、牡丹皮、北豆根以增解毒利咽之功；小便不利者，可加萹蓄、瞿麦、栀子以利水通淋；脾虚，倦怠食少者，酌加黄芪、白术、党参补益中气，健脾利湿。

（五）脾失健运证

（1）抓主症：咽喉异物感，或如梅核，或如肿物，吞之不下，吐之不出，但不碍饮食。

（2）察次症：面色萎黄，口干不欲饮，或口腻多痰，脘腹胀满，食少纳呆，乏力，大便清稀或先干后溏。

（3）审舌脉：舌淡或淡胖，边有齿痕，苔白，脉缓或弱、沉迟。

（4）择治法：补中益气，调补脾胃。

（5）选方用药思路：本证多为饮食劳伤或素体脾虚之人，脾失健运，无以运化水液致痰湿内生发为本病。多选用补中益气汤加减。方中黄芪补中益气，升阳举陷；人参、白术助黄芪补气健脾；炙甘草甘温补中，合黄芪补气健脾；当归养血和营；陈皮调理气机，以助升降之复，使清浊之气各行其道，并可理气和胃，使诸药补而不滞。脾为生痰之源，方中用参、芪、术、草补中健脾以绝生痰之源；柴胡疏肝理气，气机运行通畅则湿化；陈皮理气化痰；升麻升清阳降痰浊，方中诸药与本病病机丝丝入扣，方证病机相对应者，用之皆效。

（6）据兼症化裁：痰湿偏重加制半夏、苍术、川厚朴、茯苓、菖蒲；偏阴虚加沙参、生地黄、砂仁、麦冬、象贝。

（六）阴虚火旺证

（1）抓主症：咽喉异物感，或如梅核，或如肿物，吞之不下，吐之不出，但不碍饮食。

（2）察次症：口咽干燥，头晕，可伴耳鸣，面色潮红，痰少或痰黄质黏，不易咯出，或见痰中带血，或声低如嘶，手足心热，可有失眠多梦，口苦，小便黄。

（3）审舌脉：舌质红无苔或少苔，脉细弱或细数。

（4）择治法：滋养肺肾，利咽散结。

（5）选方用药思路：本证阴虚体质或从事教师、演说等长期高声职业，肺气阴两虚，津液不能上乘，咽喉失于濡养，虚火内生，炼液为痰，聚喉中则堵塞感，日久则咽中如梗发为本病。多选用养阴清肺汤加减。方中生地黄滋养肾阴，补肺润燥；麦冬养阴润肺，益胃生津，以咽喉是肺胃之通道；白芍苦酸而凉，和营泻热，敛阴柔肝；玄参清虚火解毒而利咽喉。张元素称："治空中氤氲之气，无根之火，以玄参为圣药。"此三药补、敛、清共用。贝母、牡丹皮润肺化痰，泻热散结；薄荷清热解毒，祛邪利咽。

（6）据兼症化裁：体虚加熟地黄，或生熟地并用；热甚加连翘去白芍；燥甚加天冬、茯苓。

（七）阳虚寒凝证

（1）抓主症：咽喉异物感，或如梅核，或如肿物，吞之不下，吐之不出，但不碍饮食。

（2）察次症：面色苍白，畏寒肢冷，神疲乏力，痰多色白，咳吐无力，下肢尤甚，大便稀溏，或五更泄泻，尿频清长，夜尿多。

（3）审舌脉：舌淡苔白，脉沉滑或沉细无力，尺部尤甚。

（4）择治法：温阳散寒，化痰利咽。

（5）选方用药思路：本证肾阳亏虚，无以蒸腾气化，则寒水内停；冲脉下连少阴，肾阳亏虚，固摄失司，则冲气转而上逆，冲气挟寒水上犯，结于咽喉发为本病。多选用麻黄附子细辛汤或金匮肾气丸加减。肾阳虚甚者，金匮肾气丸主之；寒饮重者，麻黄附子细辛汤主之。附子为大辛大热之品，温补阳气而助火；桂枝、细辛辛甘而温，温通开窍，助阳化气。肾主元阴元阳，为水火之宅，孤阴不生，独阳不长，阳无阴则不以化，故又重用生地黄滋补肾阴，配伍山茱萸滋养肝阴、山药补脾养血，三药合用共滋肺脾肾三脏之阴，如柯琴所云："此肾气丸纳桂、附于滋阴剂中十倍之一，意不在补火，而在微微生火，即生气也。"泽泻、茯苓利水渗湿，牡丹皮活血散瘀、清血分之热，寓泻于补，使邪去而补药得力；若有表邪，可用麻黄开腠理而发越阳气。诸药合用，振奋肾阳，温化水行以使诸症自除。

（6）据兼症化裁：若阳虚较甚，加重桂、附之量以加强温阳补肾之功；夜尿频多者，可加巴戟天、益智仁、芡实温阳固摄。

七、中成药选用

（1）加味逍遥散、逍遥颗粒：适用于肝气郁滞证。

（2）越鞠丸：适用于痰气交阻证。

（3）四君子丸、陈夏六君子丸、香砂养胃丸：适用于脾失健运证。

（4）金嗓散结丸、金嗓利咽丸、健民咽喉片、草珊瑚含片：可用于减轻症状。

八、单方验方

（一）代茶、泡酒方

（1）胖大海，开水泡，代茶，用于痰结者。也可加菊花同泡茶。

（2）陈皮、甘草，水煎代茶。

（3）柿蒂（柿子瓣）3～4瓣，玉蝴蝶4～5片开水冲服，代茶饮，可以每日喝多次。

（4）西瓜皮（干品）30g。用法：将西瓜（干品）加水煎服，连服数日。

（5）无花果30g。用法：水煎取汁，加冰糖适量，分次饮用。

（6）罗汉果15～30g。用法：切碎后放杯中冲泡温浸后饮服。

（7）玫瑰花、海蜇、地栗、核桃12枚，入高粱酒，浸7日，每日2次，每次饭前饮半盅。

（二）食疗方

（1）百合、绿豆、冰糖各25g。用法：加水煮熟烂成糖汤，候温食用，每日2次。

（2）糖腌海带：海带洗净，用沸水烫一下即取出，加糖腌3日，每日食用30g。

（3）鲜藕50g，绿豆30g，粳米30g，白糖适量。用法：先煮绿豆至沸，入粳米煮半熟，加入鲜藕片，煮至粥熟，加糖服用。

（4）芹菜洗净捣汁，加蜂蜜少许，文火熬成膏，每日半匙，开水冲服，连用30日。

（三）外用方

咽喉局部应用《重楼玉钥》之吹药方：青果炭6g、黄柏3g、川贝母3g、冰片1.5g、儿茶3g、薄荷3g、凤凰衣1.5g。各研细末，再入乳钵内和匀，加冰片研细，瓶装备用。

（四）验方

（1）黄芪20g、白术10g、当归12g、川芎10g、白芍10g、茯苓10g、厚朴10g、柴胡10g、香附10g、陈皮10g、竹茹10g、半夏10g、连翘10g、酸枣仁15g、甘草6g。水煎服，每日1剂，早晚分服。

（2）柴胡12g、半夏10g、瓜蒌15g、浙贝母10g、黄芩10g、黄连10g、香附10g、山豆根10g、薄荷6g、合欢皮10g、夜交藤10g、甘草6g。水煎服，每日1剂，早晚分服。

（3）半夏10g、紫苏10g、柴胡12g、白芍10g、香附10g、枳壳10g、桂枝10g、生姜15g、马勃10g、牛蒡子10g、合欢皮10g、远志6g、甘草6g。水煎服，每日1剂，早晚分服。

（4）赤芍10g、川芎10g、桃仁10g、红花10g、丹参15g、半夏10g、瓜蒌15g、牛蒡子10g、薄荷6g、酸枣仁10g、甘草6g。水煎服，每日1剂，早晚分服。

（5）天冬 10g、麦冬 10g、沙参 10g、玉竹 10g、柴胡 10g、紫苏 10g、茯苓 12g、山豆根 10g、连翘 10g、薄荷 6g、百合 10g、合欢皮 10g、甘草 6g。水煎服，每日 1 剂，早晚分服。

（6）天冬 6～18g、五味子 3～15g、玄参 3～15g、当归 8～12g、熟地黄 8～22g、白芍 6～18g。水煎服，每日 1 剂，分 2 次于早晚饭前 30 分钟服下，5～7 日为 1 个疗程，一般服 2～3 个疗程。

九、中医特色技术

（一）中药敷贴

药品制备：威灵仙 10g、丝瓜络 10g、蔓荆子 10g、川芎 6g、香附 10g、薄荷 3g、冰片 2g、忍冬藤 10g。上药磨成粉末状，混合均匀以鲜姜汁调为膏状，放置容器内避光密封待用。

方法：取天突穴于治疗时取一元硬币大小的药饼，常规碘伏皮肤消毒后，用脱敏橡皮膏贴于天突穴。患者每日贴敷 8 小时，连续 7 日为 1 疗程，连续 3～5 个疗程。

（二）针刺治疗

1. 耳针

取穴：皮质下、内分泌、心、肾、脾、神门、交感、咽喉。

方法：可参考中医分型，每次取 5～6 穴，中等刺激，留针 1～2 小时。每日 1 次。或用耳环针于上穴埋藏，留针 2 日换取 1 次，两耳交替针刺，10 次为 1 疗程。

2. 体针

取穴：廉泉穴、合谷、内关、天突穴。

方法：毫针刺廉泉穴，针尖向上刺至舌根部；或取合谷、内关、天突穴，每日 1 次。

3. 浅针

取穴：咽部，无固定穴。

方法：取长针于咽部浅刺，养阴生肌散或冰硼散吹咽部。

（三）穴位注射

1. 天突穴封闭

取穴：天突穴。

方法：2%利多卡因针 0.75ml，维生素 B_6 针 0.75ml，共计 1.5ml 于天突穴注射，每周 1 次，3 个疗程为 1 个治疗周期。

2. 廉泉穴、天突穴注射

取穴：廉泉穴、天突穴。

方法：2%利多卡因针 2ml，维生素 B_{12} 注射液 0.5mg，当归注射液 2ml 混合液，廉泉穴、天突穴注射，每周 2 次，2 周为 1 个疗程。

方析：廉泉为阴维、任脉之会，功可降逆化痰，又配合吞咽运动，助气机调畅。天突能宽胸和中，理气降逆为治疗梅核气的经验效穴。

（四）针罐结合治疗

1. 针刺方法

主穴：廉泉、膻中、外关、合谷、太冲。

配穴：痰气互结型取内关、丰隆、足三里；肝郁气滞型取阳陵泉、期门；心脾气虚型取神门、阴陵泉、心俞、脾俞；虚火灼津型取太溪、复溜、三阴交。

操作：常规皮肤消毒后，选取 1 或 1.5 寸毫针针刺，以上诸穴均施以平补平泻法，以使患者产生酸、麻、胀、重感为宜，留针 30 分钟，隔日 1 次，10 次为 1 个疗程。

2. 拔罐方法

取穴：肝俞、心俞、脾俞、膻中。

操作：针刺结束后，闪火法，在穴位留罐 10 分钟。

十、预防与调护

（1）患者的饮食不宜大寒大热，应戒辛辣刺激，少食煎炒炙煿辛辣食物，禁烟酒。就餐时不要过饱，减少或避免睡前进餐，就寝时适当抬高枕头，注意避免烟、酒、浓茶、咖啡等对咽喉的刺激。

（2）调畅情志，用声有度。

（3）远离粉尘、油烟，少思少欲惜精。

（4）积极治疗诱发本证的疾病，如慢性咽炎、声带小结、咽部划伤、食道炎、扁桃体增殖肥大、鼻炎等。

（5）注意情志护理，针对患者的精神因素，耐心解释，进行心理疏导，解除其心理负担，增强治疗信心。

十一、各家发挥

古代医家对于梅核气的病因病机尚未形成统一认识，各代医家大都认为痰气互结是梅核气的主要病因病机，因此痰气互结成为了梅核气的主流学说。现对各医家对于梅核气的病因病机做如下梳理：

（一）痰气互结

李振华教授在半夏厚朴汤基础上加减变化为经验方"理气消梅汤"，通过适当加减化裁治疗"梅核气"，疗效卓著。药用白术 10g、茯苓 15g、陈皮 10g、半夏 10g、香附 10g、厚朴 10g、紫苏 10g、牛蒡子 10g、桔梗 10g、山豆根 10g、射干 10g、木香 6g、麦冬 12g、甘草 3g。诸药合用，共奏健脾疏肝，理气化痰，清利咽喉之功效。理气消梅汤除具有健脾疏肝，理气化痰之功外，尚佐有清利咽喉之品，这些药物多具苦寒清热之性。

（二）气滞血瘀

《医林改错》之会厌逐瘀汤：桃仁（炒）15g、红花 15g、甘草 9g、桔梗 9g、生地黄 12g、当归 6g、玄参 3g、柴胡 3g、枳壳 6g、赤芍 6g。水煎服。蔡福养教授认为诸药合用共奏活血化瘀、行气散结、消肿利咽之功。本方乃"活血而不耗血，去瘀又能生新，利咽并能散结"之喉科治瘀之良剂。

李敬孝教授对前人经验多有发挥，辨证用药精当，在辨证论治的基础上曾用此方治疗声带结节取得了较为满意的临床效果。很多现代医家用此方加减治疗梅核气证属气滞血瘀型效果亦佳。方中桃仁、红花、赤芍、川芎活血化瘀，配合当归、生地黄活血养血，使瘀血去而不伤血；柴胡、枳壳疏肝理气，使气行而血行；玄参治喉部结毒壅阻，清利咽喉；桔梗根载药上行，使药力达到会厌处；再加川朴、香附、乌药、栝楼、薤白，进一步增强行气、止痛、破瘀、消肿、化结作用，使邪气自去，结毒消除。

（三）脾失健运

干祖望教授认为咽喉干燥乃异物感的重要原因之一。而干燥之缘由，除外邪化燥及阴虚火旺外，临床每见脾失健运，津气无以上承者。干老经常引用李东垣的观点："饮食不常，劳役所伤，以致脾胃虚弱，主口中津液不行，故口干咽干也。"并提出补脾不若健脾，健脾不若醒脾。故而于方中首重芳化，醒脾化浊，次佐扶土，益气生津。阴霾除，清阳升，则津气得以上承，虽不治咽而咽病自愈。

（四）阴虚火旺

杨廉方教授认为肾为水火之宅，一身阴阳之总根，肾阴不足，致肺胃阴虚，咽喉为诸阴之会，咽失阴液滋润；加之肾虚相火妄动，肺受热烁，阴液耗伤，气失肃降，咽喉不获滋润。大抵症见咽中如有物阻，咯之不出，吞之不下，咽干咽痒或燥痛，语声不利，或声音嘶哑，五心烦热，或盗汗，夜寐差，纳食一般，二便正常。舌红少苔，脉细数。当滋补肾阴，清泻相火，化痰散结。常用药物：知母 10g、黄柏 10g、生地黄 18g、山茱萸 15g、怀山药 18g、茯苓 10g、泽泻 10g、牡丹皮 10g、法半夏 8g、厚朴 12g、紫苏梗 12g、桔梗 15g、五味子 6g、桂枝 6g 或肉桂 3g、红花 3g、甘草 6g。杨老强调，中医的精华在于辨证论治，治病疗疾要圆通活法，切忌墨守成规、一成不变。

（李　岩）

第五章 喉科疾病

第一节 急性会厌炎

急性会厌炎又称急性声门上喉炎，是一种危及生命的严重感染性疾病，可引起喉阻塞而窒息死亡。男性发病率较高。成人、儿童均可患本病，但小儿患者病情较重。本病全年均可发生，但冬春季节较多见。

急性会厌炎属于中医学的"喉痈"范畴，因发生部位在会厌，所以称会厌痈。

一、临床诊断标准与鉴别诊断

（一）诊断标准

1. 病史

可有外感、异物、创伤或邻近器官急性炎症史。

2. 临床表现

起病急骤，咽喉剧痛，吞咽时加重，严重时连唾液也难咽下，讲话言语含糊不清。会厌高度肿胀时可引起吸气性呼吸困难，甚至窒息。

3. 检查

患者呈急性病容，严重时可有呼吸困难。口咽部检查多无明显改变，间接喉镜检查，可见会厌明显充血、肿胀，严重时呈球形。如会厌脓肿形成，红肿黏膜表面可见黄白色脓点。血常规检查示白细胞总数明显升高，中性粒细胞比例偏高。儿童不能配合间接喉镜检查，喉部 X 线侧位片如能显示会厌肿大，则有助于诊断。

（二）鉴别诊断

1. 喉异物

常有异物吸入史，较大的异物可有失声、剧烈咳嗽、呼吸困难、发绀，甚至窒息，严重者可于数分钟内窒息死亡；较小异物则常有声嘶、喉喘鸣、阵发性剧烈咳嗽。若喉黏膜为尖锐异物刺伤，则有喉痛、发热、吞咽痛或呼吸困难等症状。依据喉异物吸入史，喉镜检查发现异物，喉前后位和侧位 X 线片、喉部 CT 扫描多可确诊。

2. 急性喉气管支气管炎

多见于 3 岁以内的婴幼儿，常先有轻微咳嗽、随后出现哮吼性干咳、喘鸣、声音嘶哑及吸气性呼吸困难。检查可见声带黏膜充血，会厌正常。直接喉镜或支气管镜检查可见声门下及气管黏膜亦显著充血肿胀。

3. 咽白喉

起病较缓慢，全身中毒症状较重，咳嗽剧烈，呼吸困难发展缓慢，声嘶或失声。喉部检查有成片状灰白色白膜，不易擦去，强行剥离易出血。喉部拭子涂片及培养可找到白喉杆菌。

4. 会厌囊肿

病情缓慢，无全身症状，检查会厌无炎症或水肿表现，会厌可见囊性肿物，多见于会厌舌面。会厌囊肿合并感染时，局部有脓囊肿表现，宜切开排脓治疗。

二、中医辨病诊断

（一）诊断依据

1. 病史

可有外感、异物、创伤或邻近器官急性炎症史。

2. 症状

（1）主症：起病急骤，咽喉剧痛，吞咽困难，张口流涎，言语含糊，甚则呼吸困难。

（2）次症：脓未成多表现为发热恶寒，头痛，周身不适，口干，咳嗽痰多，小便黄，舌质红，苔薄黄，脉浮数。脓已成多表现为高热，头痛，口臭口干，便结溲黄，舌质红，苔黄厚，脉洪数有力。

3. 检查

急重病容，有呼吸困难表现。口咽部检查多无明显病变，间接喉镜检查见会厌充血肿胀，或肿如球状；如痈肿已成，则见有局部隆起，其上有黄白色脓点。

（二）类证鉴别

喉痈以咽喉局部红肿、化脓、疼痛剧烈、吞咽困难、高热等为主要表现的疾病，据其发生部位不同而有喉关痈、里喉痈、颌下痈、会厌痈等名。

1. 会厌痈与喉关痈

会厌痈、喉关痈的病因病理大致相同，多因脏腑蕴热，复感风热邪毒，或异物、创伤染毒，内外热毒搏结咽喉，灼腐血肉为脓，毒聚而成痈肿。喉关痈病变位于口咽部，检查可见患侧腭舌弓上方红肿隆起，软腭红肿，悬雍垂水肿，并偏向对侧；或患侧腭咽弓红肿，喉核被推向前下方；会厌痈病变部位在会厌。

2. 会厌痈与里喉痈

会厌痈、里喉痈均起病急，呈急性面容。里喉痈检查见咽后壁一侧隆起，黏膜红肿；脓肿较大者，可将患侧腭咽弓及软腭向前推移。患侧颌下臀核肿大，压痛明显。颈侧位 X 线片，可见咽后壁隆起之软组织阴影，有时尚可见液平面。会厌痈检查口咽部多无明显病变，病变位于会厌。

3. 会厌痈与颌下痈

颌下痈检查见颈部僵直，患侧颈部、颌下肿胀，明显压痛，成脓后可有波动感，穿刺可抽出脓液。患侧喉核及咽侧壁向咽中线突起，但喉核不肿。颈部 B 超或 CT 扫描可显示脓肿大小。会厌痈检查见会厌充血肿胀，或肿如球状；如痈肿已成，则见有局部隆起，其上有黄白色脓点。

由于发病部位不同，各种喉痈均具有其不同的症状特点及体征，据此可作出相应的诊断。绝大多数喉痈经及时、恰当的治疗，未成脓的，直接消肿愈合。已经成脓的，排出脓液后，疮口愈合而痊愈，预后良好。极少数患者因体质虚弱，或未及时有效的治疗，脓毒蔓延，或肌膜肿胀，堵塞气道，并发急喉风；或热入营血，热盛动风，变生他病；或侵蚀破坏脉络，导致大出血、失血性休克、窒息等危症重症。

三、审析病因病机

（一）脏腑蕴热

本病其因虽多，总属"火毒"为犯，大多为实热证，多因脏腑蕴热，熏蒸咽喉，发而为痈。

（二）复感外邪

复感风热邪毒，或异物、创伤染毒，内外热毒搏结咽喉，灼腐血肉为脓，毒聚而成痈肿。

总之本病的病因病机为平素过食辛热炙煿之物，或过度饮酒，以致热毒积于肺胃，或肺胃素有热毒内伏，熏发上焦，攻于咽喉，结聚不散，久必成痈，喉为肺胃所属，风热邪毒乘虚侵袭，循口鼻入肺系，咽喉首当其冲，邪毒与气血搏结不散，导致气血壅聚而为病，内外相引，尤易诱发；外邪不解，入里化热，引动脏腑积热上攻，内外火热邪毒搏结于咽喉，热毒流窜困结于一处，灼腐血肉而化为脓汁，发为会厌痈；火热邪毒久灼咽喉，又因咽痛饮食难进，加之清解攻伐，耗气伤阴，气阴未复，余邪尚存。本病病之根在于肺胃，继则影响脾脏，会厌痈病程演变过程中，常见因实致虚，虚实夹杂等，临证时既要把握会厌痈的总体病机，又要明确每个证的病机乃至具体症状所对应的内在病机。

四、明确辨证要点

（一）辨虚实

本病多为实证，日久虚实夹杂。酝酿期、成脓期以邪实为主，溃脓期以正虚邪存为主。邪实主要以热毒内伏、外邪侵袭、痰火相搏、气血壅盛、结聚不散等为主。实证多为新病，咽喉红肿疼痛，吞咽不利，恶寒高热，呼吸困难，脉数有力等症状。末期偏于本虚，然余邪尚存，属虚实夹杂。多呈气阴两虚，由肺及脾，虚证多为久病，红肿始退，身热已平，倦怠乏力，懒动少言，咽干口渴，脉细而数，体质虚弱。

（二）辨脏腑

肺经伏热证见咽痛、口干、咳嗽痰多、发热恶寒、头痛等全身症状，舌质红，苔薄黄，脉浮数。胃腑热盛证可见咽痛剧烈、高热、口臭口干、大便秘结、小便黄赤、舌质红、苔黄厚、脉洪数有力等。脾气虚弱者可见食少纳呆、倦怠乏力、懒动少言、脉细等症。

（三）辨阴阳

临床辨证，要谨守病机，各司其属，调和阴阳，以平为期。阳盛者，其症见咽痛剧烈、高热、口干烦渴、大便秘结、小便短赤、舌质红、苔黄厚、脉洪数有力等。阴虚者，可见精神萎靡、倦怠乏力、懒动少言、舌淡脉细数等症。

五、确立治疗方略

会厌痈一证，总属热毒，但火有内火、外火之分，病有初、中、末三期之辨。察其病因及证变规律与一般外疡阳证相同，而论治大法也多一致。病在初期，若因从外来，当治以疏散风热为主；因从内起，应治以清热泻火为主；在其基础之上加以清热解毒，以顿挫病势，迅速缓解病情，总体治则贵在消散。中期，以解毒排脓为主，应尽早排尽脓液，速求生机。末期，先以扶正固本为主，辅以清解余邪，促进早日康复，贵在治本除根，不留病患。总之要辨证审因，详察病机，各司其属，随证治之。有风邪者宜疏解，有热者宜清热或泻火，正虚者宜扶正。但证有兼夹轻重之分，治有主次缓急之别，配伍有主次之药，各随所宜，随证治之。因此，脓未成者要以消散为主；已成者以托毒排脓与切开引流相结合，促其快速痊愈。

六、辨证论治

（一）热毒搏结证

（1）抓主症：喉痈初期，咽痛逐渐加重，吞咽不利，吞咽时疼痛尤甚。检查可见患处黏膜色红漫肿或颌下肿胀，触之稍硬。

（2）察次症：发热恶寒，头痛，周身不适，口干，咳嗽痰多，小便黄。

（3）审舌脉：舌质红，苔薄黄，脉浮数。

（4）择治法：清热解毒，消肿止痛。

（5）选方用药思路：本证由风热邪毒侵袭，搏结于咽喉而致，则方选清热解毒经典方剂五味消毒饮为基础方，全方旨在疏风清热，解毒消肿，缓急止痛。方中重用金银花清热解毒，消散痈疮疔肿为君药，野菊花、蒲公英、紫花地丁、紫背天葵四药共为臣药，其中野菊花辛散苦降，苦寒之性尤甚，长于清热泻火，解毒消痈，疮痈疔毒肿痛多用之；紫花地丁和蒲公英二者均为治疗痈、疮、疔、毒之要药，其中紫花地丁味苦、性寒，具有凉血解毒之功效；蒲公英性寒、味甘，既能清解火热毒邪，又能泻降滞气，二者配合以消会厌之痈毒；紫背天葵清热解毒、散瘀消肿，善治外感高热、痈肿疮毒。诸药合用，功专力宏，共奏清热解毒、消肿止痛之功效。

（6）据兼症化裁：应用时可加荆芥、防风、连翘以加强疏风清热之力；若热毒盛者，可加黄连、栀子等以清泻热毒；脓已成而不溃或溃而脓不易流出者，可加皂角刺、鱼腥草等以排泄脓液。

（二）热毒成脓证

（1）抓主症：咽痛剧烈，胀痛或跳痛，痛引耳窍，吞咽困难，口涎外溢，或张口困难，言语不清，如口中含物，或咽喉阻塞，吸气难入。检查可见患处红肿高突，或隆起顶部红里泛白，触之有波动感，穿刺可抽出脓液。颌下有臖核。

（2）察次症：高热，头痛，口臭口干，便结溲黄。

（3）审舌脉：舌质红，苔黄厚，脉洪数有力。

（4）择治法：泻热解毒，消肿排脓。

（5）选方用药思路：本证由火热邪毒困结，气血壅盛，患处肉腐化脓所致。故选用"疮疡之圣药，外科之首方"仙方活命饮，若用之得当，则"脓未成者即消，已成者即溃"。方中金银花性味甘寒，最善清热解毒疗疮，前人称之谓"疮疡圣药"，故重用为君；然单用清热解毒，则气滞血瘀难消，肿结不散，又以当归尾、赤芍、乳香、没药、陈皮行气活血通络，消肿止痛，共为臣药；疮疡初起，其邪多羁留于肌肤腠理之间，更用辛散的白芷、防风相配，通滞而散其结，使热毒从外透解；气机阻滞可导致液聚成痰，故配用贝母、天花粉清热化痰散结，可使脓未成即消；穿山甲、皂角刺通行经络，透脓溃坚，可使脓成即溃，均为佐药；甘草清热解毒，并调和诸药；煎药加酒者，借其通瘀而行周身，助药力直达病所，共为使药。诸药合用，共奏清热解毒，消肿溃坚，活血止痛之功。

（6）据兼症化裁：红肿痛甚，热毒重者，可加蒲公英、连翘、紫花地丁、野菊花等以加强清热解毒之力；高热伤津者，去白芷、陈皮，重用天花粉，加玄参；痰涎壅盛，可加僵蚕、胆南星等以豁痰消肿；便秘者，加大黄以泻热通便；血热盛者，加牡丹皮以凉血；气虚者，加黄芪以补气。不善饮酒者可用酒水各半或用清水煎服。

（三）气阴耗损证

（1）抓主症：咽痛逐渐减轻，身热已平，红肿始退。检查见患处红肿突起已平复，黏膜色红欠润，或溃口未愈合。

（2）察次症：咽干口渴，倦怠乏力，懒动少言。

（3）审舌脉：舌红或淡红，苔薄黄而干，脉细数。

（4）择治法：益气养阴，清解余毒。

（5）选方用药思路：本证火热邪毒久灼咽喉，又因咽痛饮食难进，加之清解攻伐，气阴两伤，余邪未清，故选用可益气养阴，清解余毒的托里消毒散。人参大补元气，益脾生津；黄芪甘温，善入脾胃，为补中益气要药，不仅有补气健脾之功，还有托毒生肌之效；白术入脾胃经，为补气健脾第一要药，芪参术共用，正气来复，气血充足；茯苓健脾利湿，陈皮理气调中，共同调补脾胃，使脾胃健运，纳谷旺盛，从而促进气血生化的来源；川芎血中之气药，可通达气血，当归补血活血，芍药养血敛阴，三药配合共使气血恢复运行；金银花、连翘清热解毒，白芷消肿排毒，共达祛邪外出；甘草一可调和脾胃，助人参补气健脾，二可调和诸药药性，使各药协同发挥，相辅相成，三可解毒。诸药合用，共奏补益气血、托毒生肌，清解余毒之功效。

（6）据兼症化裁：应用时可加沙参、麦冬清养胃阴，以加强本方益气生津之功；口干甚者，加玉竹、天花粉生津解渴；若高热肿痛，加蒲公英、野菊花清解热毒。

七、中成药选用

（1）银翘解毒片、蒲地蓝口服液、防风通圣丸、开喉剑喷雾剂：清热解毒，消肿止痛，用于外邪侵袭，热毒搏结者。

（2）牛黄解毒片、牛黄利咽丸、六神丸、一清胶囊：泻热解毒，化瘀消肿，用于热毒困结，化腐成脓者。

（3）清咽甘露丸、生脉饮：养阴润燥，降火利咽，用于气阴耗损，余邪未清者。

八、单方验方

（1）蒲公英、黄芩、射干、金银花、连翘、牛蒡子各 9g，水煎服。

（2）金银花、菊花、玄参、青果各 9g，煎水代茶频饮。

（3）金银花、桔梗、甘草煎水或用内服中药渣再煎之药液，冷后频频含漱。

九、中医特色技术

（一）排脓法

脓成之后，应及时排脓。在保持气道通畅的情况下，可行穿刺抽脓或切开排脓，并在做好抽吸痰液及气管切开器械的准备下进行，以防脓肿突然破裂，脓液涌入气道，导致窒息。

（二）蒸汽吸入法

可用清热解毒、消肿止痛的中药，如金银花、紫花地丁、蒲公英、板蓝根、牡丹皮、赤芍等煎水，每次用 20～30ml，每日 1～2 次。

（三）针刺疗法

1. 体针

咽喉肿痛甚者，针刺合谷、内庭、太冲等穴以消肿止痛，用泻法，每日 1 次。张口困难者，针刺患侧颊车、地仓穴，以使牙关开张。

2. 刺血

痈肿未成脓时，可酌情用三棱针于局部黏膜浅刺 5～6 次，或用尖刀轻轻划痕使其出血，以泻热消肿止痛。高热者，用三棱针刺少商、商阳或耳尖，每穴放血数滴，以泻热解毒。

（四）穴位注射

取肺俞、胃俞、曲池，每穴双黄连注射液或清开灵注射液 1ml，每日 1 次。

（五）擒拿法

实热证而见咽痛剧烈、吞咽困难、汤水难下者，可用擒拿法以泻热消肿止痛，以利吞咽。

十、预防与调护

（1）注意劳逸结合，锻炼身体，增强体质，预防感冒。

（2）注意饮食起居、保持口腔卫生及二便通畅。

（3）忌食辛辣炙煿、醇酒厚味，以防内热蕴结上灼，宜进软质食物。

（4）积极治疗咽喉部急慢性疾病，防止局部炎症扩散。

十一、各家发挥

（一）火热致病

《素问玄机原病式》曰："诸病疖疽疡疹、鼻塞鼽衄……皆属于热。"又曰"疮疡喉痹、耳鸣及聋、呕涌、嗌食不下……皆属于火。"以金代刘河间为首的医家们认为喉痹因为六气之火，火热为患而发会厌痹，病根本在肺热。而张从正在《儒门事亲·喉舌缓急贬药不同解》中继承了刘河间的思想提出："咽与喉，会厌与舌，此四者，同在一门……及其为病也，一言可了。一言者何？曰火。"《素问玄机原病式》《儒门事亲》两书皆为金元时期的著作。从师承来看，张从正师承刘河间的火热论，其理论体系可以说是一脉相承的。以上两著作对于喉科发展的理论方面贡献是，将喉科病证的病机确立为火气主病，这与《灵枢·痈疽》所言："热盛则肉腐，肉腐则为脓。"《疮疡经验全书》："此胃经受热，胃气通于喉咙，故患喉痹。"及后世医家所提出的"咽喉诸证皆属于火"是不谋而合的。

（二）痰热致病

朱丹溪的理论与河间学派又有不同之处。首先他承认喉科诸疾皆属于火，为手少阴君火、手少阳相火结于咽喉所至，如在《脉因证治·喉痹》中曰："热内结，虽有蛾闭、木舌、缠喉乏走马之名，火则一也……至如嗌干痛、咽额肿、舌本强，皆君火之为也。唯喉痹急速，相火之为也。"但对于火气的认识，丹溪将之拓展为痰和血，如《丹溪心法·缠喉风喉痹》中曰："喉痹，大概多是痰热，重者用桐油探吐……缠喉风，属痰热……"与后世医家提出的"痰为有形之火，火为无形之痰"之论相符。

（郝　蕊）

第二节　急性喉炎

急性喉炎是指喉黏膜及声带的急性非特异性炎症，为呼吸道常见急性感染性疾病之一，约占耳鼻咽喉科疾病的 1%～2%。常继发于急性鼻炎、鼻窦炎，急性咽炎，为整个上呼吸道感染的一部分，也可单独发生。有时大声喊叫，过度用嗓、剧烈咳嗽，也可引起急性喉炎。男性发病率高于女性。多发于冬春季节。小儿急性喉炎有其特殊性，严重影响呼吸，病情较严重，病情变化较快。

急性喉炎属于中医学"急喉瘖"范畴，又有"暴喑""卒喑"等名称。

一、临床诊断标准与鉴别诊断

（一）诊断标准

1. 病史

多有受凉感冒或过度用声史。

2. 临床表现

声音嘶哑或者失音、喉部疼痛、咳嗽、呼吸困难等。小儿急性喉炎起病较急，主要表现为声嘶、犬吠样咳嗽、吸气性喉喘鸣、吸气性呼吸困难。

3. 检查

间接喉镜检查可见喉部黏膜弥漫性充血、肿胀，颜色鲜红，声带充血水肿，闭合不严，表面常有分泌物黏附。喉室带、杓会厌襞也显著充血肿胀。必要时可行纤维喉镜、电子喉镜检查。

（二）鉴别诊断

1. 喉白喉

喉白喉起病缓慢，有声音嘶哑、低热、全身中毒症状，咽、喉部可见白色假膜，涂片可查到白喉杆菌。

2. 喉结核

喉结核主要症状为声嘶和喉痛，多继发于肺结核，可能有肺结核症状及全身结核中毒症状，喉部黏膜弥漫性苍白、水肿，结核菌检查及活组织可诊断。

3. 急性会厌炎

急性会厌炎喉痛剧烈，幼儿可出现明显的全身中毒症状，高热，病情发展迅速，语音如含物状，喉镜检查见会厌充血肿胀明显，以会厌舌面明显，有时呈球状。

4. 急性喉气管支气管炎

急性喉气管支气管炎除有急性喉炎的症状外，患者呼气及吸气都感困难，肺部听诊可闻及干、湿性啰音，呼吸浅而快，可出现全身中毒症状。

二、中医辨病诊断

（一）诊断依据

1. 病史

多有感受风寒、酗酒、用声过度史。

2. 症状

起病较急，病程较短。以声音嘶哑，喉内干燥或疼痛为主要症状。成人一般全身症状较轻，可有发热、恶寒、头痛、纳差等症状。小儿患者症状多较严重，可有呼吸困难。

3. 检查

喉部检查可见喉黏膜充血、肿胀，声带水肿或有充血，甚则声带边缘圆钝呈梭形，或有痰涎附着于表面，发声时声门闭合不全。

（二）类证鉴别

1. 急喉喑与喉白喉

喉白喉是指以咽喉间起白腐为特征的急性传染病，属时行疫症之一。为燥热疫毒之邪搏结于咽喉，耗伤阴液所致。患者多为小儿，声嘶显著，咳嗽呈犬吠样，饮水反呛，吞咽困难，或见吸气性呼吸困难，喘鸣，甚则心悸怔忡。全身中毒症状明显，可见发热，头痛，神情萎靡，面色苍白，烦躁不安，倦怠无力，食欲减退等。易发生喉梗阻，咽部检查发现有不易剥落的白膜，颌下及颈部可触及肿大之臀核。

2. 急喉喑与肝郁失音

肝郁失音是因七情所伤而致的突然失语，或只能发耳语，但咳嗽时声音正常，声带无红肿变化，伴全身肝气郁结之症状。多见于青年妇女，发病突然，也可突然恢复。

三、审析病因病机

（一）外感风寒

风寒外袭，先伤皮毛，肺卫失宣，寒邪凝聚于喉咙，导致脉络壅阻，气血凝滞，声门开合不利而瘖。《灵枢·忧恚无言》提出："寒气客于厌，则厌不能发，发不能下至，其开阖不致，故无音。"

（二）外感风热

风热袭肺，肺失宣降，热毒循经上蒸于喉窍，与气血搏结，致气血壅滞，肺络痹阻，喉部肌膜红肿，声门开合不利而为瘖。《圣济总录》曰："风邪壅热，客于脾肺之经，邪热随经，上搏于咽喉，则血脉壅遏，故令喉间肿痛，甚则气道窒塞，语声不出也。"

总之，本病多由外感风寒或风热之邪，致肺失清肃，肺气壅塞气机阻滞，声户肿胀，开合不利造成。肺为华盖之府，乃为"娇脏"，易受外邪侵袭，司呼吸，主皮毛主表；喉为肺之所系，为呼吸必经之窍道，主发音。肺和则气充，气充则窍有所养，肺气宣畅则声音出，故感受外邪，肺失清肃，或邪客咽喉，致声嘶失音。小儿脏腑娇嫩，气道较窄，患有本病时，更易致急喉风，临床尤需注意。

四、明确辨证要点

辨寒热

本病以外邪侵袭多见，属表实之证，所谓"金实不鸣"，但在实证、表证之中，又有寒热之分，邪气当辨风寒、风热的不同。病因于风寒，表现为卒然声音不扬，甚则嘶哑，或兼有咽喉微痛，吞咽不利，咽喉痒，咳嗽不爽，咽喉的症状及体征较风热侵袭证为轻，以恶寒发热，头痛，无汗，口不渴，鼻塞流清涕，舌苔薄白，脉浮紧为辨证要点。检查见咽部多无红肿，喉部微红肿，声带淡白或淡红，声门闭合不全。病源于风热，病之初起，喉内不适，干痒而咳，音低而粗，声嘶或失音，或喉内有灼热疼痛感觉，以发热恶寒，头痛，体倦骨痛，舌边微红，苔薄白或薄黄，脉浮数为辨证要点。检查见咽部黏膜红肿不明显，但见喉部红肿，声带淡红。若邪热传里，胃腑热盛，则症状加重，声嘶，甚则失音难言，喉痛加剧，吞咽困难，身壮热，口渴引饮，口臭腹胀，痰黄稠，小便黄赤，大便秘结，舌质红，苔黄厚，脉洪大而数。喉部亦红肿明显，声带鲜红，或有黄白色点状分泌物附于其上，声门闭合欠佳。

五、确立治疗方略

本病的治疗，当以疏风宣肺为治疗大法，或疏风清热，或疏风散寒。在治疗方法上，则宜内外兼治。在初中期可以给予保守治疗，此病转变较快，应注意观察病情变化，一旦出现呼吸困难，病情危重，发展为急喉风，应立即考虑手术治疗，不能耽误病情。

六、辨证论治

（一）风寒外袭证

（1）抓主症：卒然声音不扬，甚则嘶哑，或兼有咽喉微痛，吞咽不利，咽喉痒，咳嗽不爽，检查见咽部多无红肿，喉部黏膜微红肿，声带淡白或淡红，闭合欠佳，或劈裂肿胀。

（2）察次症：鼻塞流清涕，恶寒，发热，头痛，无汗，口不渴。

（3）审舌脉：舌苔薄白，脉浮紧。

（4）择治法：疏散风寒，宣肺开音。

（5）选方用药思路：本证为风寒束表，肺气失宣，或风寒之邪客于声户，致其开合不利，故选用可宣肺解表的三拗汤。方中用麻黄发汗散寒，其不去根节，为发中有收，使不过于汗；用杏仁宣肺降气，止咳化痰，以不去皮尖，为散中有涩，使不过于宣；甘草不炙，乃取其清热解毒之效，协同麻黄、杏仁利气祛痰。三药相配，共奏疏散风寒，宣肺止咳之功。

（6）据兼症化裁：若咳嗽痰多加法半夏、细辛、石菖蒲，以止咳祛痰；鼻塞流清涕加苍耳子、辛夷花；头痛加蔓荆子、白芷；恶寒发热明显者，重用麻黄，加桂枝、荆芥等调和营卫，宣通阳气。

（二）风热犯肺证

（1）抓主症：病之初起，喉内不适，干痒而咳，音低而粗，声嘶或失音，或喉内有灼热疼痛感觉，检查见咽部黏膜红肿不明显，但见喉部黏膜红肿，声带充血，闭合不全，劈裂充血、肿胀。

（2）察次症：发热，恶寒，头痛，鼻塞，体倦骨痛等。

（3）审舌脉：舌边微红，苔薄白或薄黄，脉浮数。

（4）择治法：疏风清热，宣肺开音。

（5）选方用药思路：本证为风热袭肺，肺失宣降，声出不利，故选用疏风清热汤。方中以黄芩、桑白皮清泻肺中蕴热；荆芥、防风疏风解表；金银花、连翘、牛蒡子清热解毒利咽；桔梗、浙贝母化痰开音；玄参、天花粉、赤芍清利咽喉；甘草调和诸药，全方共奏疏风清热，宣肺开音之效。

（6）据兼症化裁：若声嘶较重者，加蝉蜕、胖大海、木蝴蝶以加强宣肺开音之功；痰多而黄加天竺黄、瓜蒌、竹茹等化痰开音；喉内疼痛较重时加射干、山豆根等清利咽喉；喉痛干灼者，加牡丹皮、生地黄、麦冬。

（三）肺胃热盛证

（1）抓主症：声嘶渐重，甚则语言难出，喉痛加剧，吞咽困难，喉部黏膜红肿明显，声带鲜红，或有黄白色点状分泌物附于其上，声门闭合不全。

（2）察次症：身壮热，口渴引饮，口臭腹胀，痰黄稠，小便黄赤，大便秘结。

（3）审舌脉：舌质红，苔黄厚，脉洪数或滑数。

（4）择治法：泻热解毒，利喉开音。

（5）选方用药思路：本证多为平素肺胃积热，复感风热之邪，致肺胃火热炽盛，蒸灼咽喉，声门不利，故选用泻热解毒、利膈消肿的清咽利膈汤。方中以荆芥、防风、薄荷、牛蒡子疏风散热；黄芩、黄连、栀子泻热解毒；金银花、连翘清热解毒；桔梗、玄参、大黄、玄明粉解毒消肿，利喉开音。

（6）据兼症化裁：若热已传里无表证者，去荆芥、防风，加蝉蜕、胖大海利喉开音；口渴引饮者加天花粉、桑白皮滋阴生津润喉；痰黄稠者加贝母、天竺黄、竹茹、瓜蒌等清热化痰，消痰复声；咽喉疼痛剧烈，吞咽困难者加射干、山豆根、赤芍等解毒消肿，清热利咽；若有呼吸困难症状者，则按急喉风处理。

七、中成药选用

（1）喉症丸、六神丸：清热解毒，消肿止痛，适用于风热侵袭型。

（2）新雪丹颗粒或牛黄利咽丹（黑龙江中医药大学附属第一医院院内制剂）：清热解毒，泻火凉血，活血消肿，适用于肺胃热盛型。

八、单方验方

（1）清咽利喉汤（周凌教授经验方）药物组成：连翘、蒲公英、桔梗、板蓝根、黄芩、桑白皮、牛蒡子、川贝母、黄连、大黄、菊花、赤芍、金银花、天花粉等。用于治疗急性喉炎。

（2）木蝴蝶、生地黄各16g，牛蒡子、金银花、诃子各12g，胖大海9g，治疗急性喉炎引起的声音嘶哑。

（3）清咽安肺汤：桔梗6g，黄芩（炒）、山栀子（炒）、桑白皮（蜜炒）、前胡、知母、贝母、甘草（炙）各3g，水煎服，治疗痰热壅肺型的急喉瘖。

九、中医特色技术

（一）中药蒸汽吸入或雾化吸入

（1）风寒袭肺者，用藿香、荆芥穗、防风、苏叶、佩兰、蝉蜕等适量，水煎服，趁热吸入热蒸汽或将药液过滤后作雾化吸入，以疏风散邪，消肿开音。

（2）风热犯肺者，用薄荷、藿香、佩兰、金银花、菊花、黄芩、蝉蜕各适量，水煎服，趁热吸入热蒸汽或将药过滤后作雾化吸入，以疏风清热，清利咽喉。

（二）针灸疗法

1. 体针

常用穴为阳明经、手太阴经、任脉及局部取穴。主穴：人迎、水突、合谷、尺泽、天突。风热外袭型配少商、鱼际、曲池；风寒外袭型配风府、风池、外关。针刺综合治疗小儿急性喉炎，选穴：少商、合谷、足三里、涌泉、隐白，改善呼吸困难效果好。

2. 耳针

主要取相应脏腑的穴位，如肺、咽喉、大肠、皮质下、心等。主穴：咽喉、气管、肾上腺、神门。配穴：头痛者加皮质下；发热、咽喉痛者加耳尖、耳垂。亦可在相应的脏腑穴位上贴压王不留行籽。

十、预防与调护

（1）注意气候变化，及时增减衣服，避免感寒受热。在感冒流行期间，尽量减少外出，以防传染。对已感冒病人应及时治疗，预防细菌继发感染，而形成急性喉炎。

（2）职业用嗓者应学习正确发声。

（3）保持口腔卫生，养成晨起、饭后和睡前刷牙漱口的习惯。

（4）积极治疗鼻窦炎、咽炎、扁桃体炎等疾病。

（5）密切观察病情变化，特别对于重症患者、小儿、过敏者，要密切观察咳嗽、痰喘及呼吸情况变化，并应立即做好应急准备。

十一、各家发挥

（一）从风寒论治

《景岳全书》治风寒袭表所致咳嗽而喑，用参苏饮、二陈汤、小青龙汤、金水六君煎、三拗汤。《张氏医通》治大寒犯肾致暴喑用"麻黄附子细辛汤温之，并以蜜制附子含之，慎不可轻用寒凉之剂"。

（二）从风热论治

周凌教授根据30余年的临床经验，认为急喉瘖患者以实热证居多，风热为阳邪，易袭阳位，风热之邪客于肺经，邪毒随经上传壅滞于咽喉致出声不利，故临证多采用清热解毒，利咽开音之法。药物为：连翘、蒲公英、桔梗、板蓝根、黄芩、桑白皮、牛蒡子、川贝母、黄连、大黄、菊花、赤芍、金银花、天花粉等。临证时根据病证变化加减化裁，疗效甚佳。

（三）从痰浊论治

干祖望认为治疗失音应该提倡宣肺勿忘化痰，选六味汤为主方；清热切忌苦寒，取偏于甘寒的五味消毒饮加减；消痰先理脾，以参苓白术散加化痰软坚之品；滋阴需防留邪，云："滋阴固然重要，但须防止留邪内恋，倘风寒痰火，偶尔失音或风痰未尽，切不可动辄就投生地黄、麦冬，以致弄假成真"，攻瘀善用三甲，选加味三甲散。

（王岚峰）

第三节 慢 性 喉 炎

慢性喉炎是指喉部黏膜因一般性病菌感染或用声不当所引起的慢性炎症，可波及黏膜下层及喉内肌。主要表现为声音嘶哑，喉部分泌物增加。一般可分为慢性单纯性喉炎、慢性肥厚性喉炎、萎缩性喉炎或干燥性喉炎。

慢性喉炎属于中医学"慢喉瘖"范畴，又有"久喉瘖""久喑""久病失音"等名称。

一、临床诊断标准与鉴别诊断

（一）诊断标准

1. 病史

多有用声过度，发声不当史。

2. 临床表现

慢性声音嘶哑，发声疼痛，喉部不适，有清嗓习惯。

3. 检查

声带呈粉红色或深红色，边缘增厚变圆钝或呈棒状，表面粗糙不平并有黏稠液附着，声门闭合不全。必要时可行纤维喉镜、电子喉镜检查。

（二）鉴别诊断

1. 喉癌

喉癌为喉部常见的恶性肿瘤，表现为进行性声嘶，喉痛血痰，呼吸困难。喉镜检查可见菜花状、溃疡状、结节状或包块状新生物发于声带、室带、会厌处。喉 CT 或 MRI 扫描可以判断癌肿的部位与范围，喉部活检可确诊。

2. 喉结核

喉结核多表现为低热咳嗽，咽喉疼痛，吞咽加剧，声嘶无力。喉部黏膜弥漫性苍白水肿，有边缘不整齐的浅溃疡，附黄白色伪膜或黏脓性分泌物。X 线肺部有结核灶，结核菌检查及活组织可诊断。

3. 喉梅毒

喉梅毒患者声嘶粗而有力，喉痛轻，重者有呼吸困难。病变多累及喉前部，黏膜红肿，常有隆起的梅毒结节和较深溃疡，组织破坏较重，愈合遗留瘢痕畸形。血清学检查和喉活检可确诊。

二、中医辨病诊断

（一）诊断依据

1. 病史

多有用声过度，发声不当史。

2. 症状

病程较长，声音嘶哑时轻时重。久病声音不扬甚至嘶哑失音，喉部干燥不适，伴有咳嗽、咯痰等症。多因急喉瘖反复发作而转化为慢性，亦有长期发声过度，缓慢起病者，或有咳嗽久远不愈病史。常见于教师、演员、歌唱家、营业员等职业用声者。

3. 检查

喉部检查黏膜多有暗红色充血、肿胀或萎缩，声带肿胀、肥厚，声门闭合不严。

（二）类证鉴别

1. 慢喉瘖与喉癣

因喉癣而瘖者，常与肺痨并发，其病症较重，咽喉干燥疼痛，甚则吞咽困难，声嘶无力，常有午后潮热、盗汗消瘦等阴虚内热的症状。声带溃疡，甚则溃烂，边如鼠咬状或如蚁蚀之状，有灰白或灰黄色污秽物覆盖。

2. 慢喉喑与喉菌

因喉菌而喑者，全身劳损症状明显，声音嘶哑逐渐加重，常伴有喉内异物感或疼痛、咳痰带血、口气恶臭、吞咽梗阻等症状。会厌喉面或声带有肿物，多呈菜花样，或溃烂有污秽物、分泌物附着，颈部可有恶核。

三、审析病因病机

（一）脏器虚损

肺主气，肺为气之源，肾为气之根，即声音出于肺而源于脾，根于肾。所以本病多由肺、脾、肾虚损所致。素体虚弱，劳累太过或久病失养，致肺肾阴亏不能润泽咽喉，而致金破不鸣；又因阴虚生内热，虚火上炎，致声门失健而成喑。过度发音，耗伤肺气，或久病失调，肺脾气虚，气虚则无力鼓动声门而喑。妊娠后期出现声音嘶哑，谓子喑，亦为肺肾阴虚而致。

（二）气滞血瘀痰凝

急喉喑病后余邪未清，结聚于喉，或发音不当，耗气伤阴，均可致局部脉络受损，气滞血瘀痰凝，导致声带肿胀、甚至形成小结或息肉而为喑。

总之，本病常由急喉喑迁延不愈或反复发作而致，起病较慢。春秋干燥季节多发，或冬月久咳不愈而发。多属虚证，所谓"金破不鸣"，亦有虚中挟实，所谓"金阻不鸣"。虚为本，实为标。本虚者包括气虚、阴虚；标实者，包括气滞血瘀、痰瘀交阻等。有时虚实可以相互兼挟。气虚多易夹杂痰湿，血瘀日久必致血亏等。

四、明确辨证要点

（一）辨虚实

慢喉喑虽然以虚证居多，但是仍然有一部分为虚实夹杂之病，因此临证时应注意虚实病症的不同。声音毛沙不清亮，常欲清嗓，伴喉部干涩者常为肺肾阴虚；伴语不持久，多属中气不足，气血失和；声音嘶哑，伴有漏气，多属肺肾阴虚，日久不愈则为痰浊结聚，或日久不愈且症状固定，多数挟有瘀血；声音低沉，时轻时重多为痰湿阻滞；声音低弱，说话费力，语多渐无声者，多为气虚。

（二）辨脏腑

本病病位在肺脾肾，病程缠绵。声嘶日久，咽喉干燥，喉痒，干咳，痰少而黏，或伴腰膝酸软，手足心热，此为肺肾阴虚，虚火上灼喉窍所致；声嘶日久，语音低微，讲话费力，发音不能持久，易疲劳，此为肺脾气虚，气虚不足，喉窍失养，声户运动无力，功能失司所致。

五、确立治疗方略

本病在治疗上，当先分清虚实，虚者或以滋阴为主，或以益气为要；实者则行气活血化痰，但具体到每位患者应有所侧重。另外，在治疗方法上，尤须灵活选用，阴虚、气虚者以内服药物为主；气滞血瘀痰凝者，宜内外兼施。

六、辨证论治

（一）肺肾阴虚证

（1）抓主症：声音嘶哑日久，咽喉干涩微痛，喉痒干咳，痰少而黏，时时清嗓，症状以下午明显。检查见声带微红肿，边缘增厚，咽喉黏膜干燥暗红，或有少许黏痰附着，声门闭合不全。

（2）察次症：颧红唇赤，头晕耳鸣，虚烦少寐，腰膝酸软，手足心热。

（3）审舌脉：舌红少苔，脉细数。

（4）择治法：滋养肺肾，降火清音。

（5）选方用药思路：本证为肺肾阴虚，喉窍失养，兼以虚火上炎，声门失润，故选用滋养肺肾的百合固金汤。方中百合甘苦微寒，滋阴清热，润肺止咳；生地黄、熟地黄并用，滋肾壮水。三药相伍，为润肺滋肾，金水并补的常用组合，共为君药。麦冬甘寒，协百合以滋阴清热，润肺止咳；玄参咸寒，助二地滋阴壮水，以清虚火，兼利咽喉，共为臣药。当归、白芍以养血和阴；贝母清热润肺，化痰止咳，俱为佐药；桔梗宣肺利咽，化痰散结，并载药上行；生甘草清热泻火，调和诸药，共为使药。

（6）据兼症化裁：可加木蝴蝶、蝉蜕利喉开音；若虚火旺者，加黄柏、知母以降火坚阴；盗汗、夜梦较多者，可用生龙骨、五味子敛汗滋阴；咽喉梗梗不利者，宜加香附、郁金；大便干结者加瓜蒌仁。

（二）肺脾气虚

（1）抓主症：声嘶日久，遇劳益甚，上午明显，语音低沉，气短懒言，语不持久，讲话费力。检查见咽喉黏膜色淡，声带肿胀不红；或松弛无力，闭合不全。

（2）察次症：面色淡白或萎黄，倦怠乏力，易感冒，口淡不渴，纳呆便溏。

（3）审舌脉：舌质淡胖，苔白，脉细弱。

（4）择治法：补益肺脾，益气开音。

（5）选方用药思路：本证为肺脾气虚，声门鼓动无力，故选用补益肺脾的补中益气汤。方中黄芪味甘微温，入脾肺经，补中益气，升阳固表，为君药。配伍人参、炙甘草、白术，补气健脾为臣药。当归养血和营，协人参、黄芪补气养血；陈皮理气和胃，使诸药补而不滞，共为佐药。少量升麻、柴胡升阳举陷，协助君药以升提下陷之中气，共为佐药。炙甘草调和诸药为使药。

（6）据兼症化裁：可加生诃子收敛肺气，利喉开音；加石菖蒲通窍开音；气虚咳嗽重者，加用冬虫夏草、蛤蚧以加强补益脾肺之力，纳气以止咳；若声带肿胀，湿重痰多者，可加半夏、茯苓、扁豆燥湿除痰，消肿开音；脾虚泄泻，可用山药、茯苓、炮姜、苍术等。

（三）气滞血瘀证

（1）抓主症：声嘶日久，咳嗽痰少，多言后喉中觉痛，痛处不移。检查见声带肥厚，色泽暗红，边缘增厚，或声带肥厚，或有小节，或有息肉，声门闭合不全。

（2）察次症：胸胁脘腹胀闷不舒，或咽干而不引饮。

（3）审舌脉：舌质紫暗或有瘀点，脉涩。

（4）择治法：理气活血，化痰开音。

（5）选方用药思路：本证为气滞血瘀，喉窍不利，故选用行气活血的会厌逐瘀汤。方中以当归、赤芍、红花、桃仁、生地黄活血祛瘀；枳壳、柴胡疏肝理气，气行则血行，血行则瘀散；桔梗、甘草、玄参宣肺化痰，利喉开音。本方由四逆散以枳壳易枳实，合桃红四物汤去川芎加玄参、桔梗而成。四逆散能调气血，利升降；桃红四物汤为养血活血方。去川芎者，因其辛温性燥，恐伤阴津；增入玄参，意在助生地黄以滋养柔润；桔梗乃利咽圣药，能升降肺气，并佐柴胡、枳壳升降气机，引活血祛瘀药上达病所。

（6）据兼症化裁：气滞偏重者，加用香附、郁金、延胡索以行气解郁；夹血瘀者，加用丹参、牡丹皮以凉血祛瘀；夹寒凝者，加桂枝、片姜黄以温阳化瘀；根据患者之肺肾阴虚或肺脾气虚情况，可分别配合应用百合固金汤或补中益气汤等。

（四）痰浊凝聚证

（1）抓主症：声音粗浊，发声费力，喉中痰多，痰白而黏，咯吐不爽。检查声带肥厚，声门闭合不全，或有小结，或有息肉，色灰白。

（2）察次症：胸脘痞闷。

（3）审舌脉：舌质淡，苔白腻，脉滑。

（4）择治法：祛痰化浊，散结开音。

（5）选方用药思路：本证为痰瘀阻滞于喉窍，致声门不利，故选用燥湿豁痰，行气开郁的导痰汤。方中以半夏、天南星燥湿化痰；橘红、枳实行气解郁；茯苓利水渗湿，健脾祛痰；甘草调和诸药。

（6）据兼症化裁：顽痰胶结者，加用礞石、胆南星以祛顽痰，理气散结；气虚明显者，加人参、黄精以祛邪扶正；声带息肉呈半透明者加泽泻、苍术；声带小结加三棱、莪术；若痰郁化热，声带或室带充血，加牡丹皮、赤芍、黄芩、胖大海以清热开音；若痰瘀阻遏者，可加用血府逐瘀汤。

七、中成药选用

（1）清咽甘露丸（黑龙江中医药大学附属第一医院院内制剂）、知柏地黄丸、杞菊地黄丸：滋补肺肾，利喉开音，用于肺肾虚之慢喉瘖。

（2）补中益气丸：补中益气，利喉开音，用于肺脾气虚之慢喉瘖。

（3）西洋参胶囊（或西洋参茶）：益气生津，用于气阴两虚之慢喉瘖。

（4）黄氏响声丸：清肺化痰、滋养肺肾、行气活血、利喉开音，适用于慢性喉炎（包括声带小结、息肉）诸疾，特别是肺热痰结、肺肾阴虚、血瘀气滞患者。

（5）金嗓灵系列中成药（包括金嗓散结丸、金嗓利咽丸、金嗓开音丸和金嗓清音丸等）：对慢性喉炎、声带小结、初期声带息肉、小结、息肉手术后瘢痕以及室带肥厚，声带黏膜下充血均有良好的疗效。

八、单方验方

（1）金银花、菊花、玄参、麦冬、木蝴蝶、胖大海各适量，代茶饮。用于治疗慢性喉炎。

（2）清音汤（黑龙江中医药大学附属第一医院耳鼻咽喉科经验方）药物组成：桃仁、赤芍、当归、柴胡、桔梗、木蝴蝶、胖大海、甘草、玄参、枳壳、红花、生地黄等。用于治疗血瘀痰凝型喉瘖疗效甚佳。

（3）养阴润肺汤（周凌教授经验方）药物组成：熟地黄、生地黄、麦冬、天冬、黄芪、桑叶、石斛、百合、玄参、黄芩、石膏、浙贝母、牡丹皮、赤芍、桔梗等。治疗肺肾阴虚型喉瘖。

九、中医特色技术

（一）中药蒸汽吸入或雾化吸入

（1）肺肾阴虚型，用薄荷、桑叶、菊花、芦根、生地黄各适量，水煎服，趁热吸入热蒸汽或将药液过滤后作雾化吸入，以养阴清热，利喉清音。

（2）肺脾气虚型，用荆芥、紫苏、细辛、香薷、石菖蒲、桂枝各适量，水煎服，趁热吸入热蒸汽或将药过滤后作雾化吸入，以辛温开窍、化痰开音。

（3）痰浊挟瘀血者，用青皮、川芎、泽兰、莪术、半夏、白芥子、竹茹、乌梅、海藻各适量，水煎服，趁热吸入热蒸汽或将药液过滤后作雾化吸入，以行气活血、祛瘀散结。

（二）针灸疗法

1. 体针

以循经取穴法及局部取穴法为原则，取手太阴、手足阳明、任脉等经穴为主。主穴：合谷、少商、天容、扶突。肺肾阴虚型配鱼际、太溪、照海；肺脾气虚型配气海、足三里；气滞血瘀痰凝配太冲、三阴交、丰隆。

2. 耳针

取穴分为两组，第一组取一侧的扁桃体、咽喉、肺、肾；第二组取另一侧的神门、耳尖、轮1～轮4、肾上腺。两组同时取用，双侧耳穴交替使用。亦可在相应的脏腑穴位上贴压王不留行籽。

（三）按摩疗法

用拇指掌面在患者甲状软骨后下缘，上、下、前、后柔和地按、推、揉，以患者自觉喉部温热为度，每日1次，10次为1个疗程。

十、预防与调护

（1）本病多由急性喉炎反复发作或治疗不彻底而致，故及早防治急性喉炎是预防本病的关键。宜加强户外活动，锻炼身体，提高抵抗力。

（2）注意声带休息，减少发音，避免用声过度，防止加重病情。

（3）在有害气体环境中工作的人员，应注意加强劳动保护，预防长期吸入而导致慢性喉炎。

（4）注意饮食调理，多饮水，适当多吃梨、生萝卜、话梅等水果、干果，以增强对咽喉的保养作用。

（5）彻底治疗鼻、口腔、咽及下呼吸道的炎症，以免影响喉部。

十一、各家发挥

（一）从肺肾阴虚论治

《辨证录·卷十》曰："人有劳损虚怯，咳嗽不宁，渐渐喑哑，气息低沉，人以为肺气之绝也，谁知是肾水之涸乎？夫肺为肾之母，本生肾也。肺母自病，何能乳子，肾又不足，曰来取资于肺，则子贫母亦贫矣。子母两贫，伶仃苦弱，气息奄奄，所谓金破不鸣也。"又曰："治法必须泻心火之有余，滋肺金之不足，则火易息，而肺可安矣。虽然，又不可徒泻心火也，盖心火之所以有余者，实因肾水之不足耳。水衰不能制火，火得遂其炎上之性，倘不补水，而徒泻其火，则火无水制，服寒凉之药，反增其助火之焰，所谓因激而成其横也。方用鸣金汤。"

（二）从肺脾气虚论治

《备急千金药方·卷十七》曰："补肺汤，治肺气不足，咳逆短气，寒从背起，口中如含霜雪，语无音声而渴，舌本干燥方。"《景岳全书·卷二十八》曰："凡饥饿疲劳以致中气大损而为喑者，其病在脾，宜归脾汤、理阴煎、补中益气汤、补阴益气煎、温胃饮之类主之。"

（三）从痰瘀论治

《金匮要略·脏腑经络先后病脉证》认为："痰湿壅滞心膈，气道窒塞，气机不利，故语声嘶哑不清。"《证治准绳·杂病》有："肺间邪气，胸中积血作痛失音者，蛤蚧丸。"

（四）从多语伤气论治

此学说至明清时期才明确地提出，《古今医统大全》《罗氏医镜》《张氏医通》《景岳全书》等书中都有论述，指出大声疾呼、讴歌悲哭可以伤气耗血，气血不足而致喑。另外，多言损气，气损即滞，气滞后，一方面导致生痰，终至痰气相凝；另一方面气以帅血，血以气行，气滞可导致血瘀，痰凝血瘀久困声门，而致声音嘶哑。

（五）从肝血不足论治

干祖望在长期的临床实践中，通过查诊，对声带进行观察，认为"声带属肝"，其理由有二：一者，在形态上，声带色白坚韧如筋膜，而肝主身之筋膜；二者，在生理功能上，肝主调畅人体一身气机，而声带的开合运动正是肝调节喉气的一种形式。反映在临床上，肝血充足，筋膜得养，声带活动有度，发音能高能低。若肝血不足，血不养筋，可致声带运动受限，出现音哑；若肝郁气滞血瘀，可致声带肿胀暗红，息赘增生。"声带属肝"理论的提出，打破了多年来一直沿用的"金破不鸣"学说，对声带疾病的治疗具有指导意义。

（王岚峰）

第四节 声带小结

声带小结是一种常见的声带良性增生性病变，是发音障碍的最常见病因之一，也是慢性喉炎的一型，也称歌唱者小结，教师小结，发生于儿童者称喊叫小结。以声音嘶哑为主要症状。典型的声带小结多发生于双侧声带前、中 1/3 交界处对称性结节状隆起，少数一侧较大，对侧较小或仅单侧者。偶尔也可见一侧声带小结，对侧声带息肉。此病多见于职业用声或用声过度的人，如歌唱演员、教师、销售行业和儿童，目前认为长期用声过度或用声不当是本病的重要原因。

声带小结属于中医学"喉瘖"范畴，历代医家亦有"久嗽声哑""音有疾""暴喑""疾言""久无音"等名称。

一、临床诊断标准与鉴别诊断

（一）诊断标准

1. 病史

多有声音嘶哑反复发作史，或多有受凉感冒咳嗽，或过度用声史。

2. 临床表现

声音嘶哑为主要症状。早期程度较轻，为声音稍"粗"或基本正常，或是发声易倦和间歇性声音嘶哑，或每当发高音时出现声音嘶哑。继续发展，声音嘶哑由间歇性变为持续性，并在发较低声音时也可出现。

3. 检查

早期喉镜下可见双声带游离缘前、中 1/3 交界处发声时有分泌物附着，当声带外展时，分泌物呈丝状横跨于声门裂。该处声带逐渐隆起，继续发展成为明显的声带小结。病程短的小结多呈粉红色息肉状，病程长的小结多呈白色结节状小的隆起，表面光滑。小结一般对称，或有一侧较大，另侧较小或仅一侧可见。声带小结可呈局限性小突起，也可呈广基梭形增厚，发声时两侧的小结相互靠在一起使声门不能完全闭合。病理组织检查：显微镜下见声带小结外覆增厚的复层鳞状上皮，其基层与息肉十分相似，为纤维结缔组织及或多或少的机化炎性组织与白细胞，周围组织有轻微炎症表现。

（二）鉴别诊断

1. 声带息肉

本病临床症状及病史与声带小结相同，喉镜下所见也有相似，而息肉垂于声门下腔者常伴有咳嗽。息肉常发生于一侧声带的前中部边缘，表面光滑，多为一侧单发或多发，有蒂或广基，常呈灰白色半透明样，或为红色小突起，偶有紫红色。巨大的息肉位于两侧声带之间者，可完全失声，甚至可导致呼吸困难和喘鸣。带蒂的声带息肉可随呼吸气流上下活动，有时伏于声门下腔，检查时易于忽略。息肉与声带小结在病理组织上并无区别，故认为两者属同一病变发展过程中的两个不同阶段的表现。更有学者指出声带小结与声带息肉仅能在临床上区别，在病理组织学上并无区别。

2. 慢性喉炎

本病是因感染或用声不当所引起的慢性炎症。临床表现有声音嘶哑，咳嗽咳痰，喉部不适包括异物感、干燥、烧灼感等。喉镜下检查：①慢性单纯性喉炎，喉黏膜弥漫性充血、红肿，声带失去原有的珠白色，呈粉红色，边缘变钝。黏膜表面可见有黏液附着，常在声门间连成黏液丝。②慢性肥厚性喉炎，喉黏膜肥厚，以杓间区较明显。声带明显肥厚，向中线靠拢时有缝隙，呈闭合不良状。室带常肥厚而遮盖部分声带。杓会厌襞亦可增厚。③萎缩性喉炎，喉黏膜干燥，杓间区、声门下常有绿色或黑褐色干痂，如将干痂咳清，可见黏膜表面有少量渗血，声带变薄，其张力减弱。根据患者的症状、病程及喉镜检查，一般不难鉴别。

二、中医辨病诊断

诊断依据

1. 病史

多有过度用声史，或声音嘶哑反复发作史。

2. 症状

（1）主症：声音嘶哑，轻者仅有声音发毛、变粗或声音不扬；重者可有明显的声音嘶哑，由间歇性发展为持续性。

（2）次症：喉部异物感或痰黏着感，常有清嗓，胸闷不舒。舌质暗红或有瘀点，苔薄白或薄黄，脉细涩。

3. 检查

早期在喉镜下，可见喉黏膜红肿，双声带游离缘前有分泌物附着，或双声带淡红、肥厚；后期双声带出现对称的白色结节状小突起，表面光滑。

三、审析病因病机

本病多因患病日久，余邪未清，结聚于喉，阻滞脉络，经气郁滞不畅，则血瘀痰凝，致声带肿胀或形成小结。本病病机多为病邪阻滞脉络或耗气伤阴，致气血瘀滞，妨碍声门开合，则声嘶不愈。

四、明确辨证要点

辨虚实

本病在临证时要注意全身及局部辨证相结合以辨别虚实。

（1）实证者，久病入络，余邪结聚咽喉，阻滞脉络，致喉部痰凝血瘀，声带积聚成结，声门开合不利。表现为声嘶日久，喉内有痰黏着感，舌质暗红或有瘀点，苔薄白或薄黄，脉细涩。

（2）虚证者，用嗓过度，耗气伤阴，气虚脉络不畅，致声带肿胀，妨碍声门开合，则久喑不愈。表现为声嘶，讲话费力，喉内异物感，舌色紫暗，苔薄白，脉虚、细。

五、确立治疗方略

本病因痰凝血瘀致声嘶日久不利，故以活血化瘀、祛痰、利喉开音为治则。若患病日久，出现阴虚、气虚等证，加以滋阴润喉、益气开音等治则。

六、辨证论治

血瘀痰凝证

（1）抓主症：声嘶日久，喉内异物感或有痰黏着感，常需清嗓。检查可见喉黏膜及室带、声带、杓间暗红肥厚，或声带边缘有小结及息肉状组织突起，色暗红，常有黏液附其上。

（2）察次症：胸闷不舒，纳呆，倦怠无力。

（3）审舌脉：舌质暗红或有瘀点，苔薄白或薄黄，脉细涩。

（4）择治法：行气活血、化痰开音。

（5）选方用药思路：本病为患病日久，余邪未清，结聚于喉，阻滞脉络，则血瘀痰凝，妨碍声门开合，致声嘶不利。方选会厌逐瘀汤加减。方中当归甘温，养血活血；桃仁、红花，入心、肝经，活血祛瘀；赤芍、生地黄、玄参凉血清热养阴，相互作用，活血祛瘀。枳壳、柴胡苦寒，化痰、行气、疏肝、宽中，气行则血行，血行则瘀散；桔梗宣肺化痰，利喉开音；甘草调和诸药，同时利咽止咳。

（6）据兼症化裁：顽痰多者，加用贝母、瓜蒌仁、半夏以祛痰散结；声嘶无力者，加诃子敛肺开音；胸闷不舒可加陈皮，宣肺理气。

七、中成药选用

金嗓散结丸：活血化瘀散结，用于血瘀痰凝型喉瘖。

八、单方验方

清音汤（黑龙江中医药大学附属第一医院耳鼻咽喉科经验方）：由桃仁、赤芍、当归、柴胡、桔梗、木蝴蝶、胖大海、甘草、玄参、枳壳、红花、生地黄等中药组成。用于治疗血瘀痰凝型喉瘖。

九、中医特色技术

（一）蒸汽或超声雾化吸入

可中药水煎，取过滤药液 20ml 做蒸汽吸入或超声雾化吸入，每次 15 分钟，每日 2 次。

（二）离子导入疗法

用红花、橘络、乌梅、绿茶、甘草、薄荷水煎取汁，做喉局部直流电离子导入治疗，每次 20 分钟，每日 1 次。

（三）手术治疗

声带小结长期不愈或严重影响患者发音者，可手术摘除。

十、预防与调护

（1）注意保持口腔卫生和口腔湿润，避免空气中的粉尘对口腔污染。

（2）从事用声的职业，如教师、歌手、销售人员要注意正确发声，切勿用声过度或大声喊叫。

（3）禁辛辣刺激性食物，如辣椒、生葱、生蒜等；禁寒凉生冷食物，如冰激凌、海鲜等；禁油腻，饮食要以素食为主，肉类少食。

（4）忌烟，忌酒，养成良好的生活习惯和睡眠习惯。

（5）保持所处环境室内空气湿润清洁，远离环境污染，尤其空气污染。

（6）注意劳逸结合，保持心情舒畅，防止过度疲劳和情志刺激。

（7）预防感冒，定期检查。

十一、各家发挥

周凌教授根据 30 余年的临床经验，针对血瘀痰凝所致喉瘖运用活血祛瘀、开音利喉法治疗，方中有桃仁、赤芍、当归、柴胡、桔梗、木蝴蝶、胖大海、甘草、玄参、枳壳、红花、生地黄等。此方标本兼治，针对性治疗血瘀痰凝型喉瘖，临证时加减化裁，疗效甚佳。

（张　欢）

参 考 书 目

程爵棠.2005.中医喉科精义［M］.北京：学苑出版社.

干祖望.2000.干祖望经验集［M］.北京：人民卫生出版社.

黄兆选，汪吉宝，孔维佳.2011.实用耳鼻咽喉头颈外科学［M］.北京：人民卫生出版社.

孔维佳，周梁.2015.耳鼻咽喉头颈外科学［M］.北京：人民卫生出版社.

李娜，杜志华.2013.耳鼻咽喉头颈外科学［M］.北京：人民军医出版社.

刘富官.2013.常见耳鼻咽喉科疾病的中医预防和护养［M］.上海：复旦大学出版社.

刘蓬.2016.中医耳鼻咽喉科学［M］.北京：中国中医药出版社.

明·李时珍.1994.本草纲目［M］.北京：中医古籍出版社.

明·张介宾.1959.景岳全书［M］.上海：上海科学技术出版社.

彭清华，忻耀杰.2015.中医五官科学［M］.北京：人民卫生出版社.

阮岩.2016.中医耳鼻喉科学［M］.北京：人民卫生出版社.

田勇泉.2013.耳鼻咽喉头颈外科学［M］.北京：人民卫生出版社.

王士贞.2009.中医耳鼻咽喉科临床研究［M］.北京：人民卫生出版社.

王永钦.2001.中医耳鼻咽喉口腔科学［M］.北京：人民卫生出版社.

王之虹.2006.耳鼻咽喉病临床诊治［M］.北京：科学技术文献出版社.

张亚力，李瑞，矫红.2002.中医眼科、耳鼻咽喉科临床禁忌手册［M］.北京：中国协和医科大学出版社.